これって、「甲状腺の病気」のせいだったの？

漫画
井上きみどり
監修・解説コラム
山内泰介

CONTENTS

はじめに

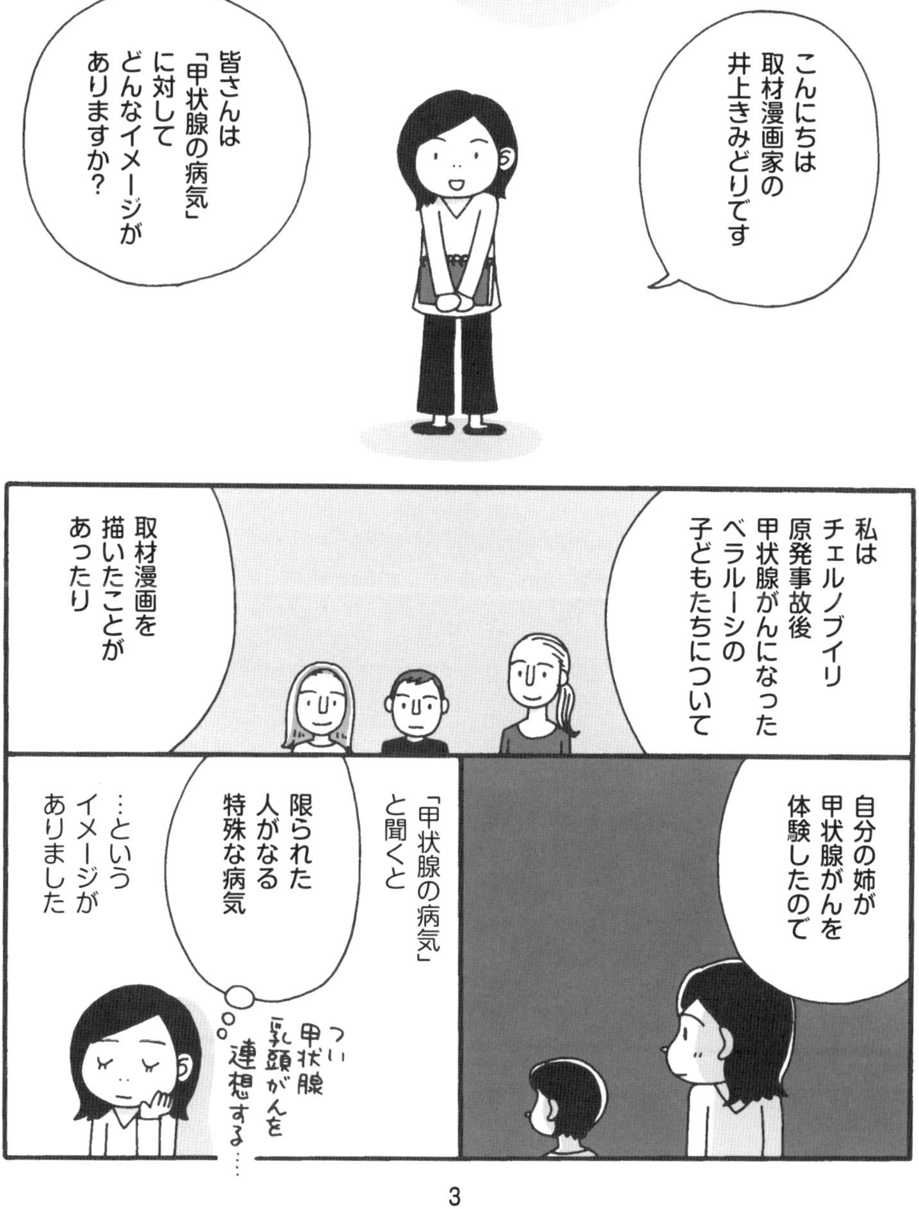
こんにちは 取材漫画家の 井上きみどりです
皆さんは「甲状腺の病気」に対して どんなイメージが ありますか?
私は チェルノブイリ 原発事故後 甲状腺がんになった ベラルーシの 子どもたちについて
取材漫画を 描いたことが あったり
自分の姉が 甲状腺がんを 体験したので
「甲状腺の病気」と聞くと
限られた 人がなる 特殊な病気
…という イメージが ありました
つい 甲状腺 乳頭がんを 連想する……

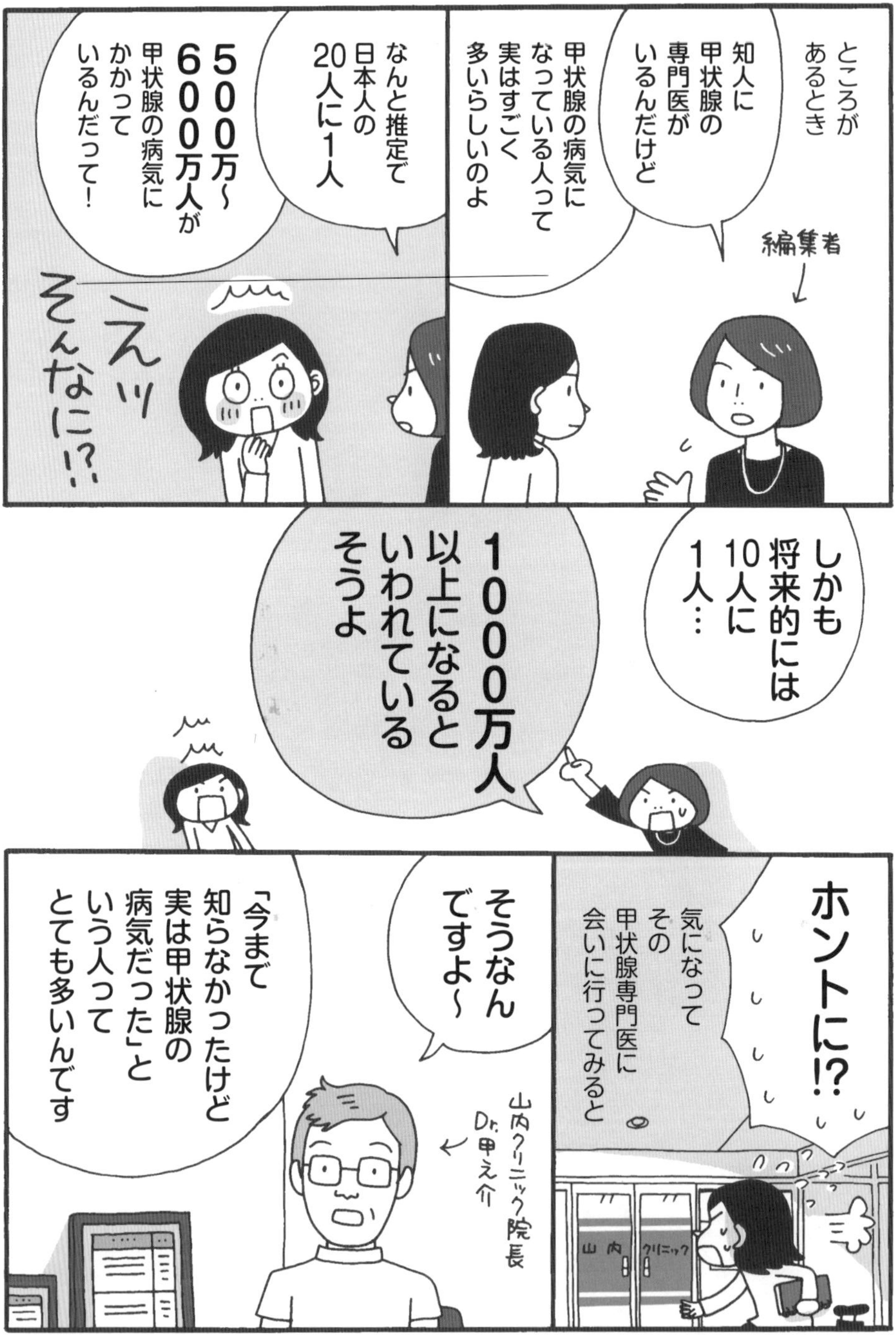
ところがあるとき
知人に甲状腺の専門医がいるんだけど
編集者
甲状腺の病気になっている人って実はすごく多いらしいのよ
なんと推定で日本人の20人に1人
500万〜6000万人が甲状腺の病気にかかっているんだって！
えッそんなに!?
しかも将来的には10人に1人…
1000万人以上になるといわれているそうよ
ホントに!?
気になってその甲状腺専門医に会いに行ってみると
山内クリニック
山内クリニック院長
Dr.甲え介
そうなんですよ〜
「今まで知らなかったけど実は甲状腺の病気だった」という人ってとても多いんです

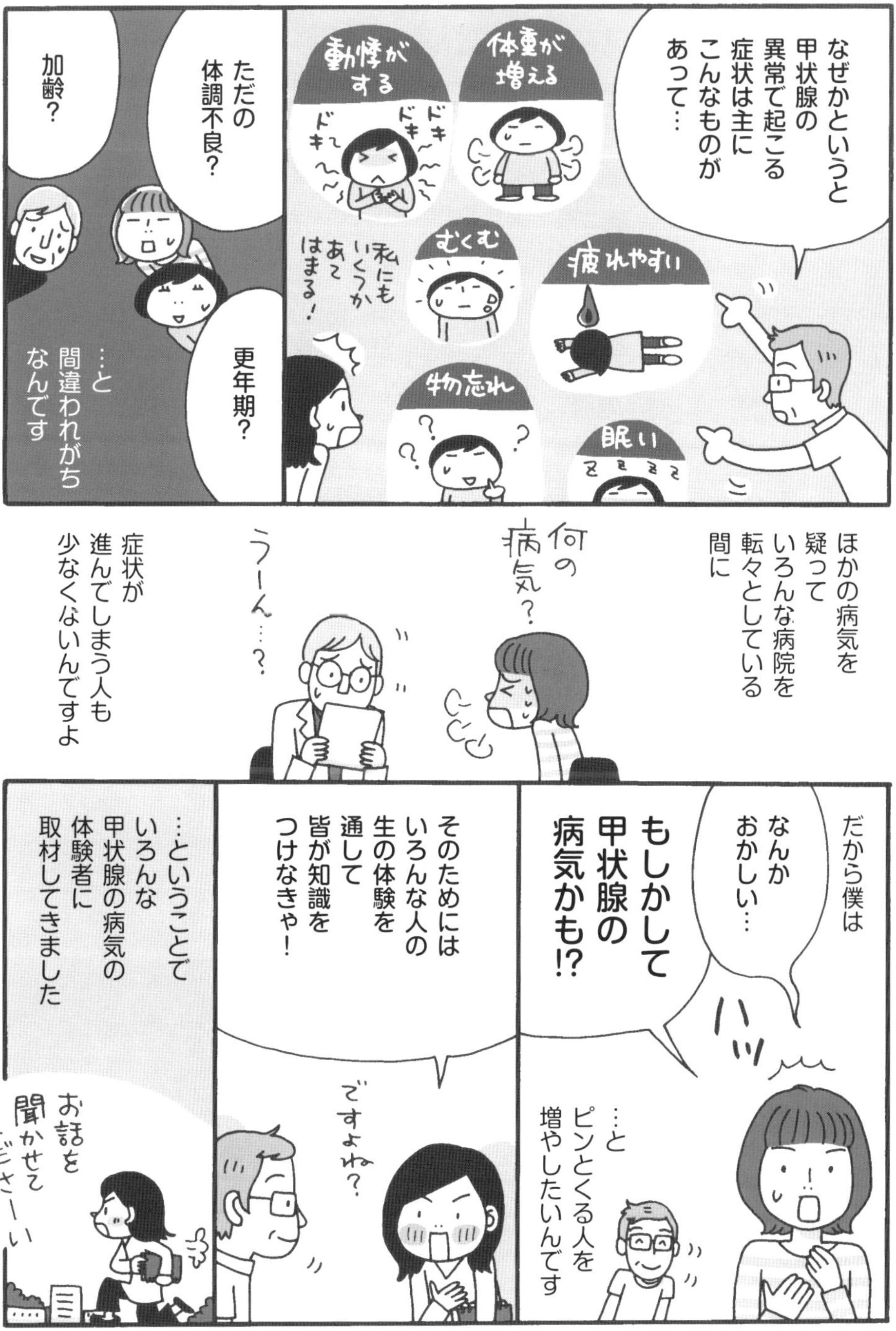

なぜかというと
甲状腺の
異常で起こる
症状は主に
こんなものが
あって…
体重が増える
動悸がする
ドキドキ～
疲れやすい
むくむ
私にもいくつかあてはまる！
眠い
物忘れ
ただの体調不良？
加齢？
更年期？
…と間違われがちなんです
ほかの病気を疑っていろんな病院を転々としている間に
何の病気？
うーん…？
症状が進んでしまう人も少なくないんですよ
だから僕は
なんかおかしい…
もしかして甲状腺の病気かも!?
ハッ
…とピンとくる人を増やしたいんです
そのためにはいろんな人の生の体験を通して皆が知識をつけなきゃ！
ですよね？
…ということでいろんな甲状腺の病気の体験者に取材してきました
お話を聞かせてくださーい

わたし、バセドウ病だったの？

case 1 主婦 さやかさん（44歳）の場合

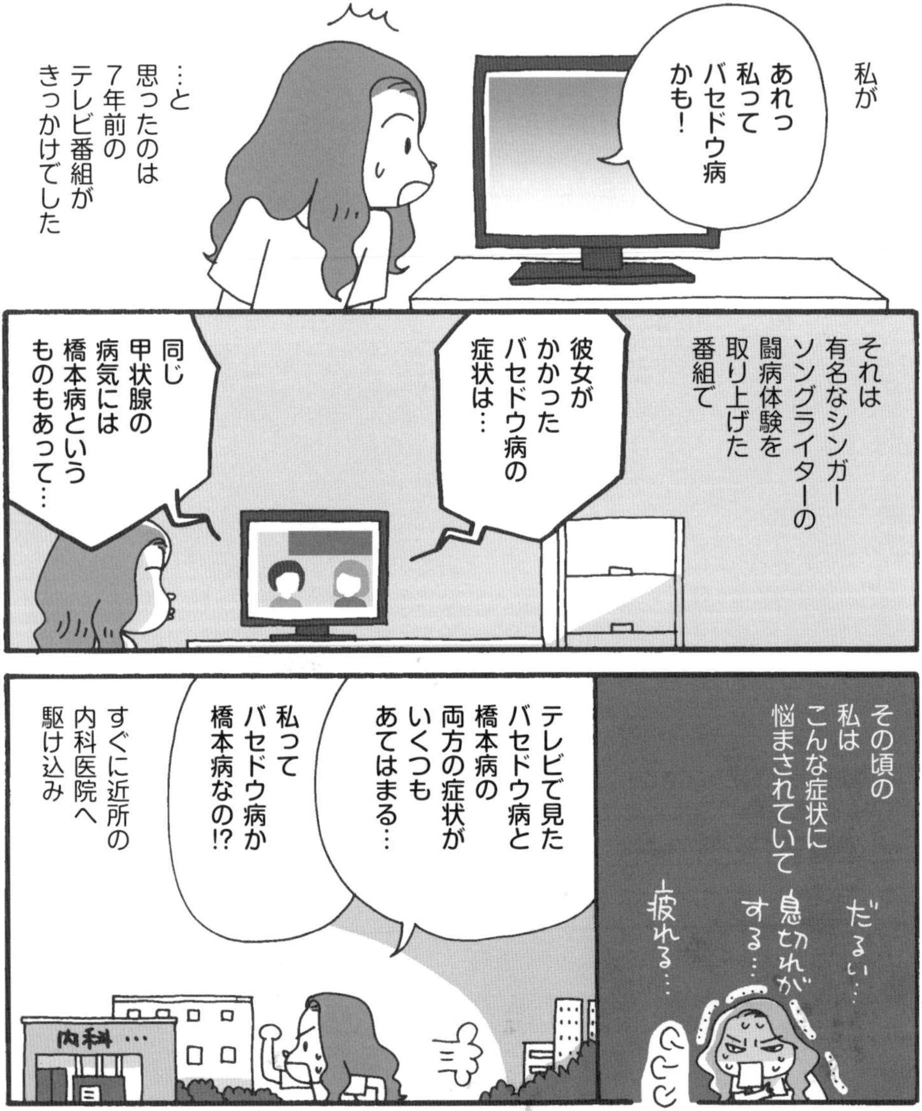
私が
あれっ私ってバセドウ病かも！
…と思ったのは7年前のテレビ番組がきっかけでした
それは有名なシンガーソングライターの闘病体験を取り上げた番組で
彼女がかかったバセドウ病の症状は…
同じ甲状腺の病気には橋本病というものもあって…
その頃の私はこんな症状に悩まされていて
だるい…
息切れがする…
疲れる…
テレビで見たバセドウ病と橋本病の両方の症状がいくつもあてはまる…
私ってバセドウ病か橋本病なの!?
すぐに近所の内科医院へ駆け込み
内科…

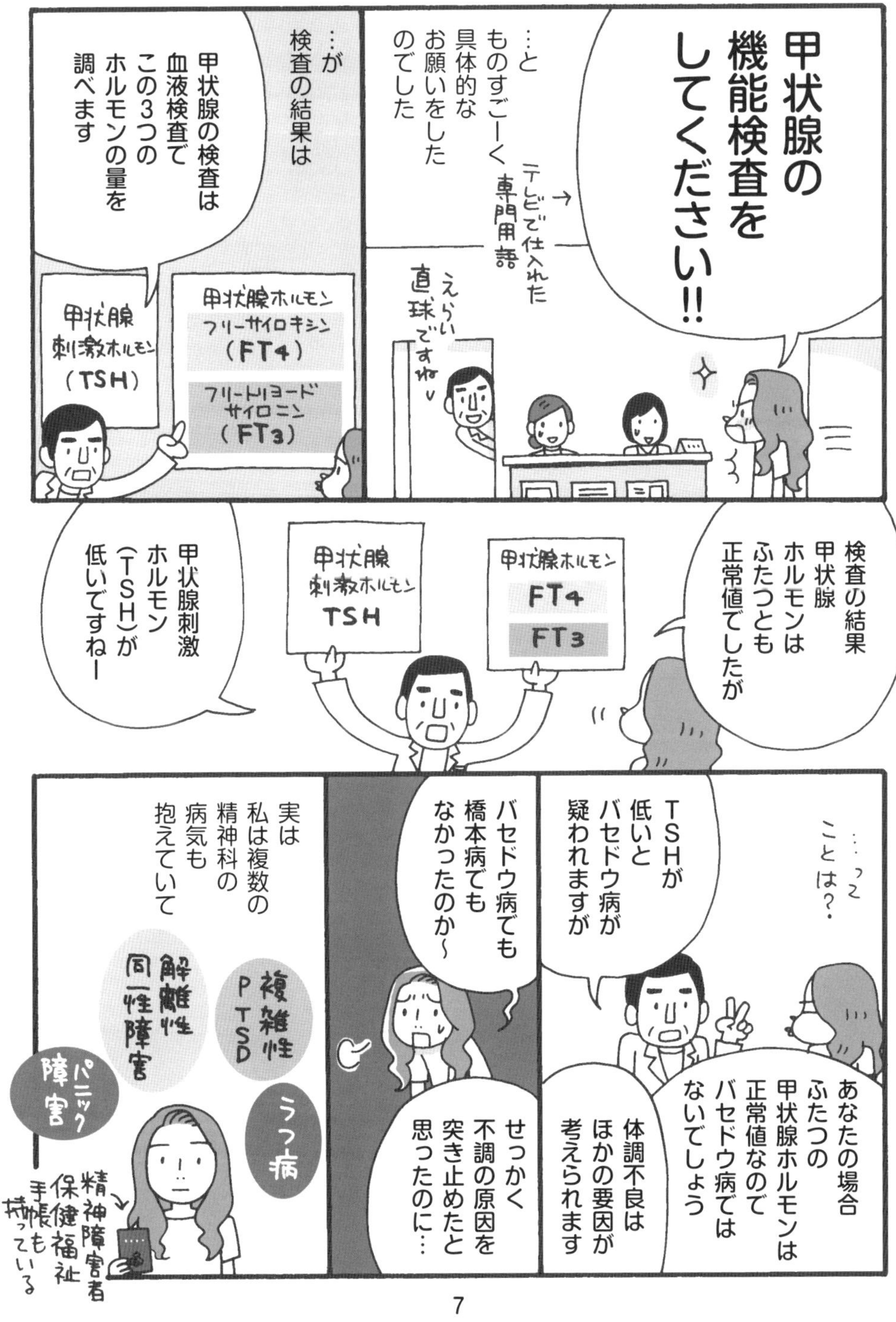
甲状腺の機能検査をしてください!!
…ともの すごーく具体的なお願いをしたのでした
テレビで仕入れた専門用語
えらい直球ですね♡
…が検査の結果は
甲状腺の検査は血液検査でこの3つのホルモンの量を調べます
甲状腺ホルモン
フリーサイロキシン（FT4）
フリートリヨードサイロニン（FT3）
甲状腺刺激ホルモン（TSH）
検査の結果甲状腺ホルモンふたつとも正常値でしたが
甲状腺ホルモン FT4 FT3
甲状腺刺激ホルモン TSH
甲状腺刺激ホルモン（TSH）が低いですねー
…ってことは?
TSHが低いとバセドウ病が疑われますが
あなたの場合ふたつの甲状腺ホルモンは正常値なのでバセドウ病ではないでしょう
体調不良はほかの要因が考えられます
バセドウ病でも橋本病でもなかったのか〜
せっかく不調の原因を突き止めたと思ったのに…
実は私は複数の精神科の病気も抱えていて
複雑性PTSD
解離性同一性障害
パニック障害
うつ病
精神障害者保健福祉手帳も持っている

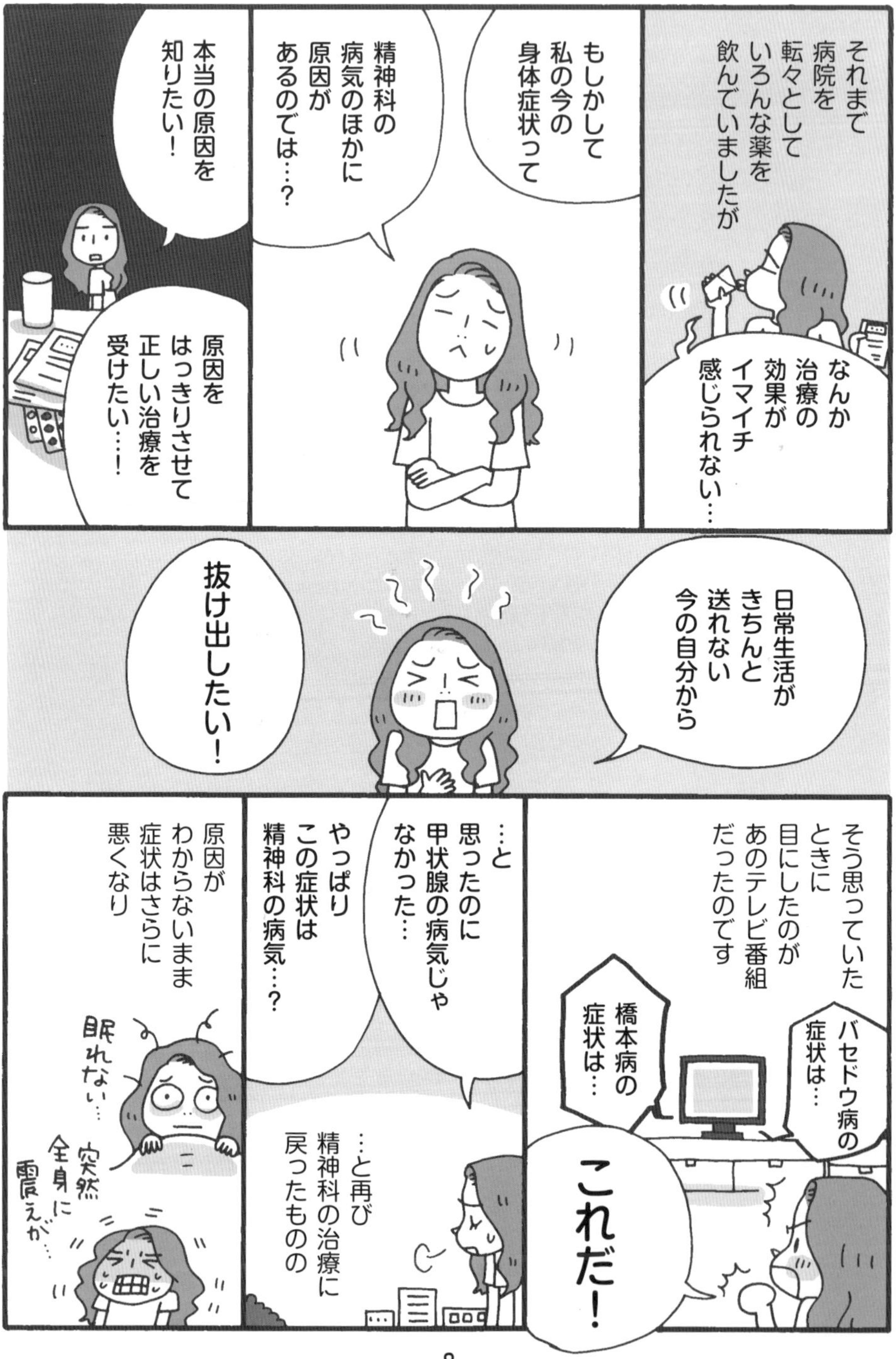

それまで病院を転々としていろんな薬を飲んでいましたが
なんか治療の効果がイマイチ感じられない…
もしかして私の今の身体症状って
精神科の病気のほかに原因があるのでは…？
本当の原因を知りたい！
原因をはっきりさせて正しい治療を受けたい…！
日常生活がきちんと送れない今の自分から
抜け出したい！
そう思っていたときに目にしたのがあのテレビ番組だったのです
バセドウ病の症状は…
橋本病の症状は…
これだ！
…と思ったのに甲状腺の病気じゃなかった…
やっぱりこの症状は精神科の病気…？
…と再び精神科の治療に戻ったものの
原因がわからないまま症状はさらに悪くなり
眠れない…
突然全身に震えが…

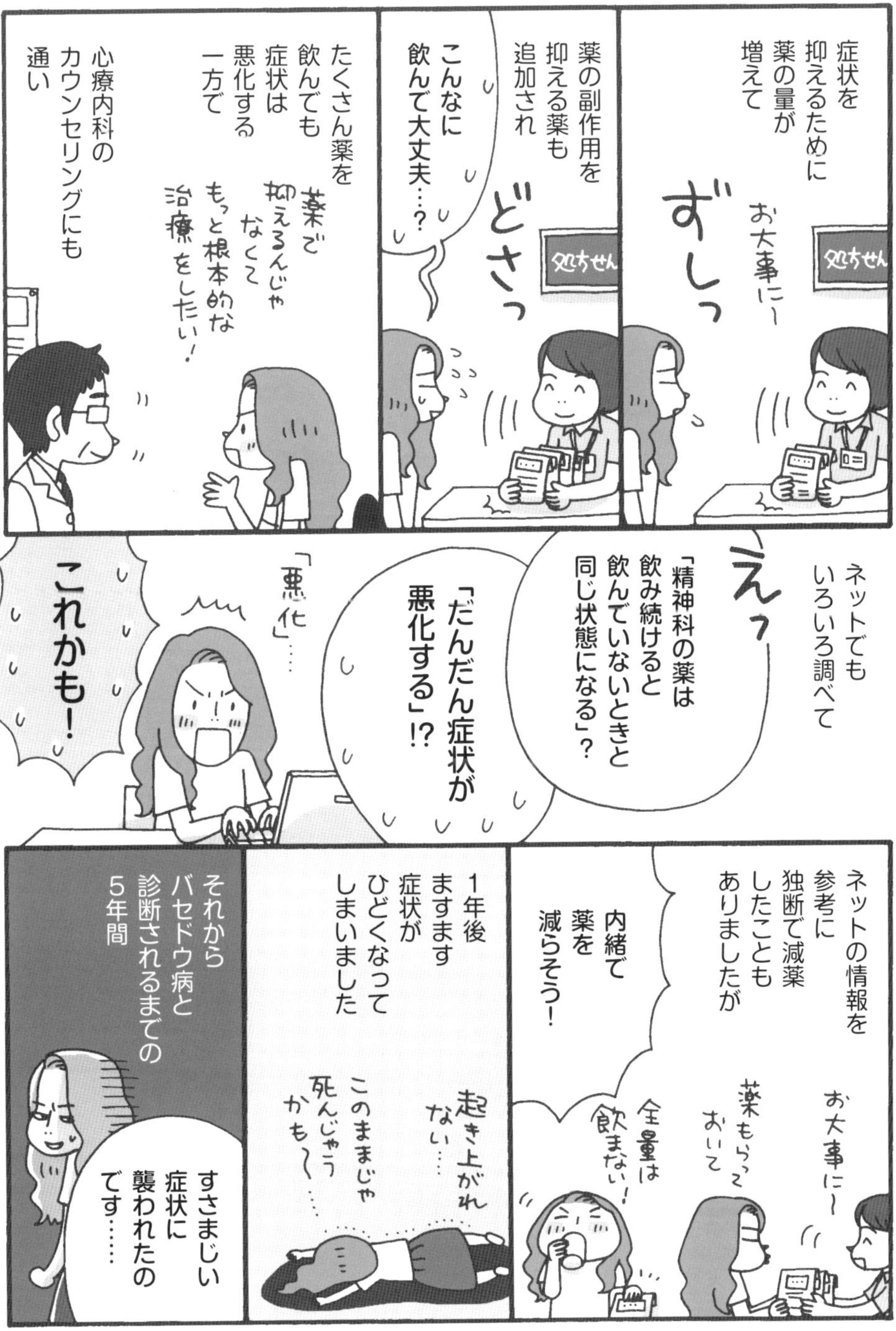
症状を抑えるために薬の量が増えて
お大事に〜
ずしっ
処方せん
薬の副作用を抑える薬も追加され
どさっ
こんなに飲んで大丈夫…?
処方せん
たくさん薬を飲んでも症状は悪化する一方で
薬で抑えるんじゃなくてもっと根本的な治療をしたい!
心療内科のカウンセリングにも通い
ネットでもいろいろ調べて
えっ
「精神科の薬は飲み続けると飲んでいないときと同じ状態になる」?
「だんだん症状が悪化する」!?
「悪化」……
これかも!
ネットの情報を参考に独断で減薬したこともありましたが
内緒で薬を減らそう!
お大事に〜
薬もらっておいて
全量は飲まない!
1年後ますます症状がひどくなってしまいました
起き上がれない……
このままじゃ死んじゃうかも〜……
それからバセドウ病と診断されるまでの5年間
すさまじい症状に襲われたのです……

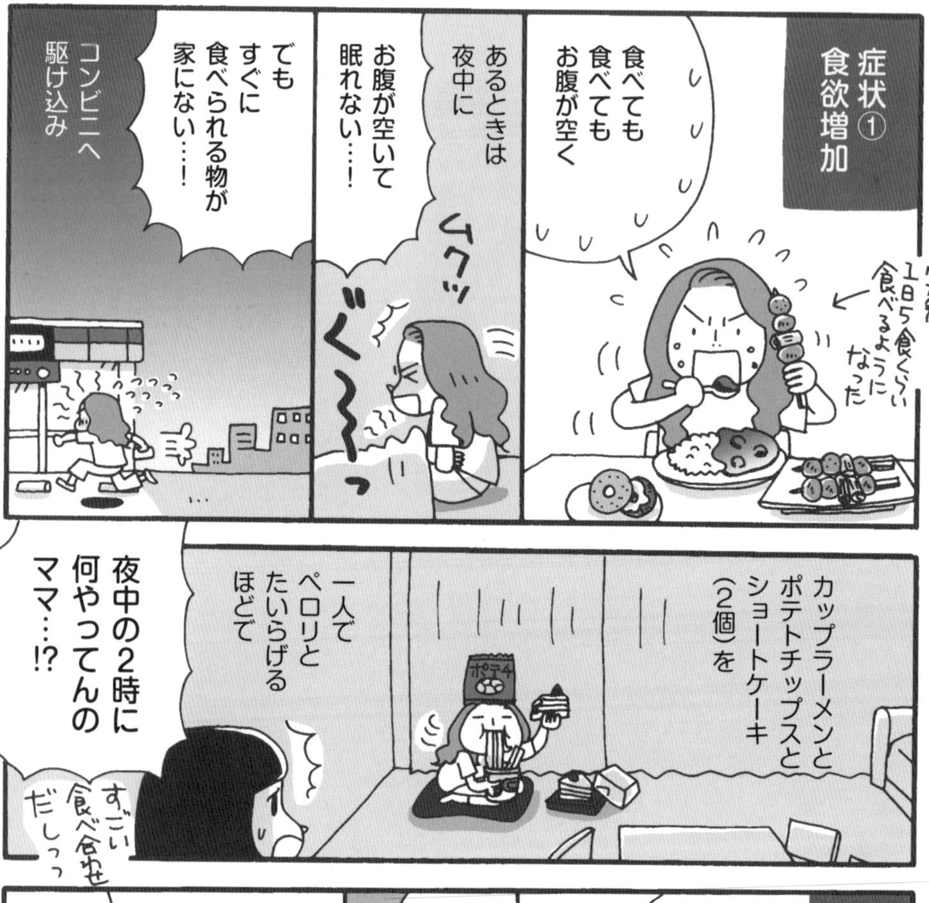
症状①
食欲増加
食べても
食べても
お腹が空く
突然1日5食くらい食べるようになった
あるときは
夜中に
お腹が空いて
眠れない…!
ムクッ
ぐ〜っ
でも
すぐに
食べられる物が
家にない…!
コンビニへ
駆け込み
カップラーメンと
ポテトチップスと
ショートケーキ
(2個)を
一人で
ペロリと
たいらげる
ほどで
ポテチ
夜中の2時に
何やってんの
ママ…!?
すごい食べ合わせだしっっ
症状②
体重減少
毎日こんなに
食べてたら
激太りする!
でも止まらない〜
ポテチ BIG
すごーく
太ってる
だろうから
怖くて
体重計に
乗れない…
なのに
会う人
みんなに
こう言われる
ようになり
どうしたの!?
痩せたね〜
もしかして
病気…?

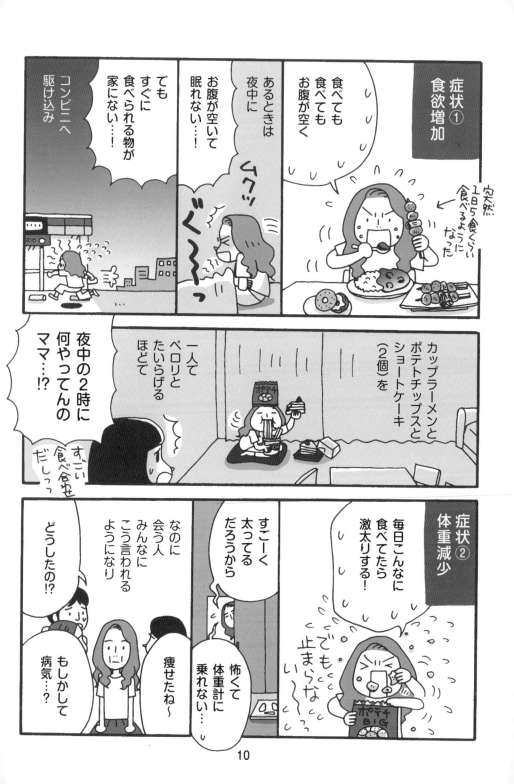

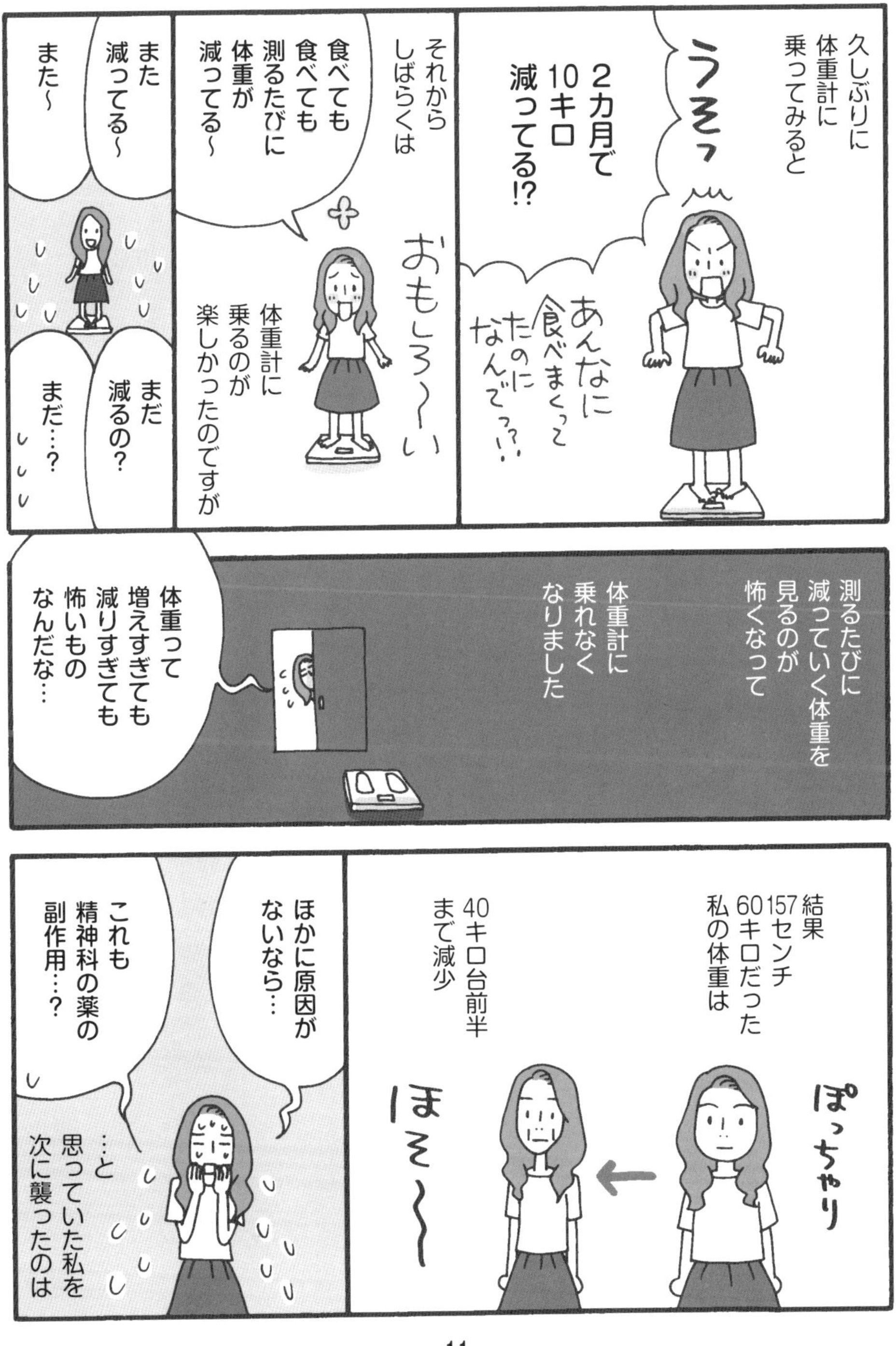
久しぶりに体重計に乗ってみると
うそっ
2カ月で10キロ減ってる!?
あんなに食べまくってたのになんでっ?!
それからしばらくは
食べても食べても測るたびに体重が減ってる〜
おもしろ〜い
体重計に乗るのが楽しかったのですが
また減ってる〜
また〜
また減るの?
まだ…?
測るたびに減っていく体重を見るのが怖くなって
体重計に乗れなくなりました
体重って増えすぎても減りすぎても怖いものなんだな…
結果157センチ60キロだった私の体重は
40キロ台前半まで減少
ぽっちゃり
ほそ〜
ほかに原因がないなら…
これも精神科の薬の副作用…?
…と思っていた私を次に襲ったのは

症状③筋力低下
あれ？
ペットボトルのキャップが開けられない
プリンが…
プッチンできない…！
なでなで
これでも必死に押してる
ママなにプリンなでてんの？
そのうち手だけでなく全身の力《ちから》が入らなくなってきて
ん〜〜〜っ
50ccの原付バイク
バイクのスタンドが立てられない
信号で停止しても
バイクが支えられない…
フラ〜〜ッ
これにはもともと体育会系で体力に自信があった私は焦り
小学校でサッカー
中学校陸上
高校柔道
うおりゃーっ
仕事は食品宅配と新聞の集金
うおりゃー

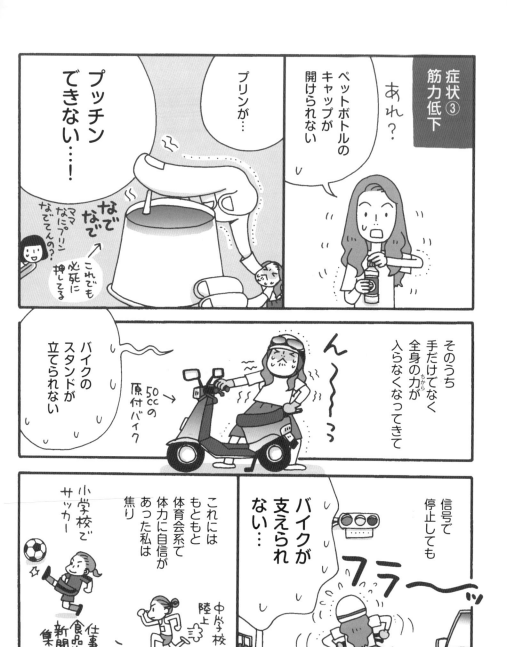

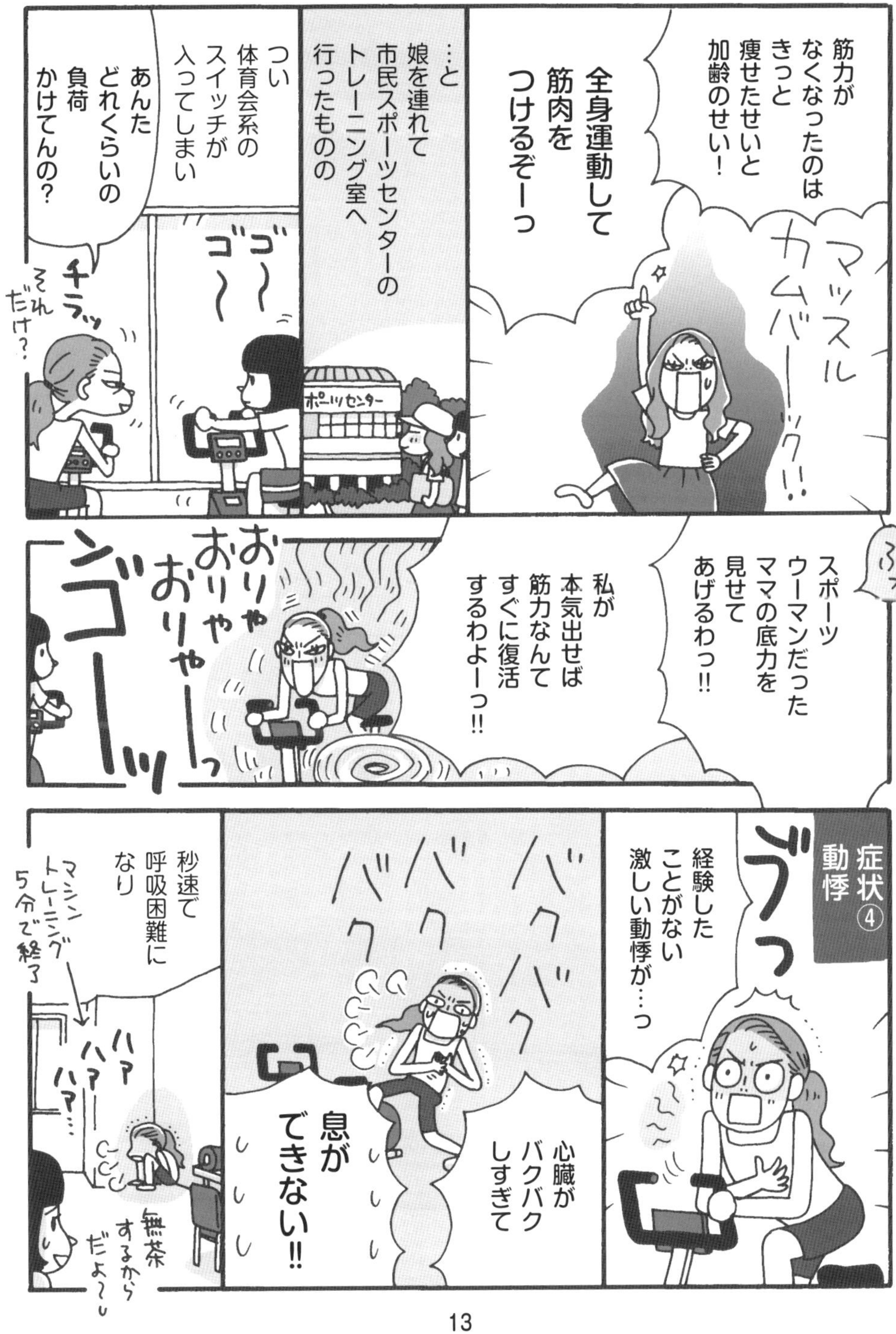
筋力がなくなったのはきっと痩せたせいと加齢のせい！
全身運動して筋肉をつけるぞーっ
マッスルカムバーーック!!
…と娘を連れて市民スポーツセンターのトレーニング室へ行ったものの
ポーツセンター
つい体育会系のスイッチが入ってしまい
ゴ〜ゴ〜
あんたどれくらいの負荷かけてんの？
チラッ
それだけ？
ふっ
スポーツウーマンだったママの底力を見せてあげるわっ!!
私が本気出せば筋力なんてすぐに復活するわよーっ!!
おりゃおりゃおりゃーーっ
ゴーーッ
症状④
動悸
うっ
経験したことがない激しい動悸が…っ
バクバクバクバクバク
心臓がバクバクしすぎて
息ができない!!
秒速で呼吸困難になり
マシントレーニング5分で終了
ハァハァハァ…
無茶するからだよ〜い

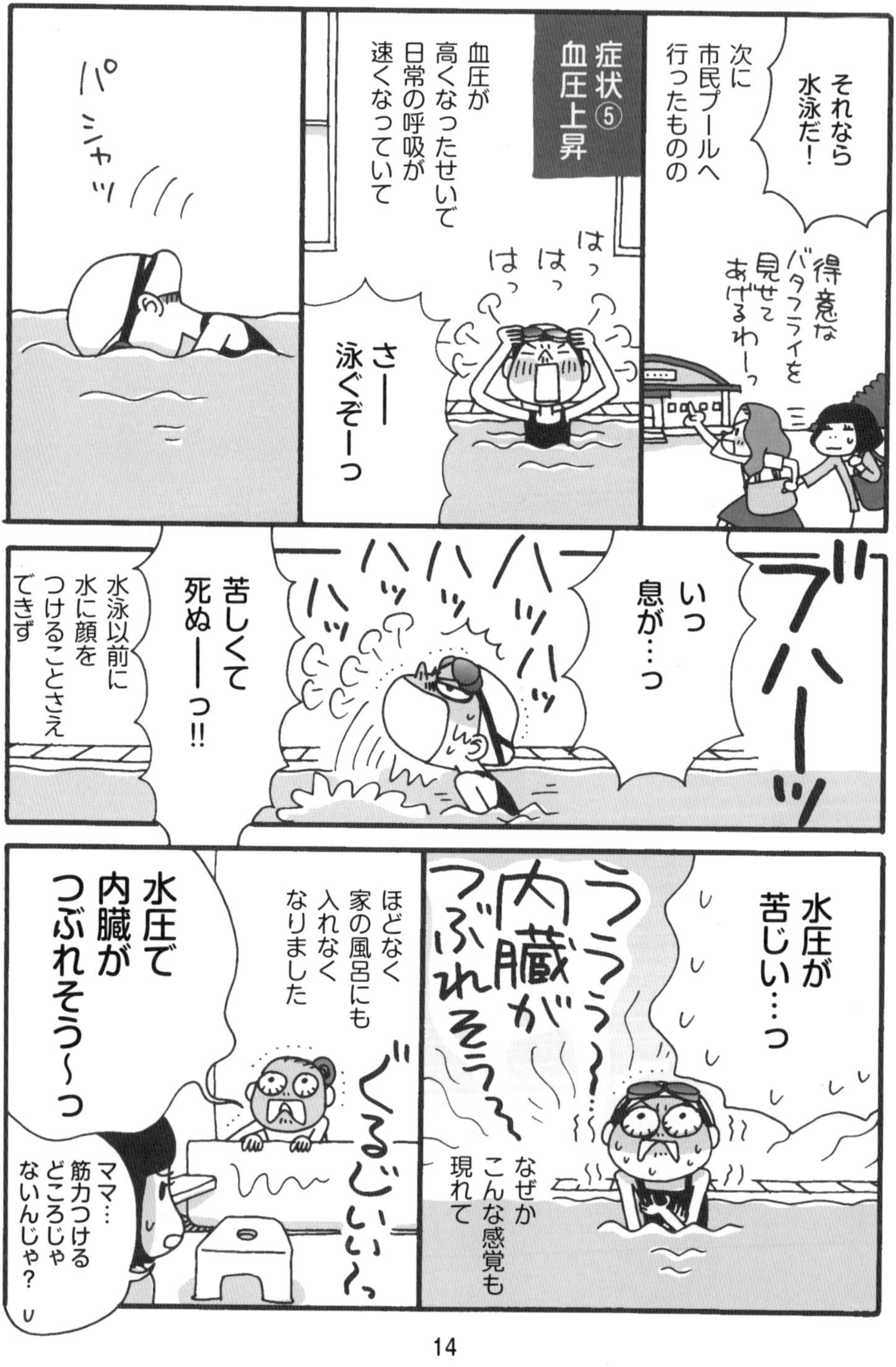
それなら水泳だ！
次に市民プールへ行ったものの
得意なバタフライを見せてあげるわーっ
症状⑤ 血圧上昇
血圧が高くなったせいで日常の呼吸が速くなっていて
はっ はっ はっ
さーー泳ぐぞーっ
パシャッ
ブハーーッ
いっ息が…っ
ハーッハッハッハッハッ
苦しくて死ぬーーっ!!
水泳以前に水に顔をつけることさえできず
水圧が苦しい…っ
ううう～…内臓がつぶれそう～
なぜかこんな感覚も現れて
ほどなく家の風呂にも入れなくなりました
ぐるじいい～っ
水圧で内臓がつぶれそう～っ
ママ…筋力つけるどころじゃないんじゃ？

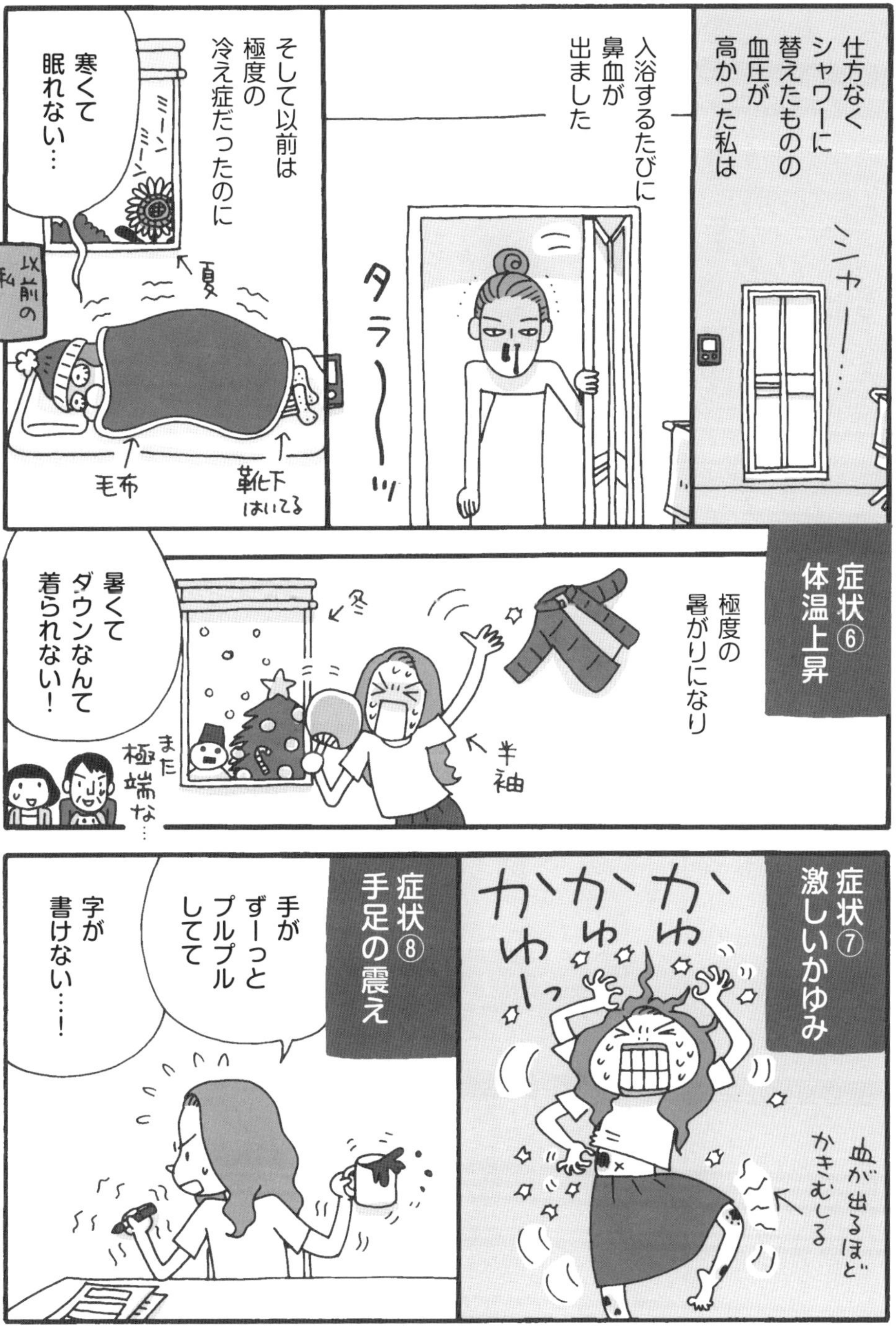
仕方なく シャワーに 替えたものの 血圧が 高かった私は
シャー…
入浴するたびに 鼻血が 出ました
タラ〜ッ
そして以前は 極度の 冷え症だったのに
寒くて 眠れない…
ミーン ミーン
夏
以前の私
毛布
靴下はいてる
症状⑥ 体温上昇
極度の 暑がりになり
冬
半袖
暑くて ダウンなんて 着られない！
また 極端な…
症状⑦ 激しいかゆみ
かゆ かゆ かゆーっ
血が出るほど かきむしる
症状⑧ 手足の震え
手が ずーっと プルプル してて
字が 書けない…！

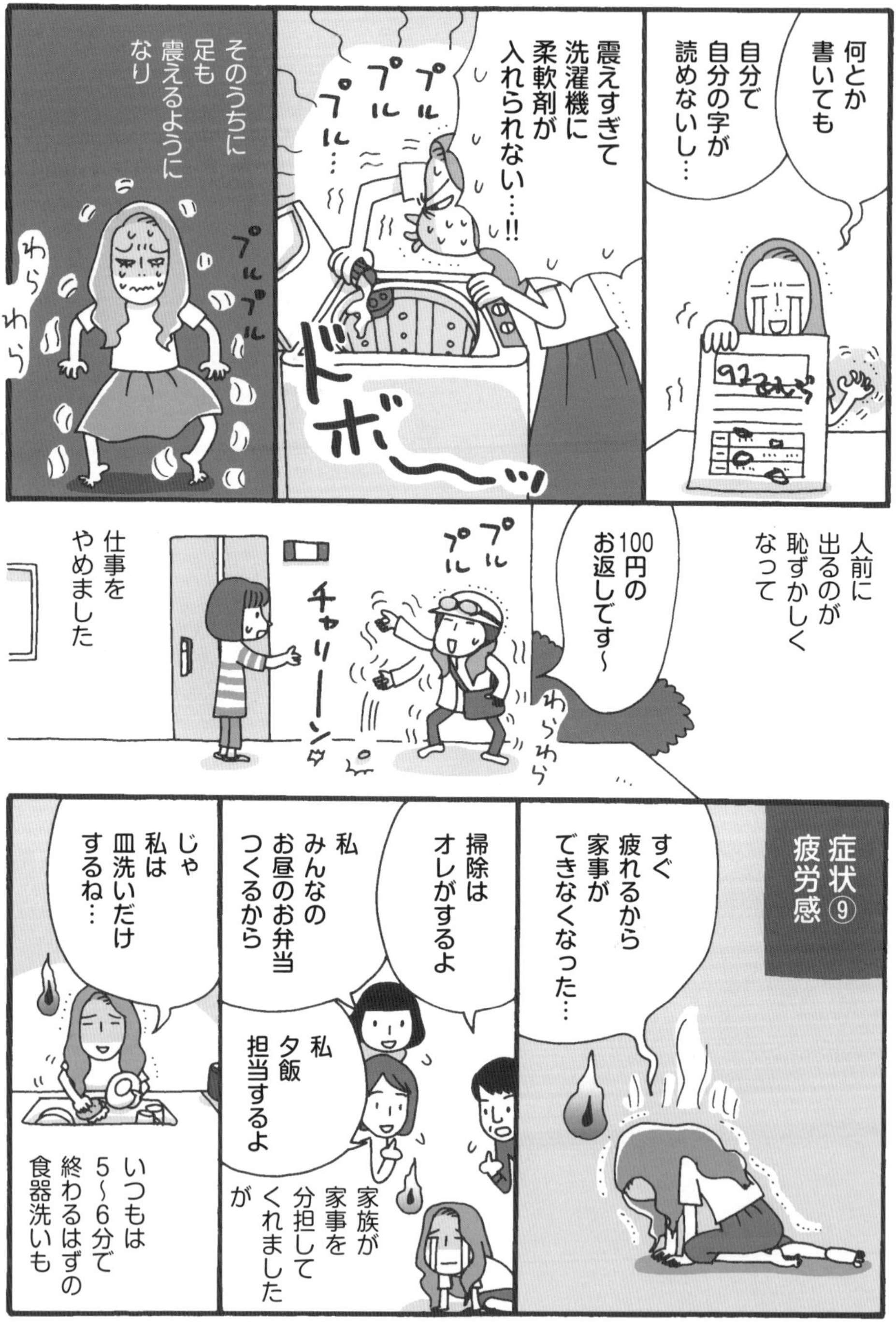
何とか書いても
自分で自分の字が読めないし…
震えすぎて洗濯機に柔軟剤が入れられない…!!
プルプル…
ドボ〜〜ッ
そのうちに足も震えるようになり
プルプル
わらわら
人前に出るのが恥ずかしくなって
100円のお返しです〜
プルプル
チャリーン
わらわら
仕事をやめました
症状⑨ 疲労感
すぐ疲れるから家事ができなくなった…
掃除はオレがするよ
私みんなのお昼のお弁当つくるから
私夕飯担当するよ
家族が家事を分担してくれましたが
じゃ私は皿洗いだけするね…
いつもは5〜6分で終わるはずの食器洗いも

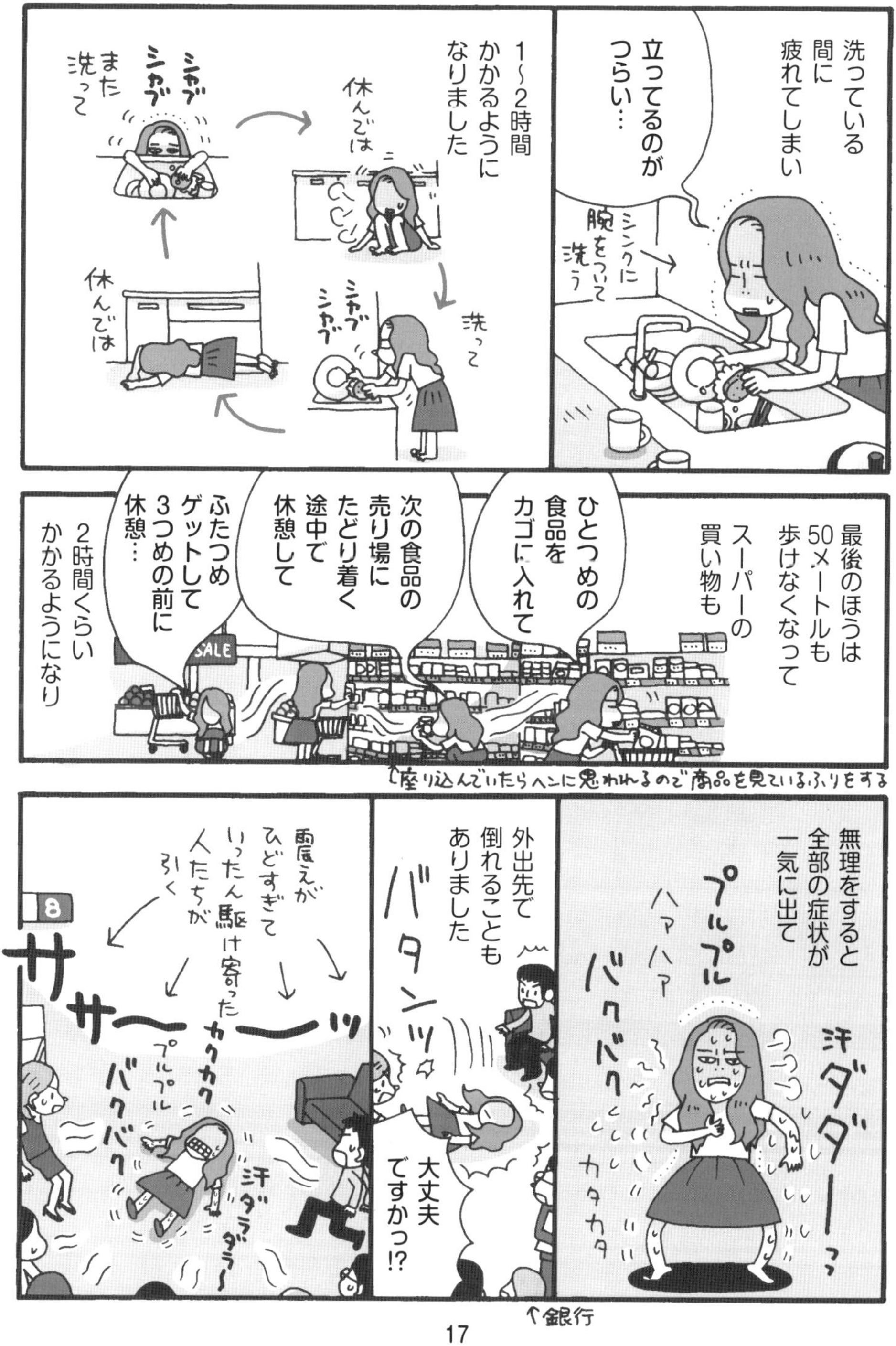
洗っている間に疲れてしまい
立ってるのがつらい…
シンクに腕をついて洗う
1~2時間かかるようになりました
休んでは
シャブシャブ
洗って
休んでは
シャブシャブ
また洗って
最後のほうは50メートルも歩けなくなってスーパーの買い物も
ひとつめの食品をカゴに入れて
次の食品の売り場にたどり着く途中で休憩して
ふたつめゲットして3つめの前に休憩…
2時間くらいかかるようになり
SALE
↑座り込んでいたらヘンに思われるので商品を見ているふりをする
無理をすると全部の症状が一気に出て
プルプル
ハァハァ
バクバク
汗ダダーッ
カタカタ
外出先で倒れることもありました
バタンッ
大丈夫ですかっ!?
↑銀行
震えがひどすぎていったん駆け寄った人たちが引く
8
サーーーッ
カクカク
プルプル
バクバク
汗ダラダラ~

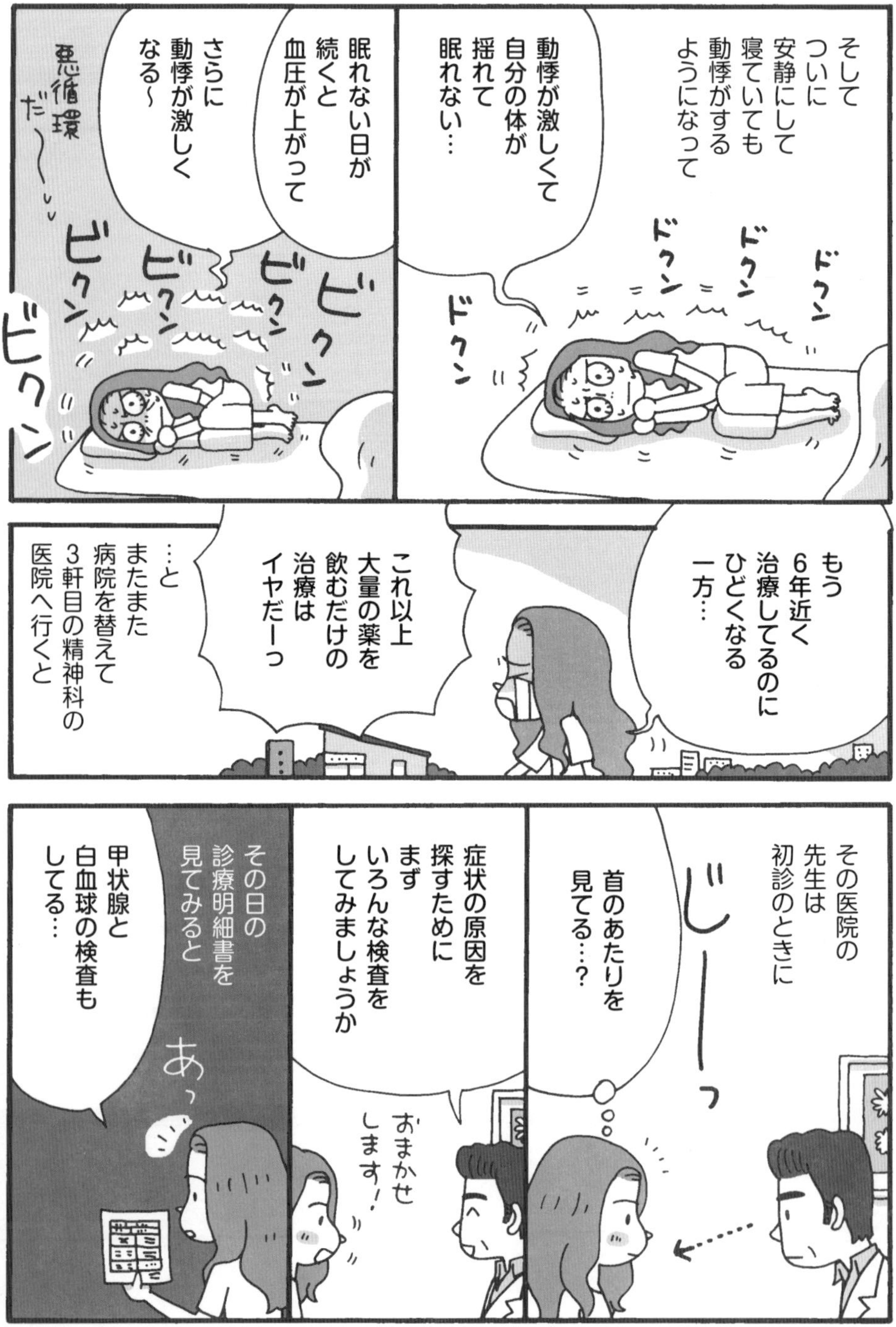
そして
ついに
安静にして
寝ていても
動悸がする
ようになって
ドクン
ドクン
ドクン
ドクン
動悸が激しくて
自分の体が
揺れて
眠れない…
眠れない日が
続くと
血圧が上がって
さらに
動悸が激しく
なる〜
悪循環
だ〜〜
ビクン
ビクン
ビクン
ビクン
ビクン
もう
6年近く
治療してるのに
ひどくなる
一方…
これ以上
大量の薬を
飲むだけの
治療は
イヤだーっ
…と
またまた
病院を替えて
3軒目の精神科の
医院へ行くと
その医院の
先生は
初診のときに
じーっ
首のあたりを
見てる…？
症状の原因を
探すために
まず
いろんな検査を
してみましょうか
おまかせ
します！
その日の
診療明細書を
見てみると
あっ
甲状腺と
白血球の検査も
してる…

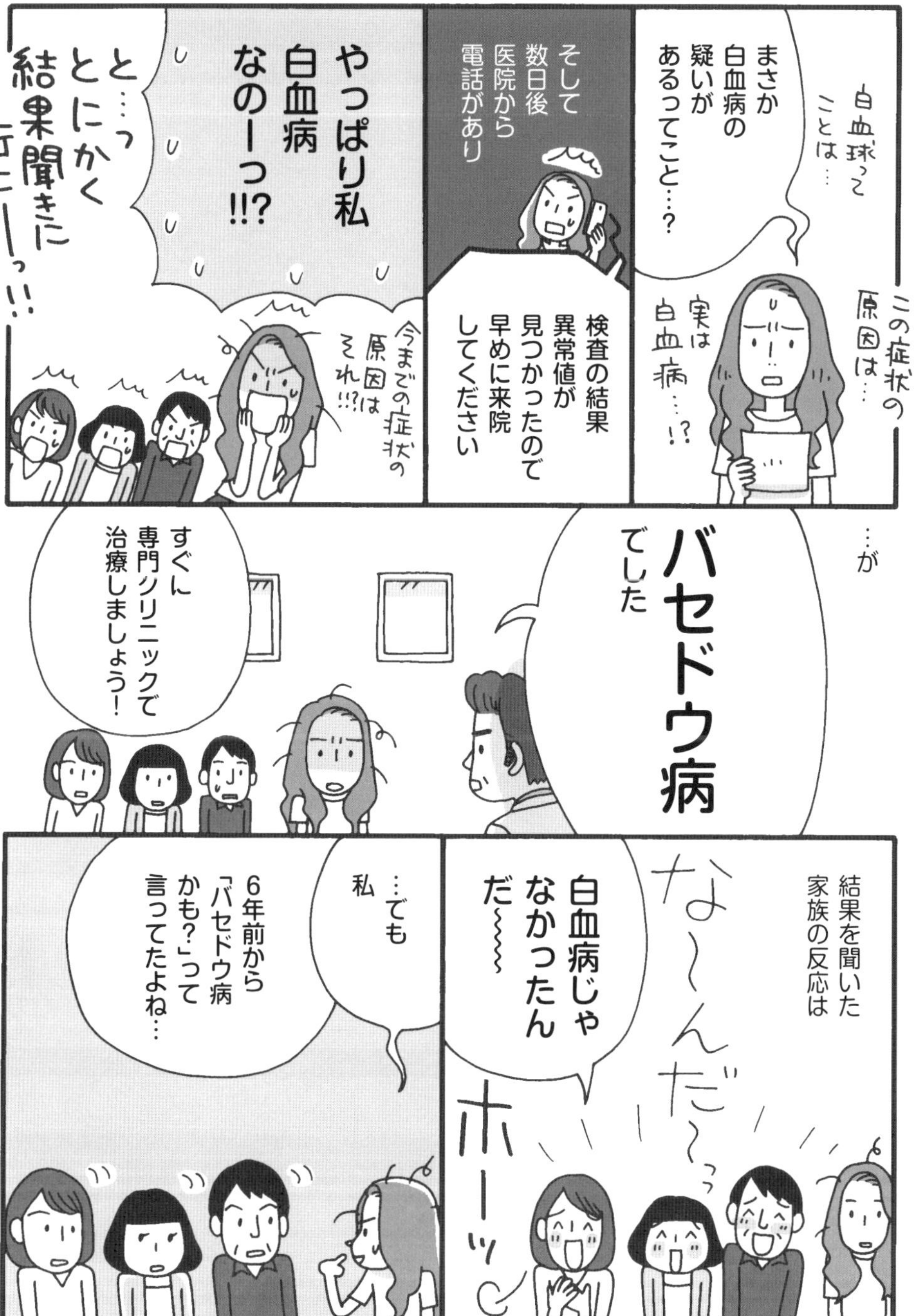
白血球ってことは…
まさか白血病の疑いがあるってこと…？
この症状の原因は…
実は白血病…！？
そして数日後医院から電話があり
検査の結果異常値が見つかったので早めに来院してください
やっぱり私白血病なのーっ!!?
今までの症状の原因はそれ!!?
と…っとにかく結果聞きに行こーーっ!!
…が
バセドウ病でした
すぐに専門クリニックで治療しましょう！
結果を聞いた家族の反応は
な〜んだ〜っっ
白血病じゃなかったんだ〜〜〜
ホーーッ
…でも私
6年前から「バセドウ病かも？」って言ってたよね…

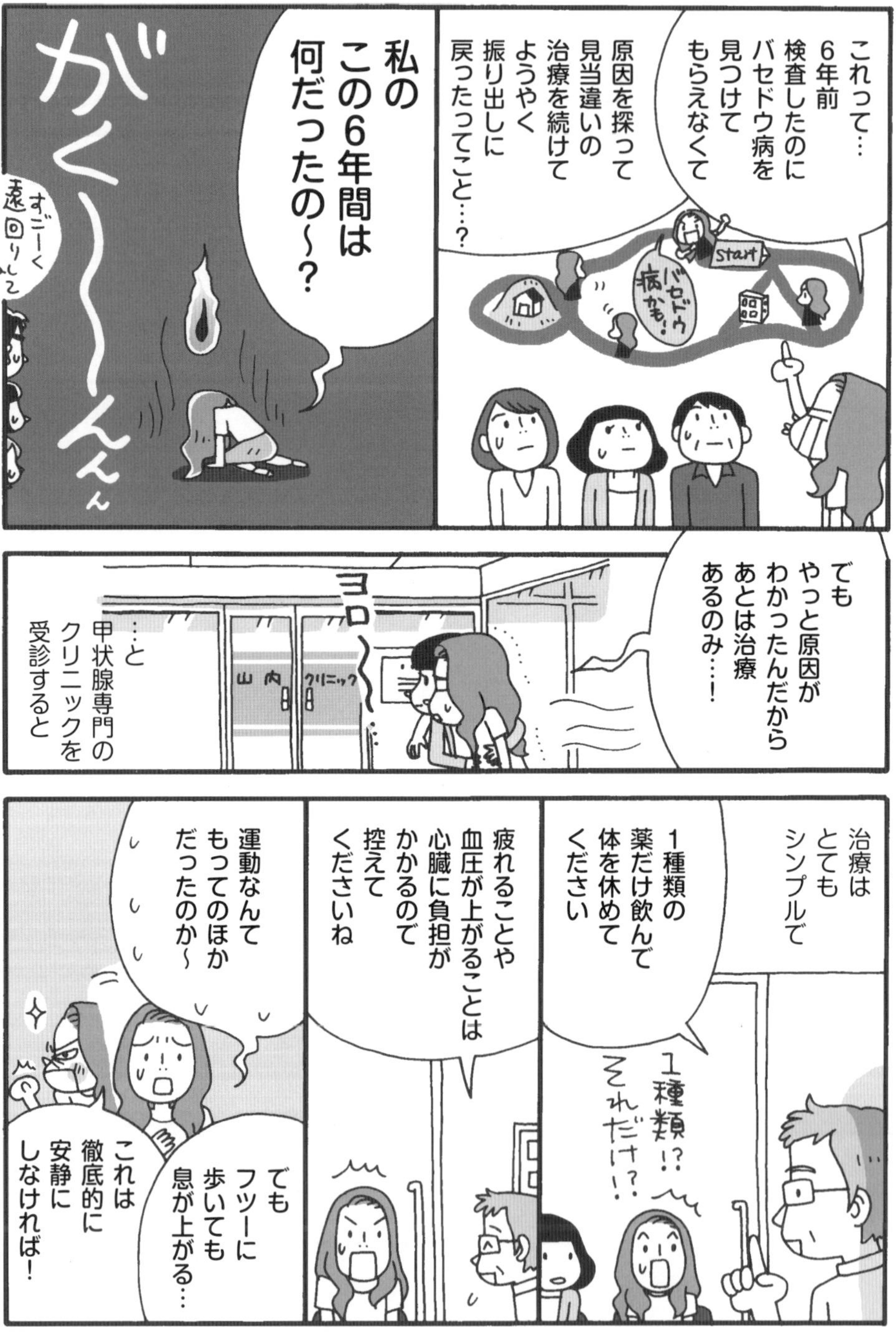
これって…6年前検査したのにバセドウ病を見つけてもらえなくて
原因を探って見当違いの治療を続けてようやく振り出しに戻ったってこと…?
Start
バセドウ病かも!
私のこの6年間は何だったの~?
がく~~~んんん
すご~く遠回りしてきたよね…
でもやっと原因がわかったんだからあとは治療あるのみ…!
ヨロ~~
山内クリニック
…と甲状腺専門のクリニックを受診すると
治療はとてもシンプルで
1種類の薬だけ飲んで体を休めてください
1種類!? それだけ!?
疲れることや血圧が上がることは心臓に負担がかかるので控えてくださいね
運動なんてもってのほかだったのか~
でもフツーに歩いても息が上がる…
これは徹底的に安静にしなければ!

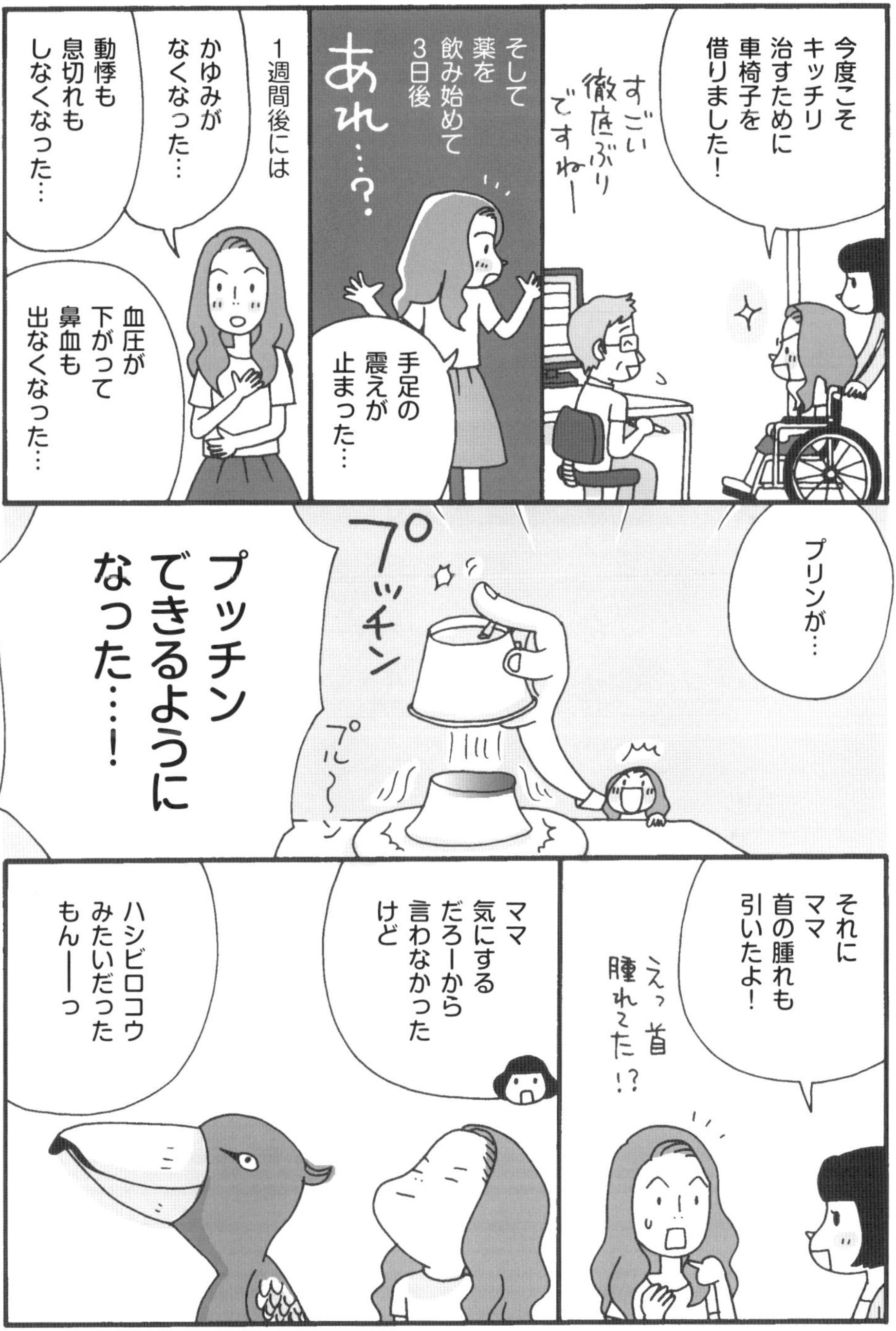

今度こそキッチリ治すために車椅子を借りました！
すごい徹底ぶりですねー
そして薬を飲み始めて3日後
あれ…？
手足の震えが止まった…
1週間後には
かゆみがなくなった…
動悸も息切れもしなくなった…
血圧が下がって鼻血も出なくなった…
プリンが…
プッチン
プッチンできるようになった…！
プル～ン
それにママ首の腫れも引いたよ！
えっ首腫れてた!?
ママ気にするだろーから言わなかったけど
ハシビロコウみたいだったもん――っ

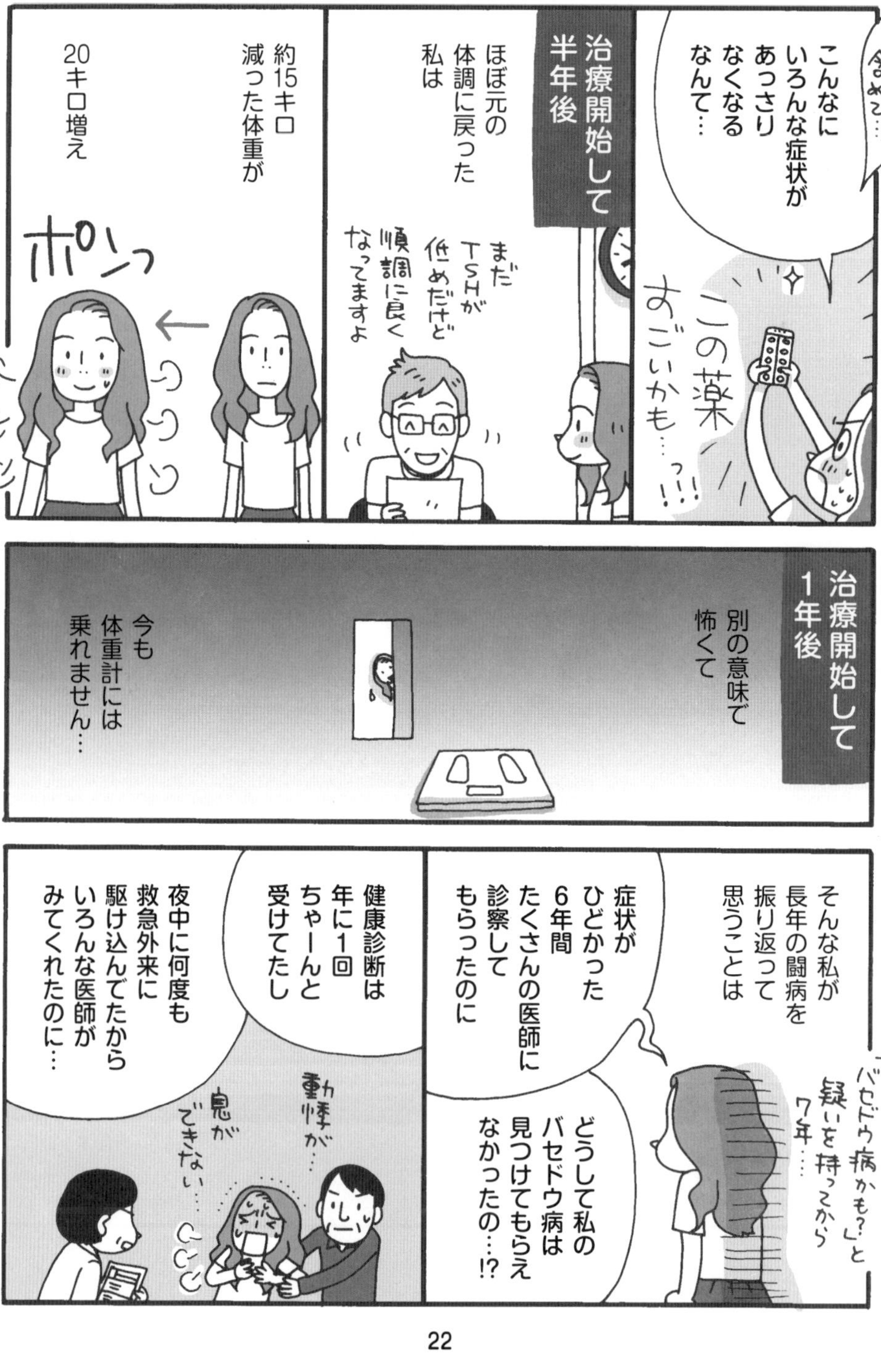
こんなにいろんな症状があっさりなくなるなんて…
ハシビロコウも含めて…
この薬すごいかも…っ!!!
治療開始して半年後
ほぼ元の体調に戻った私は
まだTSHが低めだけど順調に良くなってますよ
約15キロ減った体重が
20キロ増え
ポンッ
治療開始して1年後
別の意味で怖くて
今も体重計には乗れません…
そんな私が長年の闘病を振り返って思うことは
「バセドウ病かも?」と疑いを持ってから7年…
症状がひどかった6年間たくさんの医師に診察してもらったのに
どうして私のバセドウ病は見つけてもらえなかったの…!?
健康診断は年に1回ちゃーんと受けてたし
夜中に何度も救急外来に駆け込んでたからいろんな医師がみてくれたのに…
動悸が…
息ができない…

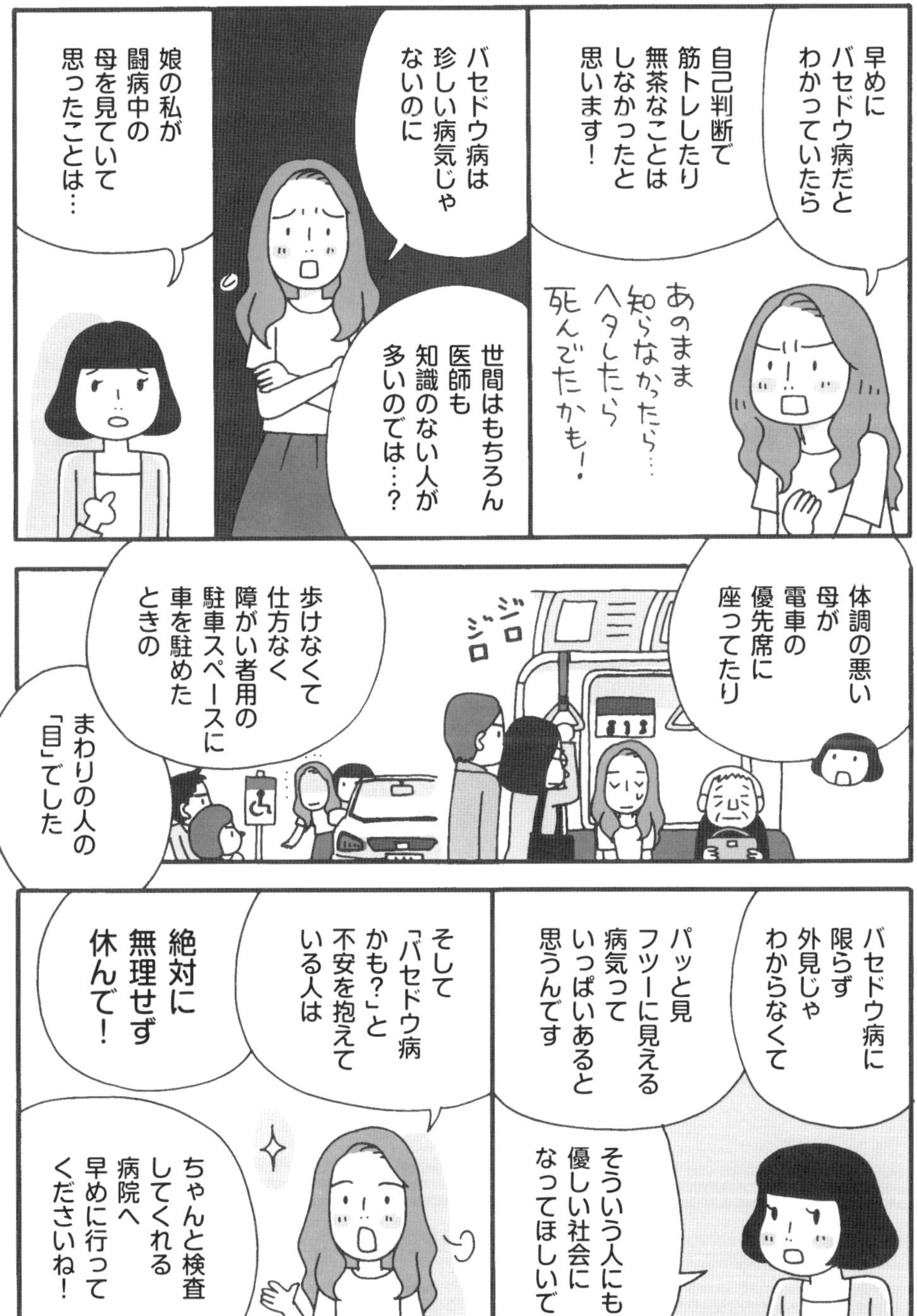
早めにバセドウ病だとわかっていたら
自己判断で筋トレしたり無茶なことはしなかったと思います！
あのまま知らなかったら…ヘタしたら死んでたかも！
バセドウ病は珍しい病気じゃないのに
世間はもちろん医師も知識のない人が多いのでは…？
娘の私が闘病中の母を見ていて思ったことは…
体調の悪い母が電車の優先席に座ってたり
ジロジロ
歩けなくて仕方なく障がい者用の駐車スペースに車を駐めたときの
まわりの人の「目」でした
バセドウ病に限らず外見じゃわからなくて
パッと見フツーに見える病気っていっぱいあると思うんです
そういう人にも優しい社会になってほしいです
そして「バセドウ病かも？」と不安を抱えている人は
絶対に無理せず休んで！
ちゃんと検査してくれる病院へ早めに行ってくださいね！

バセドウ病・おわり

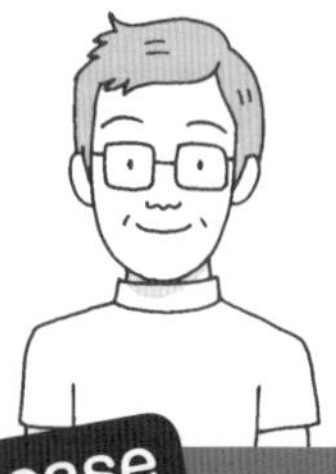

case 1

Dr.甲之介が解説！
バセドウ病

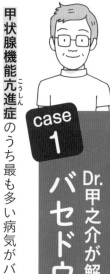

甲状腺機能亢進《こうしん》症のうち最も多い病気がバセドウ病で、**自己免疫疾患のひとつ**です。

免疫とは体の外から侵入してきた異物に対して抗体ができ、その異物を排除する体内機構のことですが、自己免疫疾患は自分の体の一部を異物と勘違いして抗体ができ、その体の一部を攻撃してしまう病気です。

甲状腺刺激ホルモン（ＴＳＨ）（Ｐ７）は、甲状腺細胞内の受容体と結合して甲状腺ホルモンを分泌します。ところがバセドウ病では、その受容体に対する抗体である**抗ＴＳＨ受容体抗体が出現**し、ＴＳＨと同じように甲状腺を刺激して**甲状腺ホルモンを多量に分泌させてしまいます**。

日本甲状腺学会のバセドウ病診断ガイドラインによると、**ふたつの甲状腺ホルモンのFT_3、FT_4**のうち、少なくともいずれか一方が高値でないとバセドウ病と診断されず、７年前のさやかさんは診断基準にあてはまりませんでした。しかし、その後甲状腺ホルモンは高値となり、抗ＴＳＨ受容体抗体も陽性となってバセドウ病の診断がつきましたが、診断に至るまでには長い時間と大変な苦労がありました。**現在は、血液検査の結果がもっと早く出る検査機器が開発されています**。

バセドウ病の治療は、内服薬、放射性ヨー

ド治療（ヨードが甲状腺に集まることを利用して、集まった放射線を出すヨードで甲状腺細胞を破壊する治療）、手術がありますが、最初からどれかひとつの方法を選ぶのではなく**内服薬から始めます。**

自己免疫疾患は完治することはないので、甲状腺ホルモン値を正常にして**最終的に薬を飲まなくても良い状態（寛解）を目指します。**

しかし薬の効果が不十分だったり、副作用で薬が飲めない、ほかの病気を合併しているなどの場合は、放射性ヨード治療、手術を選択します。それぞれメリット、デメリットがあるので、その人に合った治療法を選びます。

バセドウ病には注意すべき合併症がふたつあります。

心臓は甲状腺ホルモンの作用を受けやすく、甲状腺ホルモン値が高いと心拍数が増えます。さらに悪化すると心拍が乱れ、**心房細動という不整脈を起こすことがあります。**心房細動を放置していると心房内に血液の塊（血栓）ができ、それがはがれ、血流に乗って脳に行くと脳塞栓症を起こします。

もうひとつの合併症はバセドウ病眼症です。甲状腺に対する自己抗体が眼の奥の筋肉、脂肪組織をも肥厚させ、眼球突出を引き起こします。いずれも必要に応じた治療を行います。

バセドウ病の発症は若い女性に多いことから、治療を受けながら妊娠を希望する人も少なくありませんが、**適切な治療ができれば計画的な妊娠・出産が可能です。**

バセドウ病であっても、さやかさんの前向きな性格が良かったですね。

わたし、橋本病だったの？

case 2 営業職 清水さん（64歳）の場合＆
久子さん（74歳）の場合 case 3

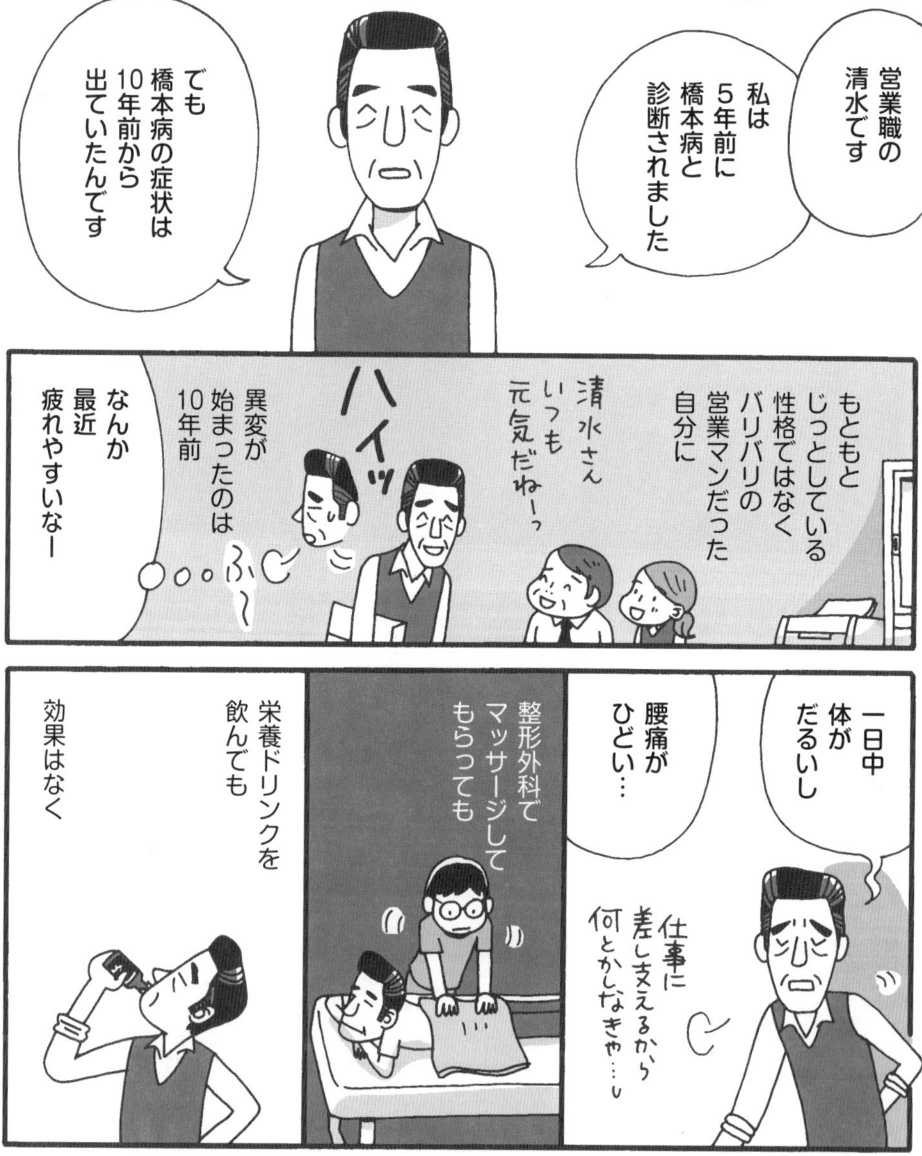
営業職の清水です
私は5年前に橋本病と診断されました
でも橋本病の症状は10年前から出ていたんです
もともとじっとしている性格ではなくバリバリの営業マンだった自分に
清水さんいつも元気だねーっ
ハイッ
異変が始まったのは10年前
ふ〜
なんか最近疲れやすいなー
一日中体がだるいし
腰痛がひどい…
仕事に差し支えるから何とかしなきゃ…
整形外科でマッサージしてもらっても
栄養ドリンクを飲んでも
効果はなく

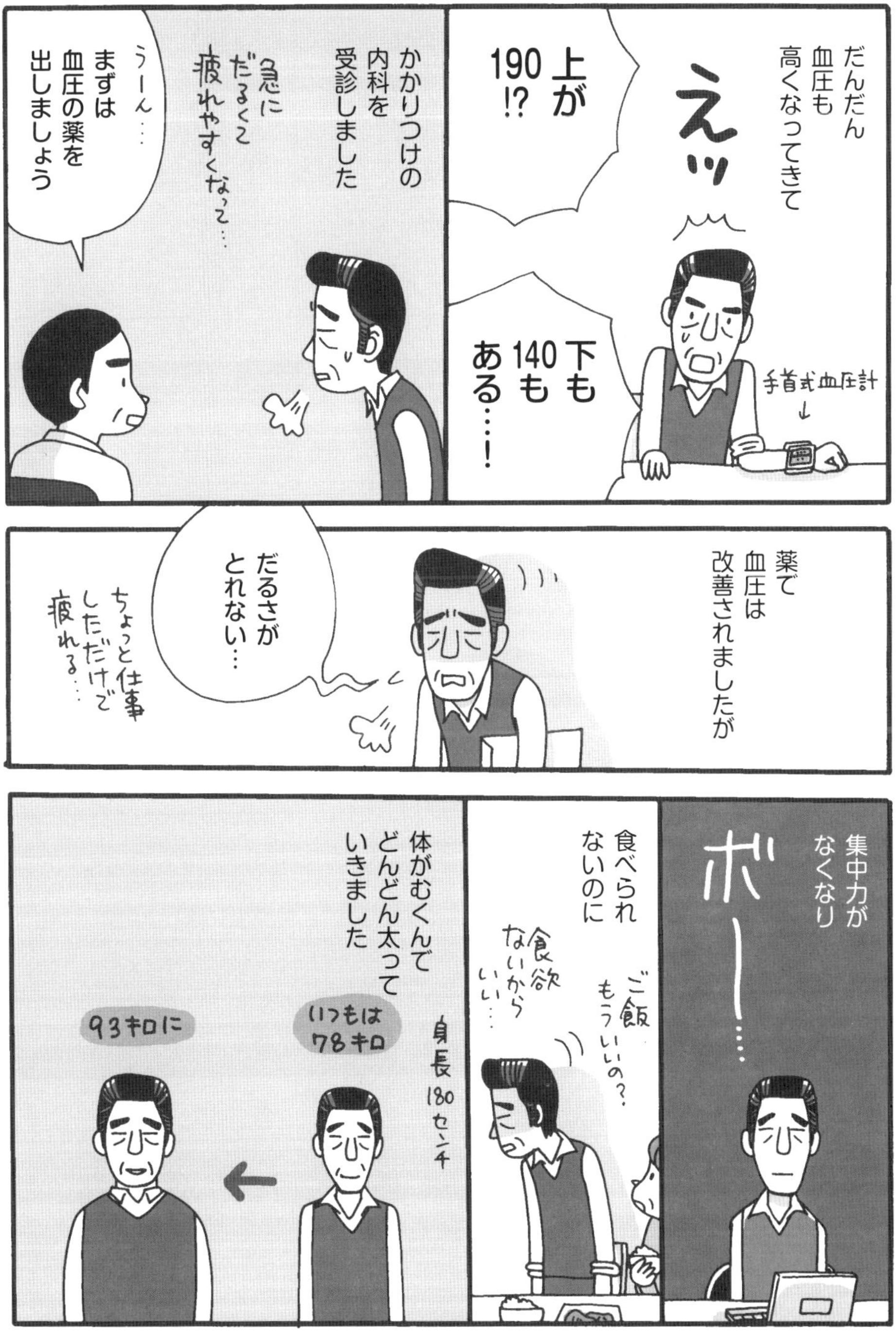

だんだん血圧も高くなってきて
えッ
上が190!?
下も140もある…!
手首式血圧計
かかりつけの内科を受診しました
急にだるくて疲れやすくなって…
うーん…まずは血圧の薬を出しましょう
薬で血圧は改善されましたが
だるさがとれない…
ちょっと仕事しただけで疲れる…
集中力がなくなり
ボー…
食べられないのに
ご飯もういいの?
食欲ないからいい…
体がむくんでどんどん太っていきました
身長180センチ
いつもは78キロ
93キロに

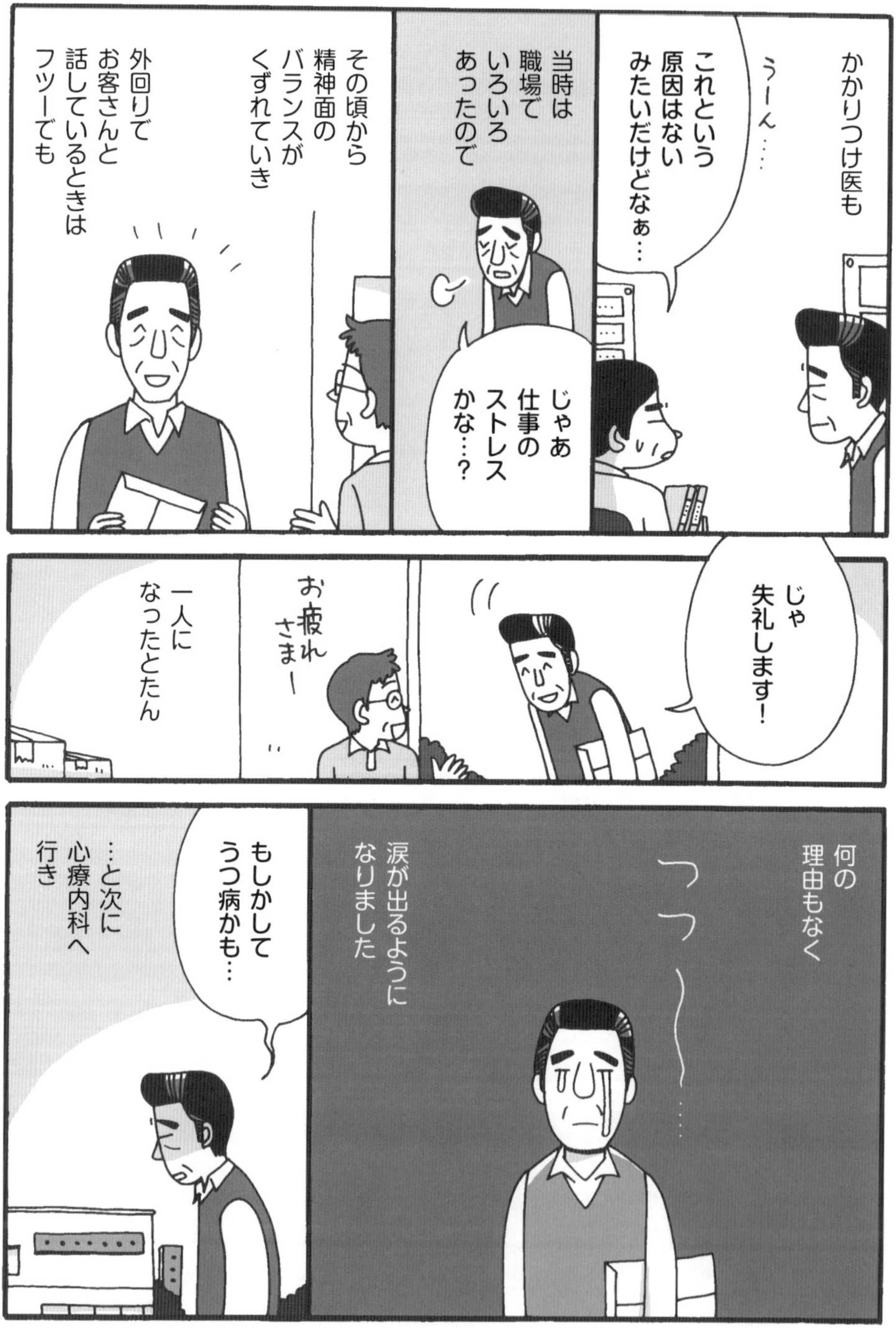
かかりつけ医も
うーん……
これという
原因はない
みたいだけどなぁ…
当時は
職場で
いろいろ
あったので
じゃあ
仕事の
ストレス
かな…？
その頃から
精神面の
バランスが
くずれていき
外回りで
お客さんと
話しているときは
フツーでも
じゃ
失礼します！
お疲れ
さまー
一人に
なったとたん
何の
理由もなく
つつ～……
涙が出るように
なりました
もしかして
うつ病かも…
…と次に
心療内科へ
行き

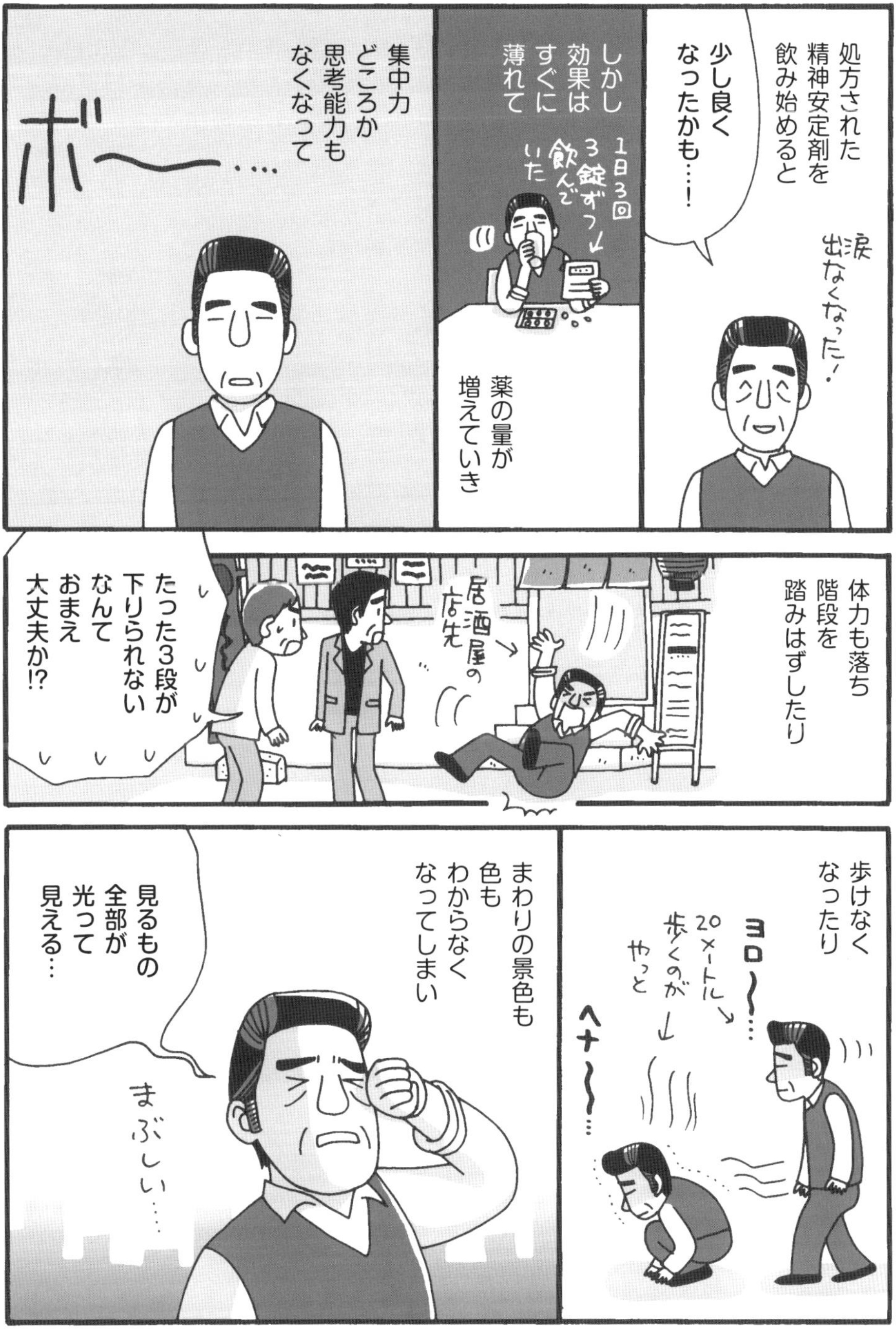
処方された
精神安定剤を
飲み始めると
少し良く
なったかも…!
涙
出なくなった!
しかし
効果は
すぐに
薄れて
1日3回
3錠ずつ
飲んで
いた
薬の量が
増えていき
集中力
どころか
思考能力も
なくなって
ボ〜…
体力も落ち
階段を
踏みはずしたり
居酒屋の店先
たった3段が
下りられない
なんて
おまえ
大丈夫か!?
歩けなく
なったり
ヨロ〜…
20メートル
歩くのが
やっと
ヘナ〜…
まわりの景色も
色も
わからなく
なってしまい
見るもの
全部が
光って
見える…
まぶしい…

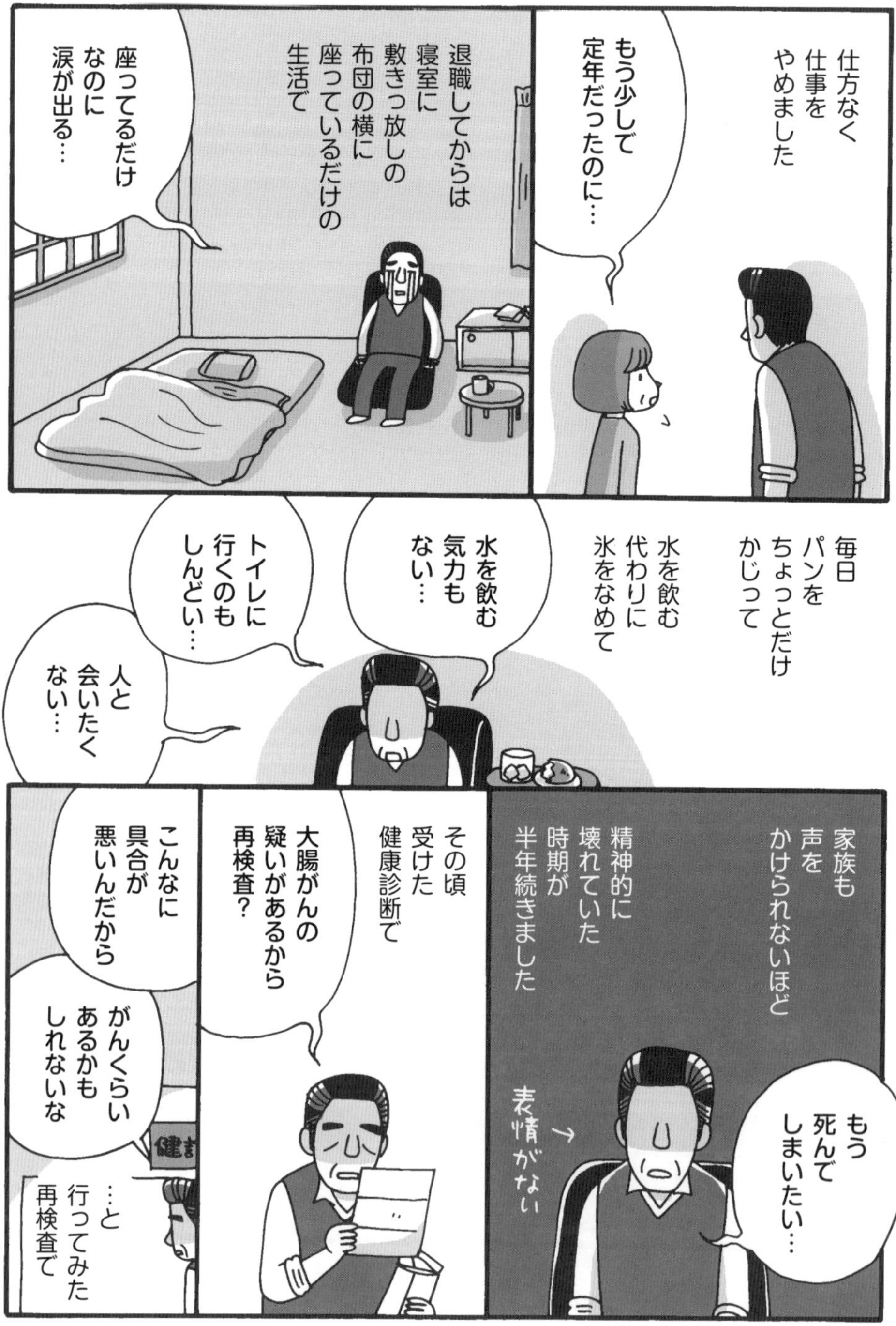

仕方なく仕事をやめました
もう少しで定年だったのに…
退職してからは寝室に敷きっ放しの布団の横に座っているだけの生活で
座ってるだけなのに涙が出る…
毎日パンをちょっとだけかじって
水を飲む代わりに氷をなめて
水を飲む気力もない…
トイレに行くのもしんどい…
人と会いたくない…
家族も声をかけられないほど
精神的に壊れていた時期が半年続きました
表情がない→
もう死んでしまいたい…
その頃受けた健康診断で
大腸がんの疑いがあるから再検査?
こんなに具合が悪いんだから
がんくらいあるかもしれないな
…と行ってみた再検査で

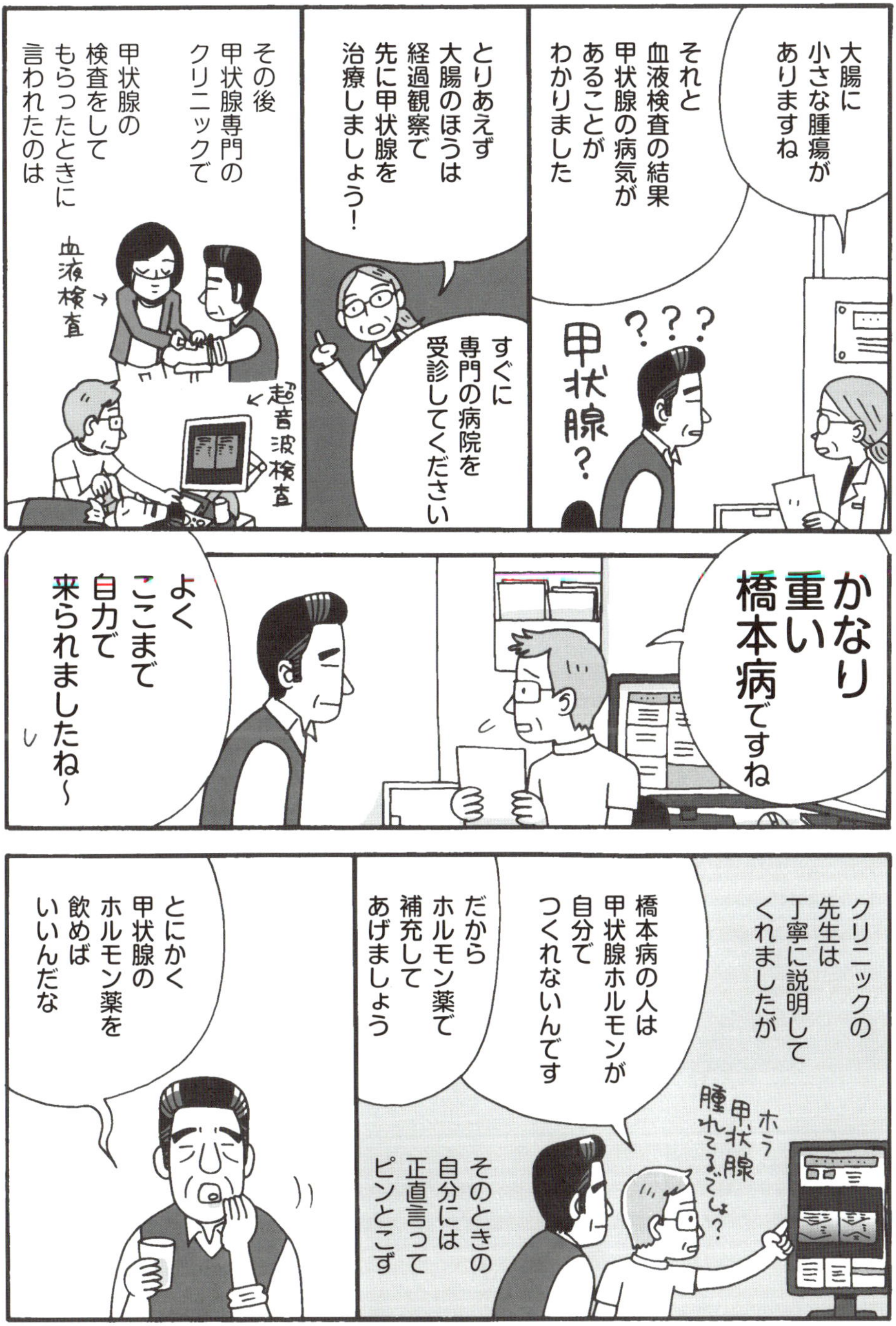
大腸に小さな腫瘍がありますね
それと血液検査の結果甲状腺の病気があることがわかりました
???
甲状腺?
とりあえず大腸のほうは経過観察で先に甲状腺を治療しましょう!
すぐに専門の病院を受診してください
その後甲状腺専門のクリニックで甲状腺の検査をしてもらったときに言われたのは
血液検査
超音波検査
かなり重い橋本病ですね
よくここまで自力で来られましたね～
クリニックの先生は丁寧に説明してくれましたが
橋本病の人は甲状腺ホルモンが自分でつくれないんです
だからホルモン薬で補充してあげましょう
ホラ甲状腺腫れてるでしょ?
そのとき自分には正直言ってピンとこず
とにかく甲状腺のホルモン薬を飲めばいいんだな

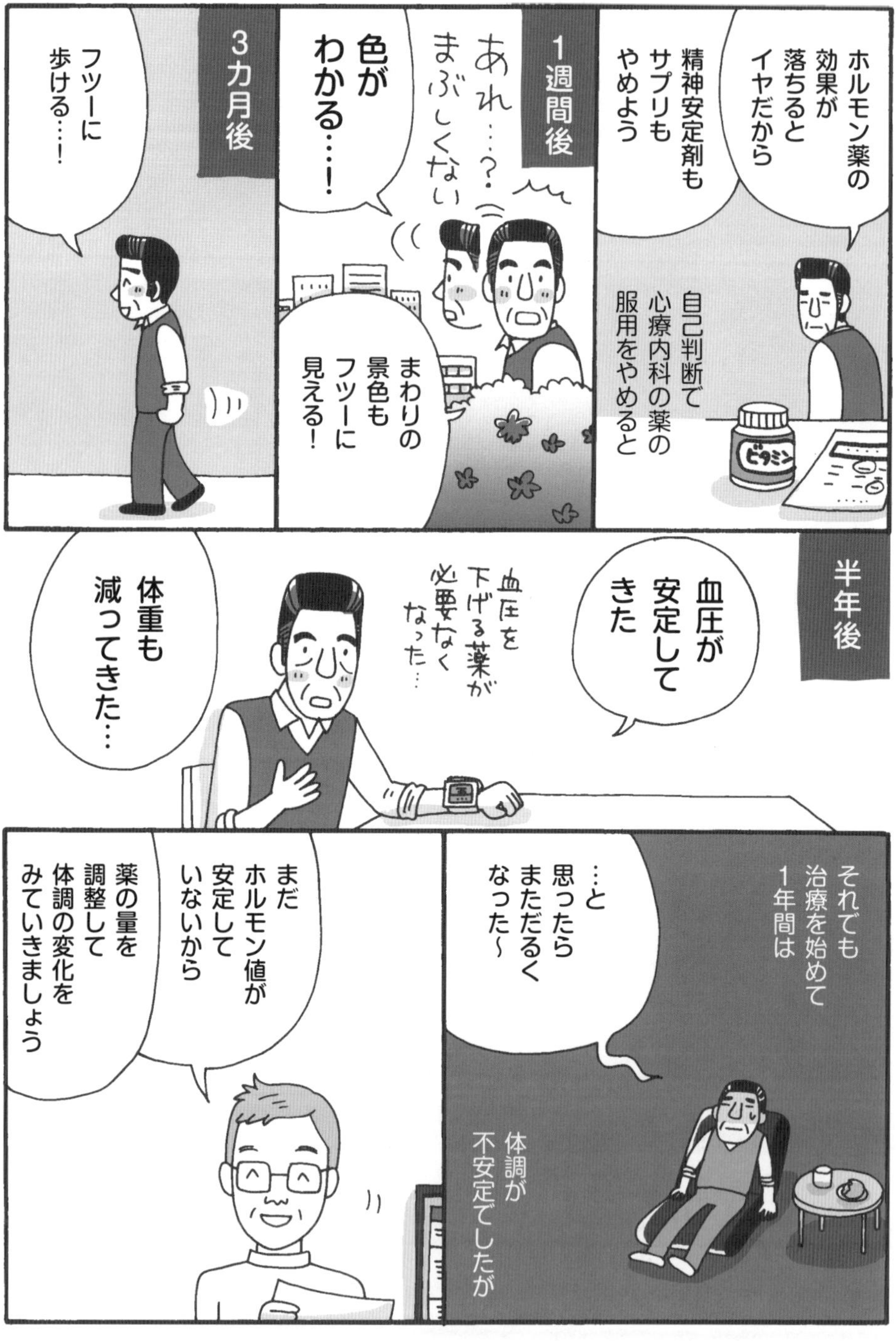
ホルモン薬の効果が落ちるとイヤだから
精神安定剤もサプリもやめよう
自己判断で心療内科の薬の服用をやめると
ビタミン
1週間後
あれ…？まぶしくない
色がわかる…！
まわりの景色もフツーに見える！
3カ月後
フツーに歩ける…！
半年後
血圧が安定してきた
血圧を下げる薬が必要なくなった…
体重も減ってきた…
それでも治療を始めて1年間は
…と思ったらまただるくなった～
体調が不安定でしたが
まだホルモン値が安定していないから
薬の量を調整して体調の変化をみていきましょう

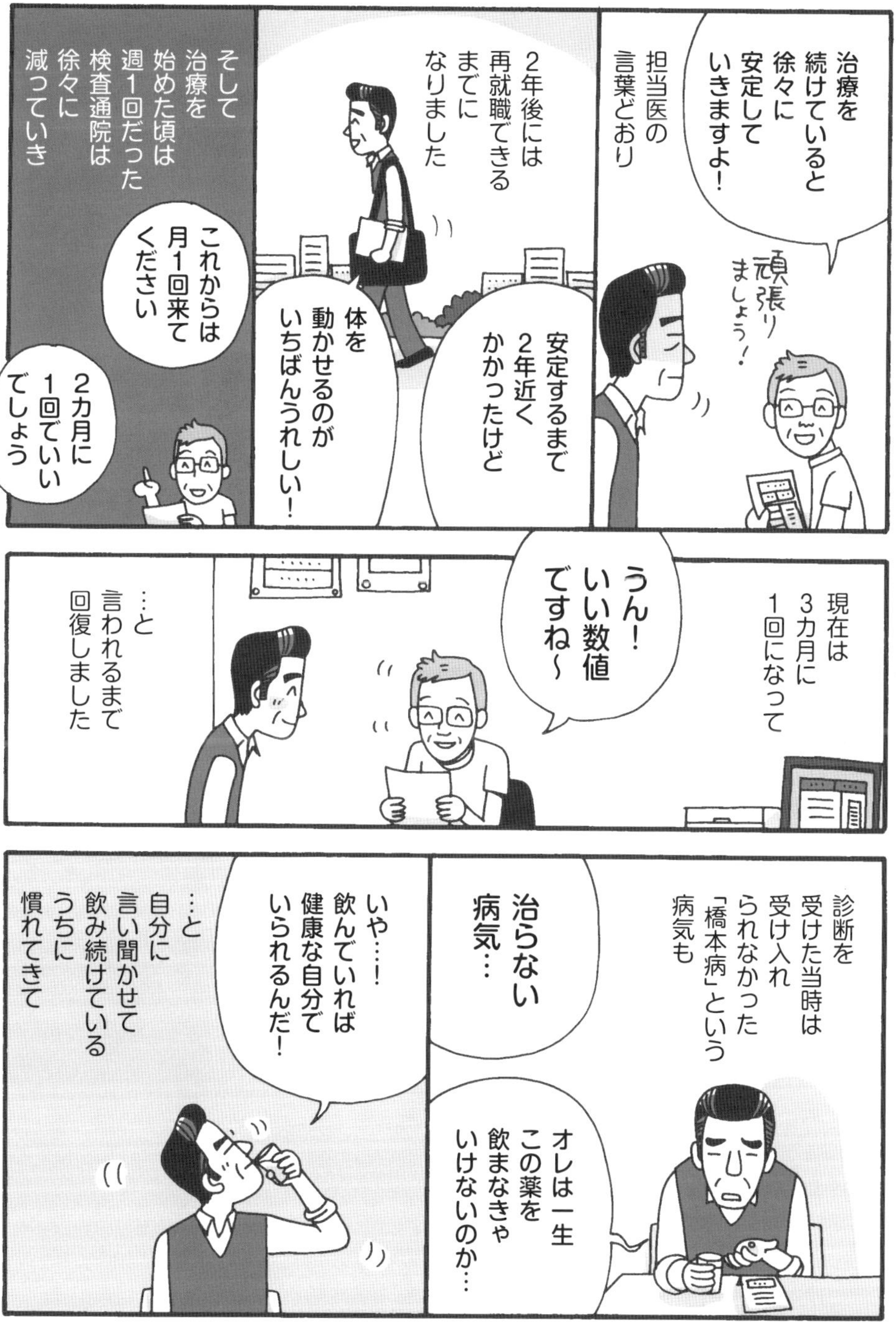
治療を続けていると徐々に安定していきますよ!
頑張りましょう!
担当医の言葉どおり
2年後には再就職できるまでになりました
安定するまで2年近くかかったけど
体を動かせるのがいちばんうれしい!
そして治療を始めた頃は週1回だった検査通院は徐々に減っていき
これからは月1回来てください
2カ月に1回でいいでしょう
現在は3カ月に1回になって
うん!いい数値ですね〜
…と言われるまで回復しました
診断を受けた当時は受け入れられなかった「橋本病」という病気も
治らない病気…
オレは一生この薬を飲まなきゃいけないのか…
いや…!飲んでいれば健康な自分でいられるんだ!
…と自分に言い聞かせて飲み続けているうちに慣れてきて

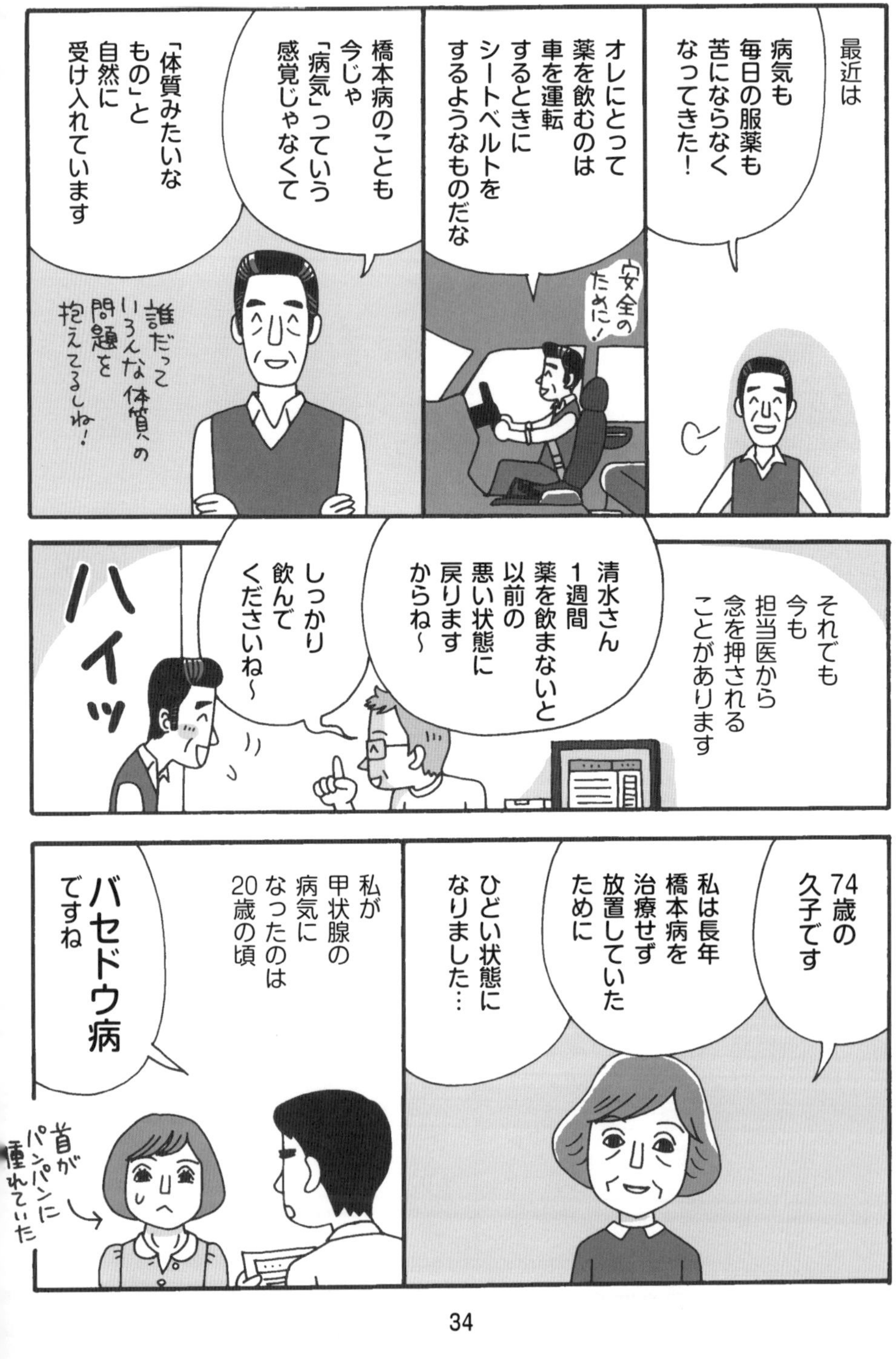
最近は
病気も毎日の服薬も苦にならなくなってきた！
オレにとって薬を飲むのは車を運転するときにシートベルトをするようなものだな
安全のために！
橋本病のことも今じゃ「病気」っていう感覚じゃなくて
「体質みたいなもの」と自然に受け入れています
誰だっていろんな体質への問題を抱えてるしね！
それでも今も担当医から念を押されることがあります
清水さん1週間薬を飲まないと以前の悪い状態に戻りますからね～
しっかり飲んでくださいね～
ハイッ
74歳の久子です
私は長年橋本病を治療せず放置していたために
ひどい状態になりました…
私が甲状腺の病気になったのは20歳の頃
バセドウ病ですね
首がパンパンに腫れていた

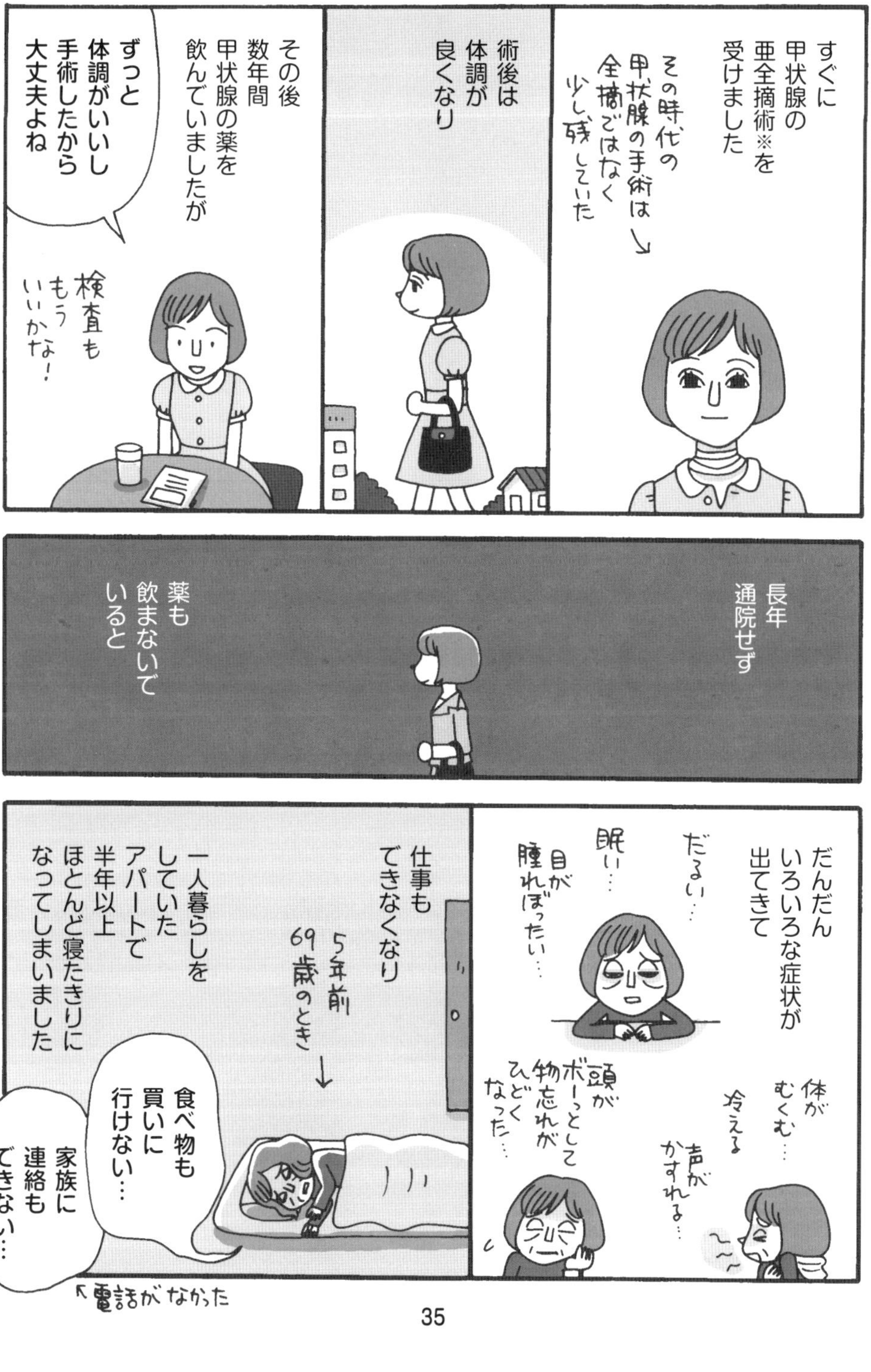
すぐに甲状腺の亜全摘術※を受けました
その時代の甲状腺の手術は全摘ではなく少し残していた
術後は体調が良くなり
その後数年間甲状腺の薬を飲んでいましたが
ずっと体調がいいし手術したから大丈夫よね
検査ももういいかな！
長年通院せず
薬も飲まないでいると
だんだんいろいろな症状が出てきて
だるい…
眠い…
目が腫れぼったい…
体がむくむ…
冷える
声がかすれる…
頭がボーっとして物忘れがひどくなった…
仕事もできなくなり
5年前69歳のとき
一人暮らしをしていたアパートで半年以上ほとんど寝たきりになってしまいました
食べ物も買いに行けない…
家族に連絡もできない…
↖電話がなかった

※亜全摘術…一部を残して大部分を切除する手術。

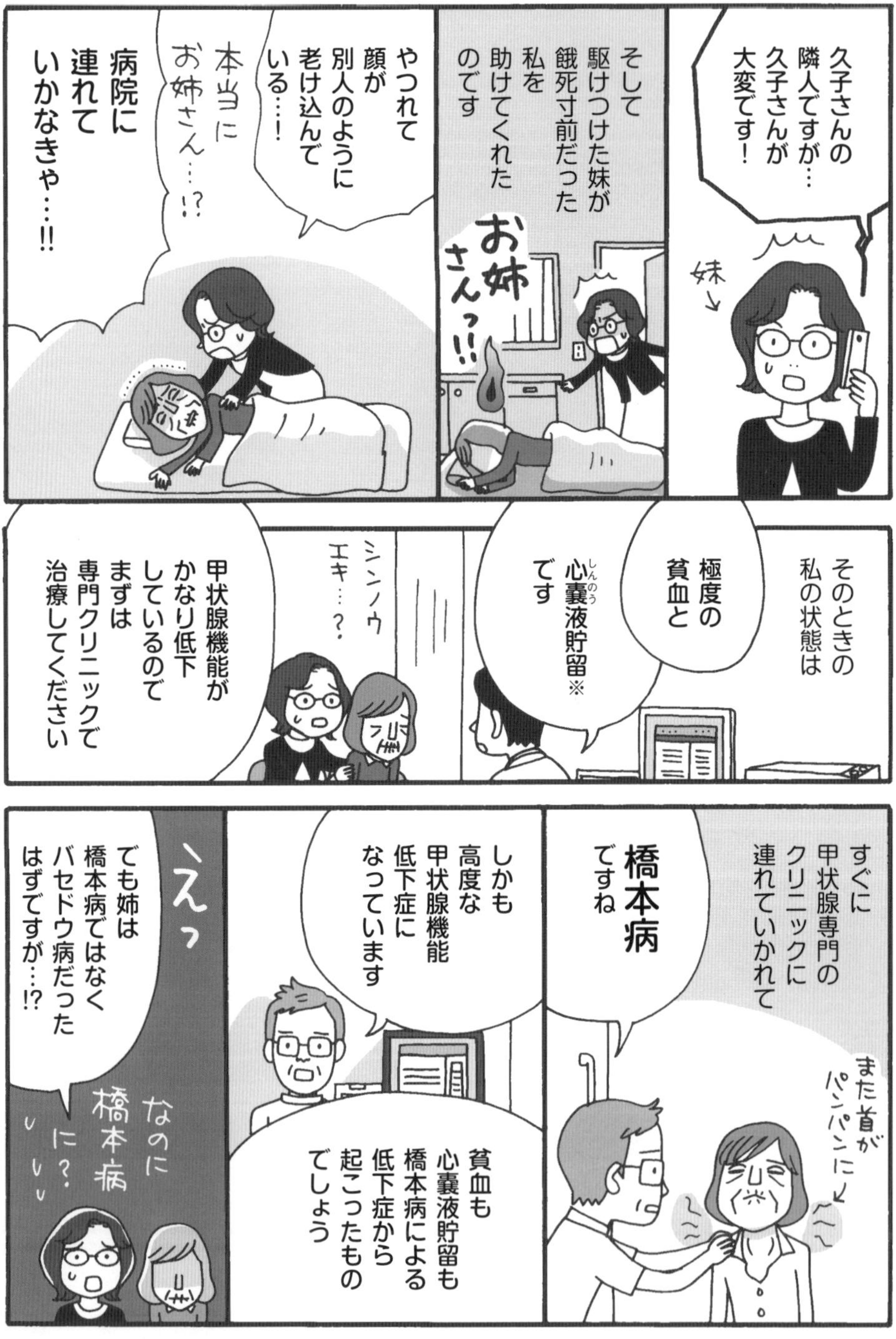

久子さんの隣人ですが…久子さんが大変です！
妹
そして駆けつけた妹が餓死寸前だった私を助けてくれたのです
お姉さんっ!!
やつれて顔が別人のように老け込んでいる…！
本当にお姉さん…!?
病院に連れていかなきゃ…!!
そのときの私の状態は
極度の貧血と心嚢《しんのう》液貯留※です
シンノウエキ…？
甲状腺機能がかなり低下しているのでまずは専門クリニックで治療してください
すぐに甲状腺専門のクリニックに連れていかれて
橋本病ですね
また首がパンパンに
しかも高度な甲状腺機能低下症になっています
貧血も心嚢液貯留も橋本病による低下症から起こったものでしょう
へえっ
でも姉は橋本病ではなくバセドウ病だったはずですが…!?
なのに橋本病に？

※心嚢液貯留…心臓を覆う二重の膜の間に液体が多量にたまり、心臓の動きを抑制する状態。

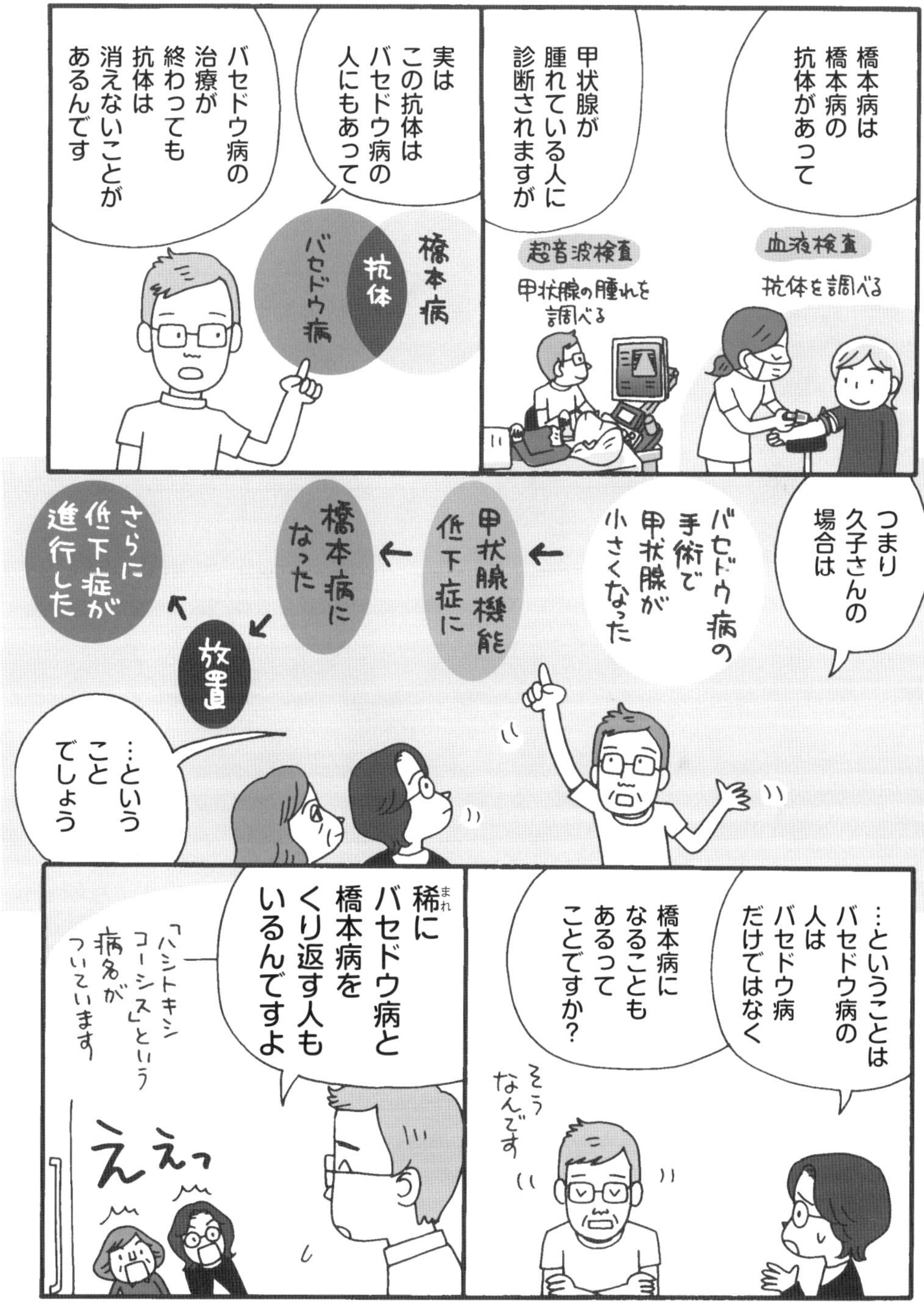
橋本病は橋本病の抗体があって
血液検査
抗体を調べる
甲状腺が腫れている人に診断されますが
超音波検査
甲状腺の腫れを調べる
実はこの抗体はバセドウ病の人にもあって
バセドウ病の治療が終わっても抗体は消えないことがあるんです
橋本病
抗体
バセドウ病
つまり久子さんの場合は
バセドウ病の手術で甲状腺が小さくなった
甲状腺機能低下症に
橋本病になった
放置
さらに低下症が進行した
…ということでしょう
…ということはバセドウ病の人はバセドウ病だけではなく
橋本病になることもあるってことですか?
そうなんです
稀《まれ》にバセドウ病と橋本病をくり返す人もいるんですよ
「ハシトキシコーシス」という病名がついています
ええっ

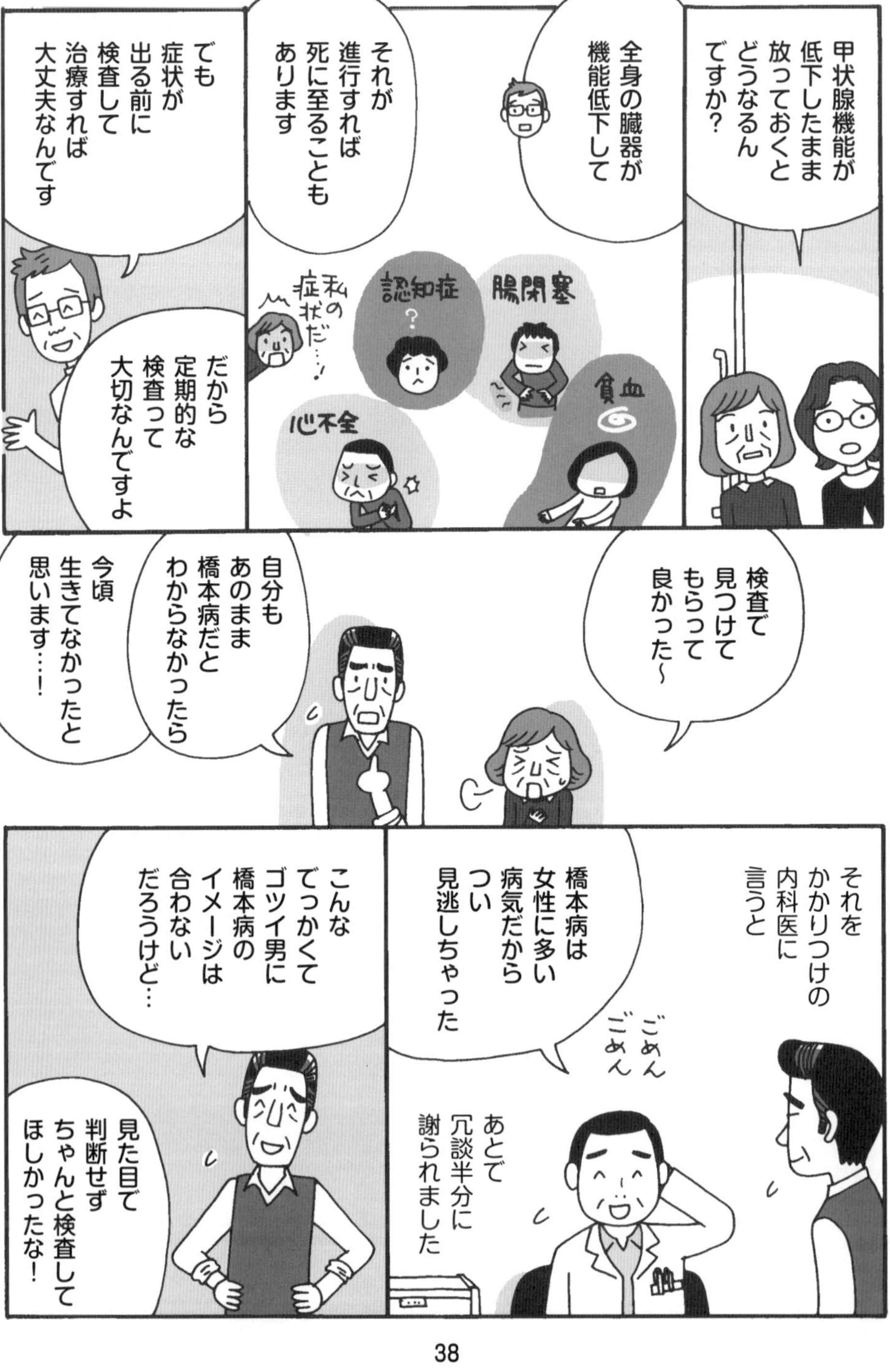
甲状腺機能が低下したまま放っておくとどうなるんですか？
全身の臓器が機能低下して
それが進行すれば死に至ることもあります
腸閉塞
認知症
貧血
心不全
私の症状だ…！
でも症状が出る前に検査して治療すれば大丈夫なんです
だから定期的な検査って大切なんですよ
検査で見つけてもらって良かった～
自分もあのまま橋本病だとわからなかったら今頃生きてなかったと思います…！
それをかかりつけの内科医に言うと
橋本病は女性に多い病気だからつい見逃しちゃった
ごめんごめん
あとで冗談半分に謝られました
こんなでっかくてゴツイ男に橋本病のイメージは合わないだろうけど…
見た目で判断せずちゃんと検査してほしかったな！

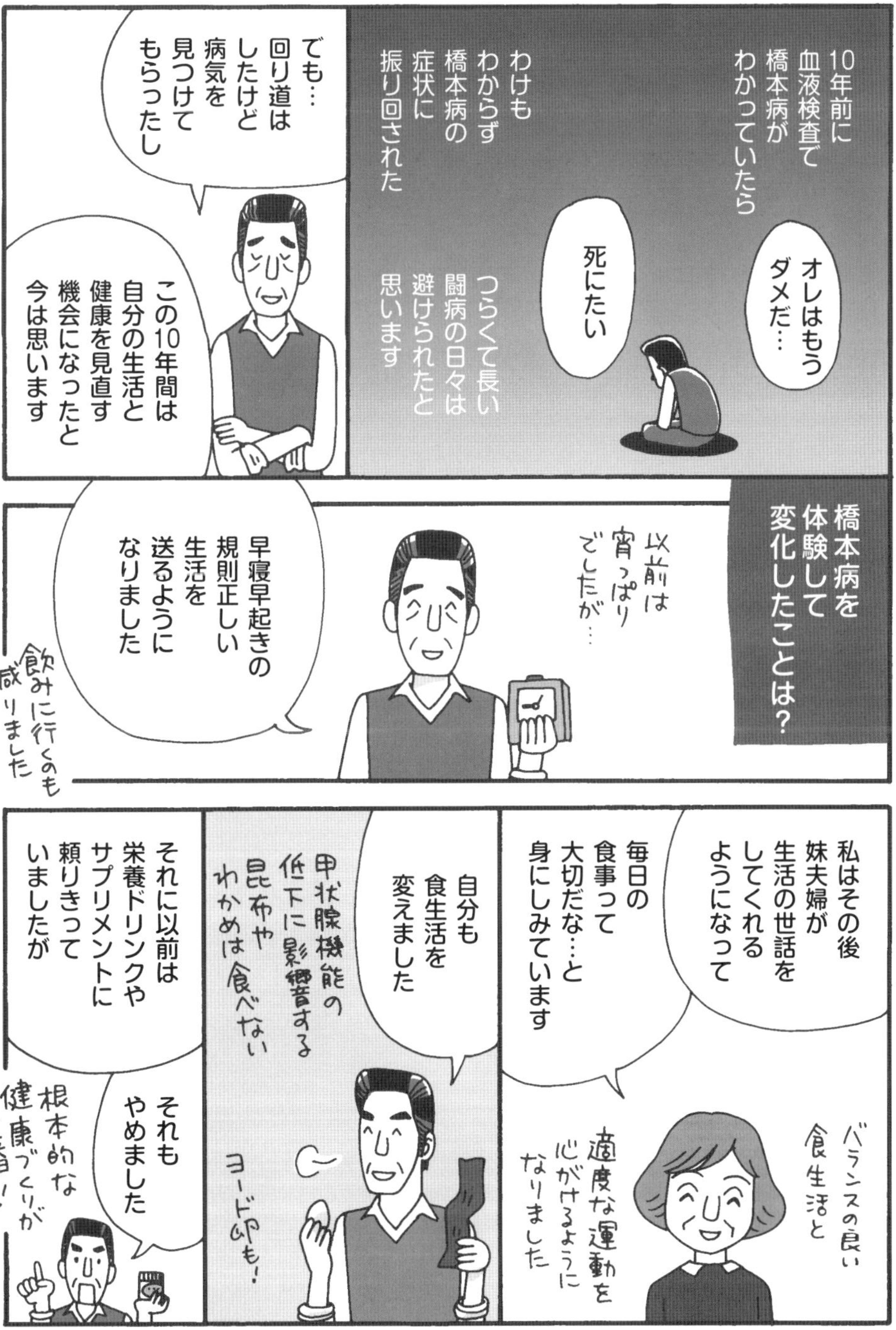

10年前に血液検査で橋本病がわかっていたら
オレはもうダメだ…
死にたい
わけもわからず橋本病の症状に振り回された
つらくて長い闘病の日々は避けられたと思います
でも…回り道はしたけど病気を見つけてもらったし
この10年間は自分の生活と健康を見直す機会になったと今は思います
橋本病を体験して変化したことは?
以前は宵っぱりでしたが…
早寝早起きの規則正しい生活を送るようになりました
飲みに行くのも減りました
私はその後妹夫婦が生活の世話をしてくれるようになって
毎日の食事って大切だな…と身にしみています
バランスの良い食生活と
適度な運動を心がけるようになりました
自分も食生活を変えました
甲状腺機能の低下に影響する昆布やわかめは食べない
ヨード卵も!
それに以前は栄養ドリンクやサプリメントに頼りきっていましたが
それもやめました
根本的な健康づくりが一番!

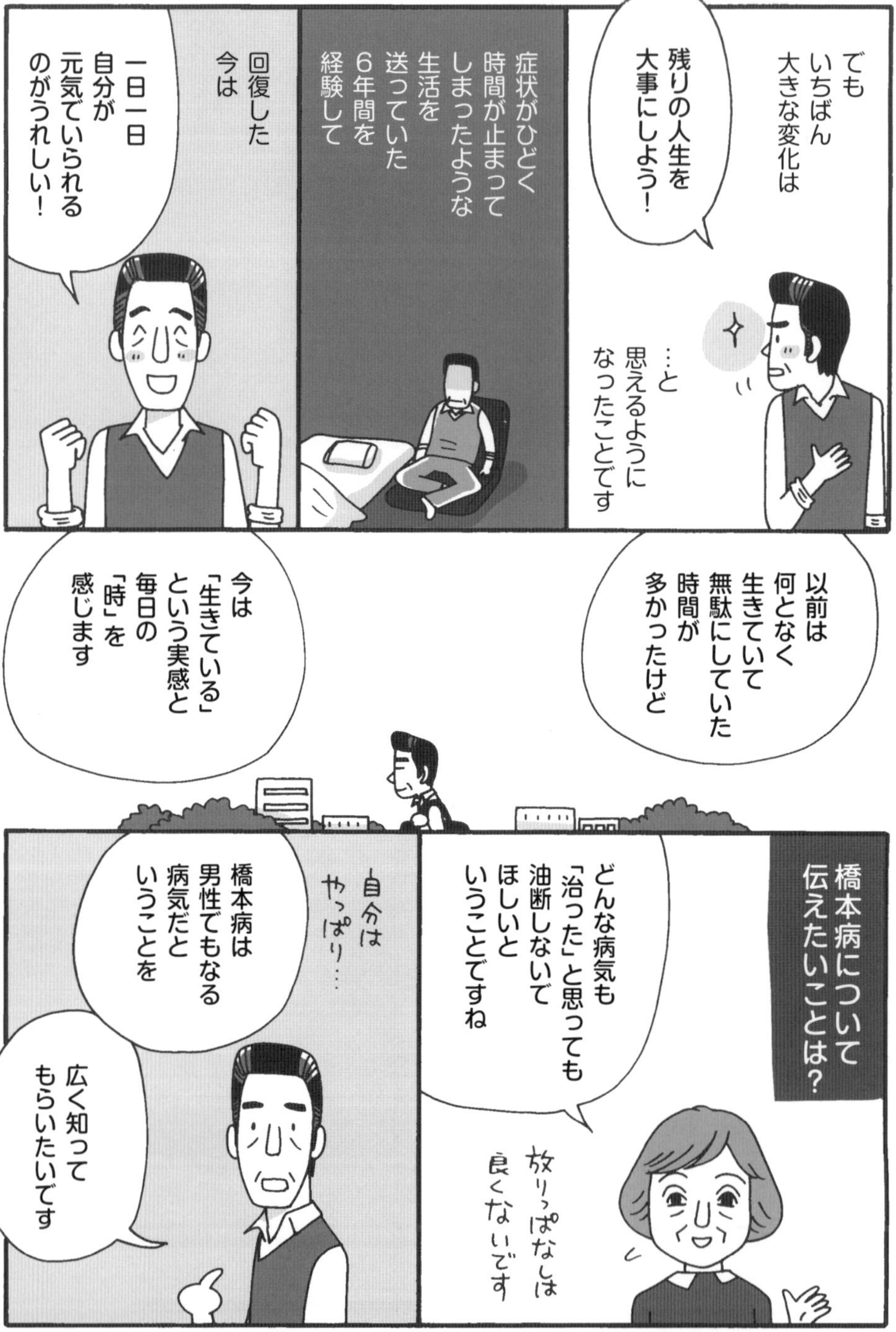
でも
いちばん
大きな変化は
残りの人生を
大事にしよう!
…と
思えるように
なったことです
症状がひどく
時間が止まって
しまったような
生活を
送っていた
6年間を
経験して
回復した
今は
一日一日
自分が
元気でいられる
のがうれしい!
以前は
何となく
生きていて
無駄にしていた
時間が
多かったけど
今は
「生きている」
という実感と
毎日の
「時」を
感じます
橋本病について
伝えたいことは?
どんな病気も
「治った」と思っても
油断しないで
ほしいと
いうことですね
放りっぱなしは
良くないです
自分は
やっぱり…
橋本病は
男性でもなる
病気だと
いうことを
広く知って
もらいたいです

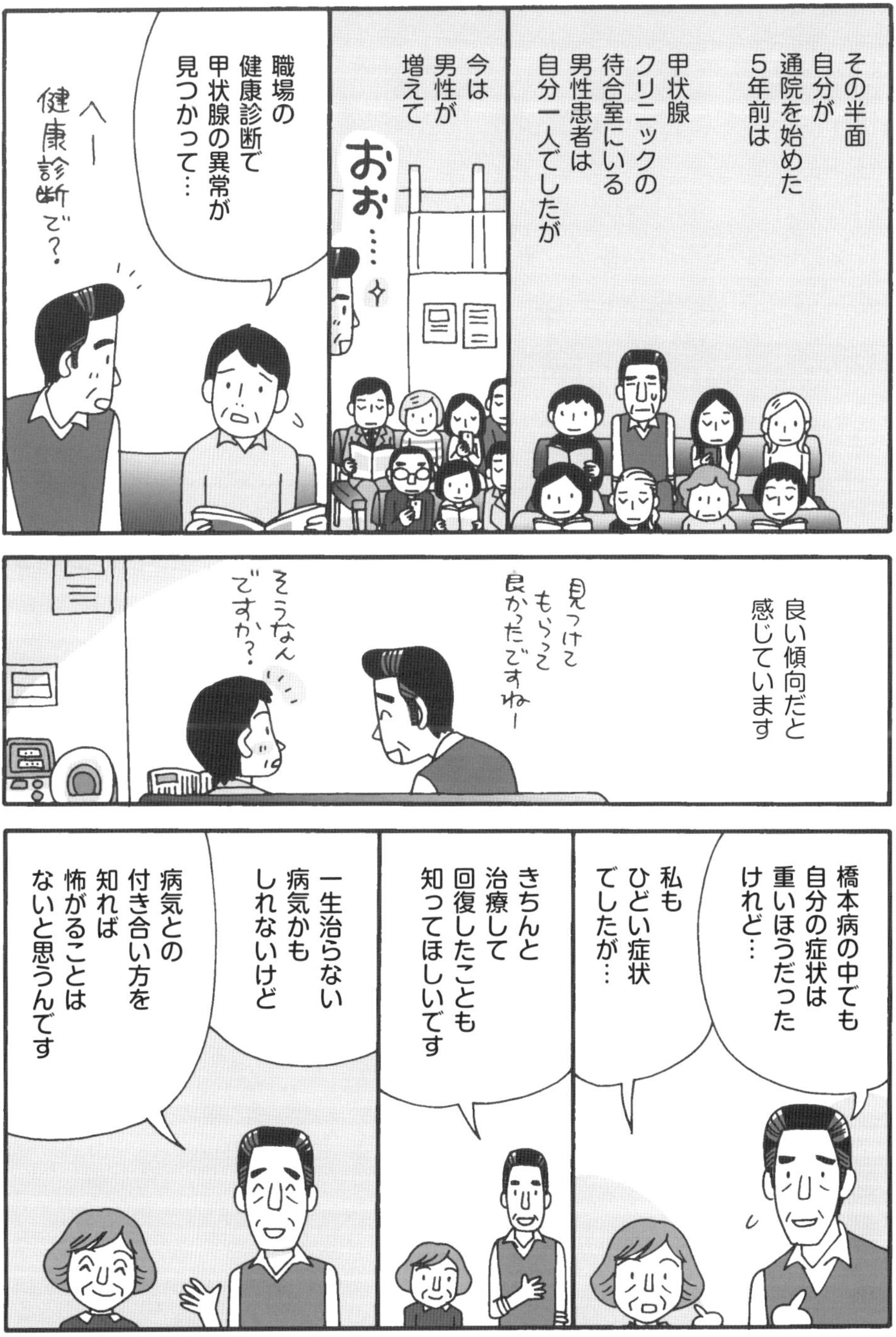
その半面 自分が 通院を始めた 5年前は
甲状腺 クリニックの 待合室にいる 男性患者は 自分一人でしたが
今は 男性が 増えて
おお…
職場の 健康診断で 甲状腺の異常が 見つかって…
へー 健康診断で？
良い傾向だと 感じています
見つけて もらって 良かったですねー
そうなん ですか？
橋本病の中でも 自分の症状は 重いほうだった けれど…
私も ひどい症状 でしたが…
きちんと 治療して 回復したことも 知ってほしいです
一生治らない 病気かも しれないけど
病気との 付き合い方を 知れば 怖がることは ないと思うんです

橋本病・おわり

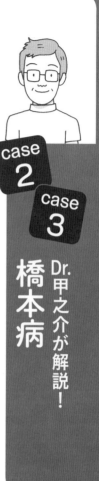

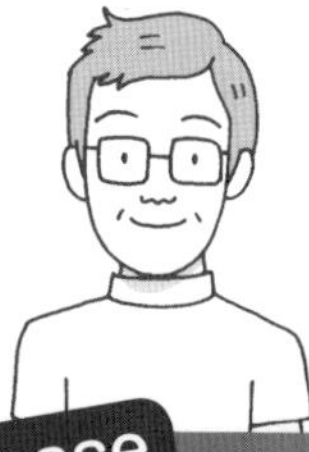

case 2 case 3

Dr.甲之介が解説！

橋本病

橋本病はバセドウ病同様、自分の甲状腺に対する自己抗体ができる**自己免疫疾患**です。

甲状腺が大きくなり、血液検査で甲状腺自己抗体（抗サイログロブリン抗体、抗甲状腺ペルオキシダーゼ抗体）が陽性であることで、橋本病と診断されます。甲状腺ホルモン値は異常とは限らず、**橋本病患者の約7割の甲状腺機能は正常範囲**です。この段階での自覚症状はなく、特に治療の必要はありません。

しかし、**甲状腺は活力の源**であり、甲状腺ホルモン値が低下すると清水さん、久子さんのように症状が出現し、治療を要します。甲状腺のある首だけではなく、**全身のあちこちで新陳代謝が低下し、元気がなくなります**。

●**エネルギー代謝が低下**し、体内でつくられる熱量が減り、冷え症や低体温になります。

●**消化管の働きが低下**し、食欲減退、便秘に。重症化すると腸閉塞を起こすこともあります。

●血管壁の平滑筋を緩める作用がある甲状腺ホルモンの値が低くなると、**血管が硬くなり血圧が上がります**。また長い目で見ると、血中コレステロール値が高くなって**動脈硬化が助長**され、高血圧症を悪化させます。

●**顔面がむくみ、頭髪や眉毛の外側の脱毛**が起きると、特有の顔貌になります。一般的なむくみは水分の貯留ですが、甲状腺機能低下症によるむくみはムコ多糖類という物質によるため、指圧痕が残らないのが特徴です。

●舌・咽頭・喉頭がむくむと、**ろれつが回らない、かすれ声、いびき**などの症状が現れ、睡眠時無呼吸症候群の原因になります。

●**疲れやすい、気力が出ない、眠い、気分が落ち込むなどの症状は、うつ病と間違えられる**こともあります。

●重度の甲状腺機能低下症になって心臓のまわりの潤滑液である心嚢《しんのう》液が多量にたまると、**心臓の動きが悪くなり心不全に陥ります**。

●腎臓から分泌されるエリスロポエチンは赤血球を産生する造血因子のひとつですが、甲状腺機能低下症ではエリスロポエチンが低下し**貧血の原因**となります。女性は月経過多になりやすいことも貧血の要因です。

●**脳の活動が低下し、認知症の症状が出る**こともあります。甲状腺機能低下症で起きた認知症は、数少ない治療可能な認知症です。

このように甲状腺機能低下症になるとさまざまな症状が出て重症化する場合もありますが、**不足した甲状腺ホルモンを薬で補充する治療法で改善**します。しかし、自己免疫疾患である橋本病は完治することはありません。例えば近視は眼鏡をかけることで治るわけではないのですが、良くものが見えるようになります。同様に、**薬を飲んで甲状腺ホルモン値を正常に保てば、症状もなく普通の生活が送れます**。定期的に検査を受けて適切な内服加療を続ければ、重篤な状態にはなりません。

☞清水さんも久子さんも治療が奏功し、今後充実した生活が送れることでしょうね。

わたし、亜急性甲状腺炎だったの？

case 4　2児の母　あゆみさん（43歳）の場合＆

フリー編集者　高木さん（60歳）の場合　case 5

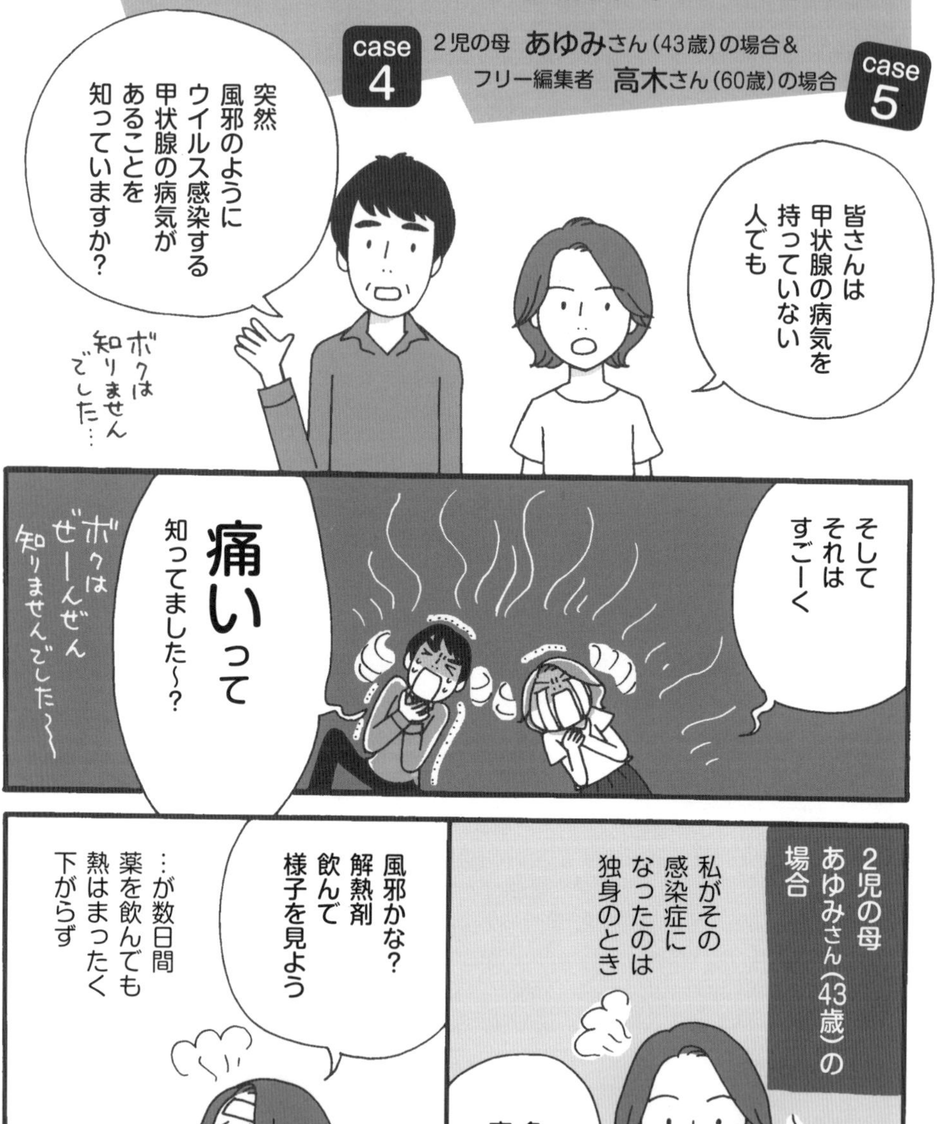
皆さんは甲状腺の病気を持っていない人でも
突然風邪のようにウイルス感染する甲状腺の病気があることを知っていますか？
ボクは知りませんでした…
そしてそれはすごーく
痛いって知ってました～？
ボクはぜーんぜん知りませんでした～～
2児の母あゆみさん（43歳）の場合
私がその感染症になったのは独身のとき
急に40度の高熱が…！
風邪かな？解熱剤飲んで様子を見よう
…が数日間薬を飲んでも熱はまったく下がらず
市販の薬

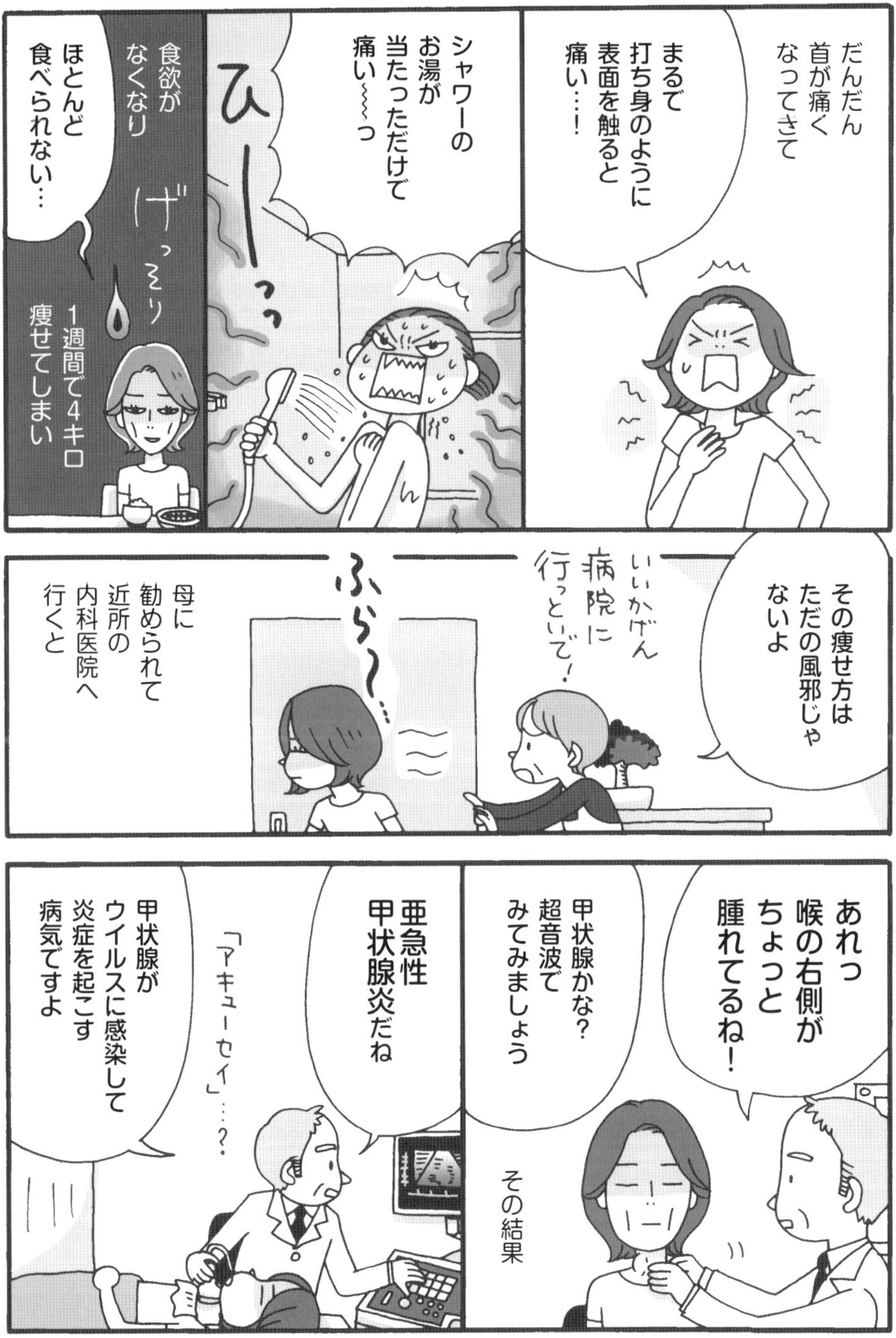
だんだん首が痛くなってきて
まるで打ち身のように表面を触ると痛い…！
ひーっっ
シャワーのお湯が当たっただけで痛い〜〜っ
食欲がなくなり
ほとんど食べられない…
げっそり
1週間で4キロ痩せてしまい
その痩せ方はただの風邪じゃないよ
いいかげん病院に行っといで！
ふら〜…
母に勧められて近所の内科医院へ行くと
あれっ喉の右側がちょっと腫れてるね！
甲状腺かな？超音波でみてみましょう
その結果
亜急性甲状腺炎だね
「アキューセイ」…？
甲状腺がウイルスに感染して炎症を起こす病気ですよ

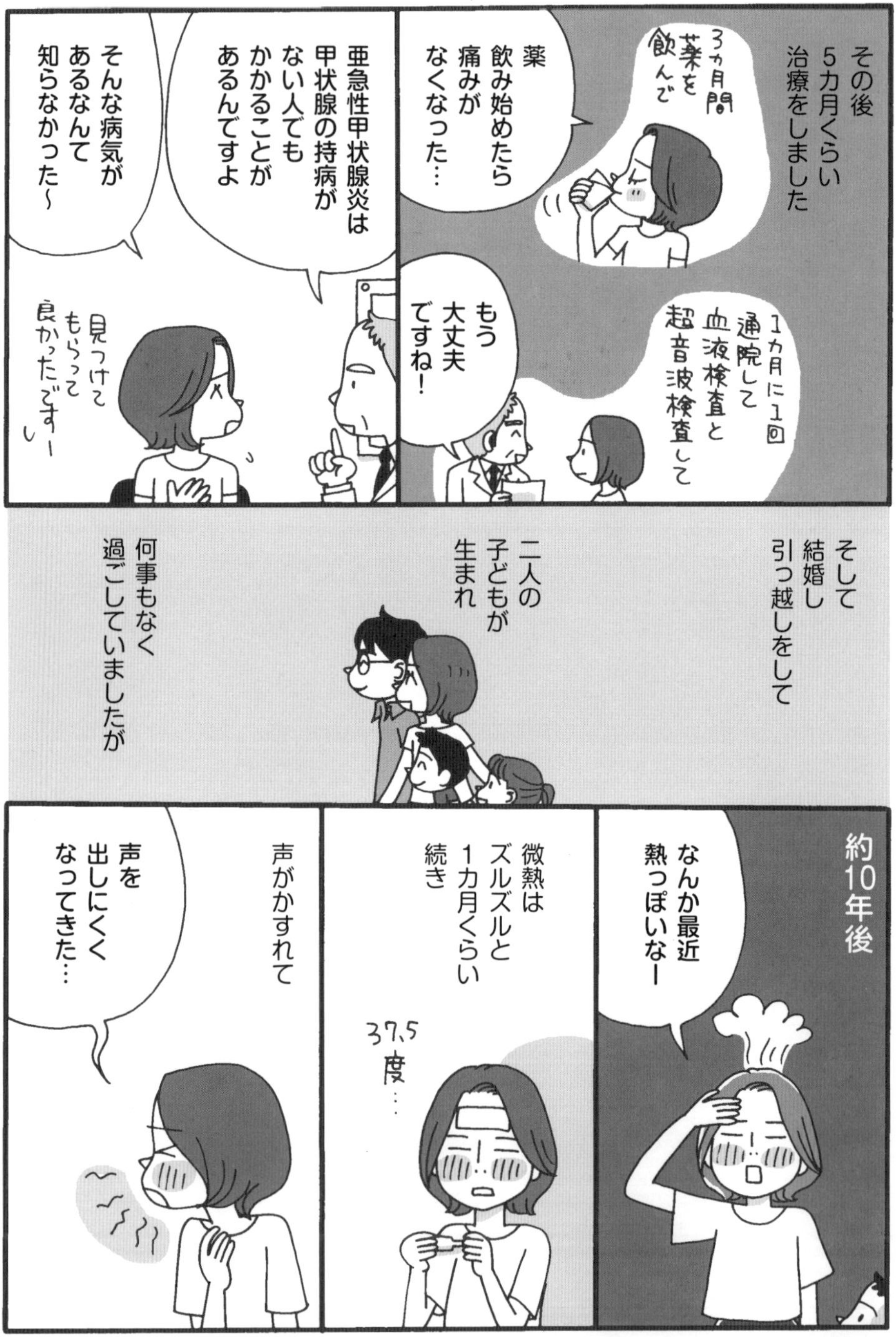
その後 5カ月くらい 治療をしました
3カ月間 薬を飲んで
薬 飲み始めたら 痛みが なくなった…
1カ月に1回 通院して 血液検査と 超音波検査して
もう 大丈夫 ですね！
亜急性甲状腺炎は 甲状腺の持病が ない人でも かかることが あるんですよ
そんな病気が あるなんて 知らなかった～
見つけて もらって 良かったですー い
そして 結婚し 引っ越しをして
二人の 子どもが 生まれ
何事もなく 過ごしていましたが
約10年後
なんか最近 熱っぽいなー
微熱は ズルズルと 1カ月くらい 続き
37.5 度…
声がかすれて
声を 出しにくく なってきた…

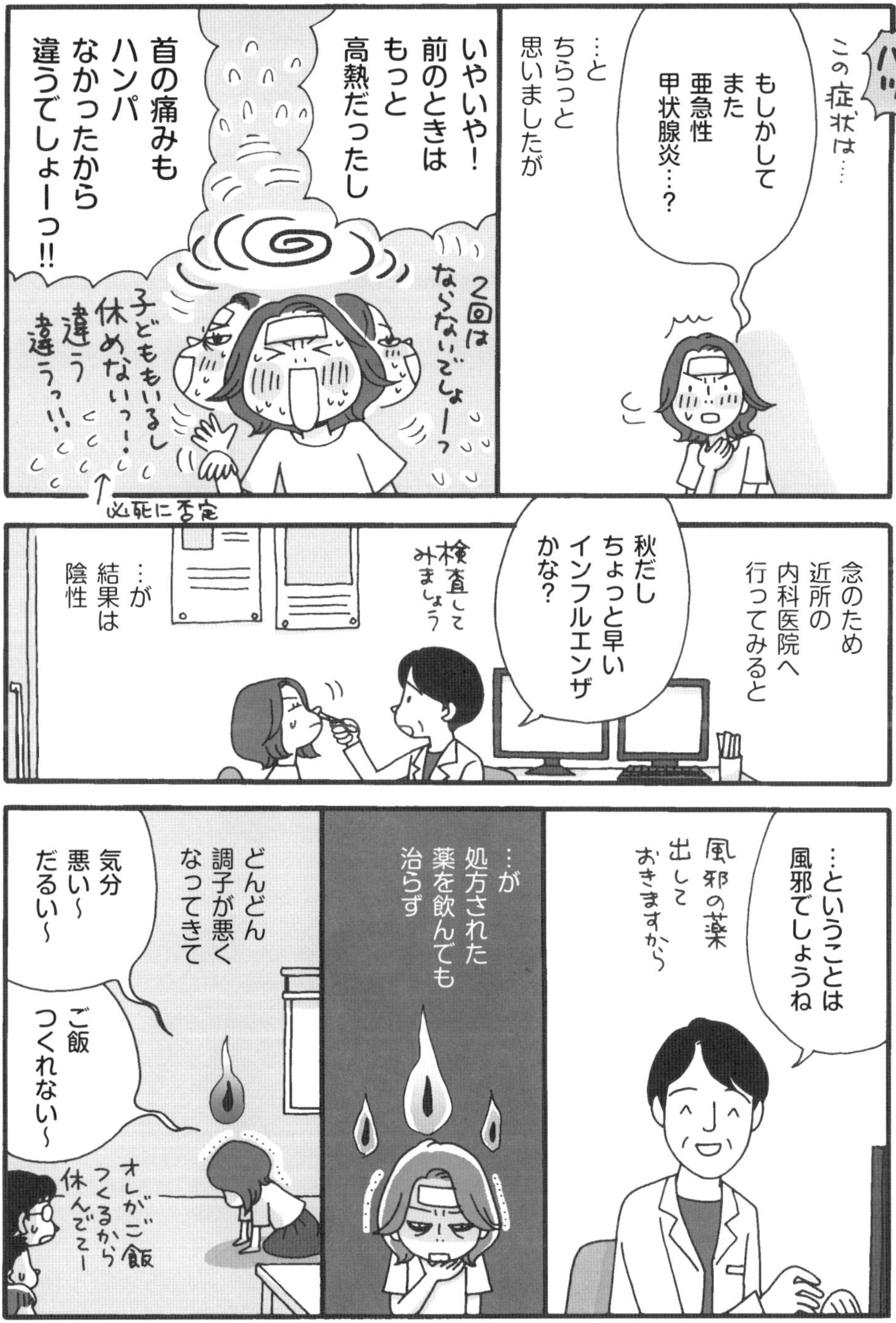
ハッ
この症状は…
もしかして また 亜急性 甲状腺炎…?
…と ちらっと 思いましたが
いやいや! 前のときは もっと 高熱だったし
首の痛みも ハンパ なかったから 違うでしょーっ!!
2回は ならないでしょーっ
子どももいるし 休めないっ!
違う 違うっ!!
必死に否定
念のため 近所の 内科医院へ 行ってみると
秋だし ちょっと早い インフルエンザ かな?
検査して みましょう
…が 結果は 陰性
…ということは 風邪でしょうね
風邪の薬 出して おきますから
…が 処方された 薬を飲んでも 治らず
どんどん 調子が悪く なってきて
気分 悪い～ だるい～
ご飯 つくれない～
オレがご飯 つくるから 休んでてー

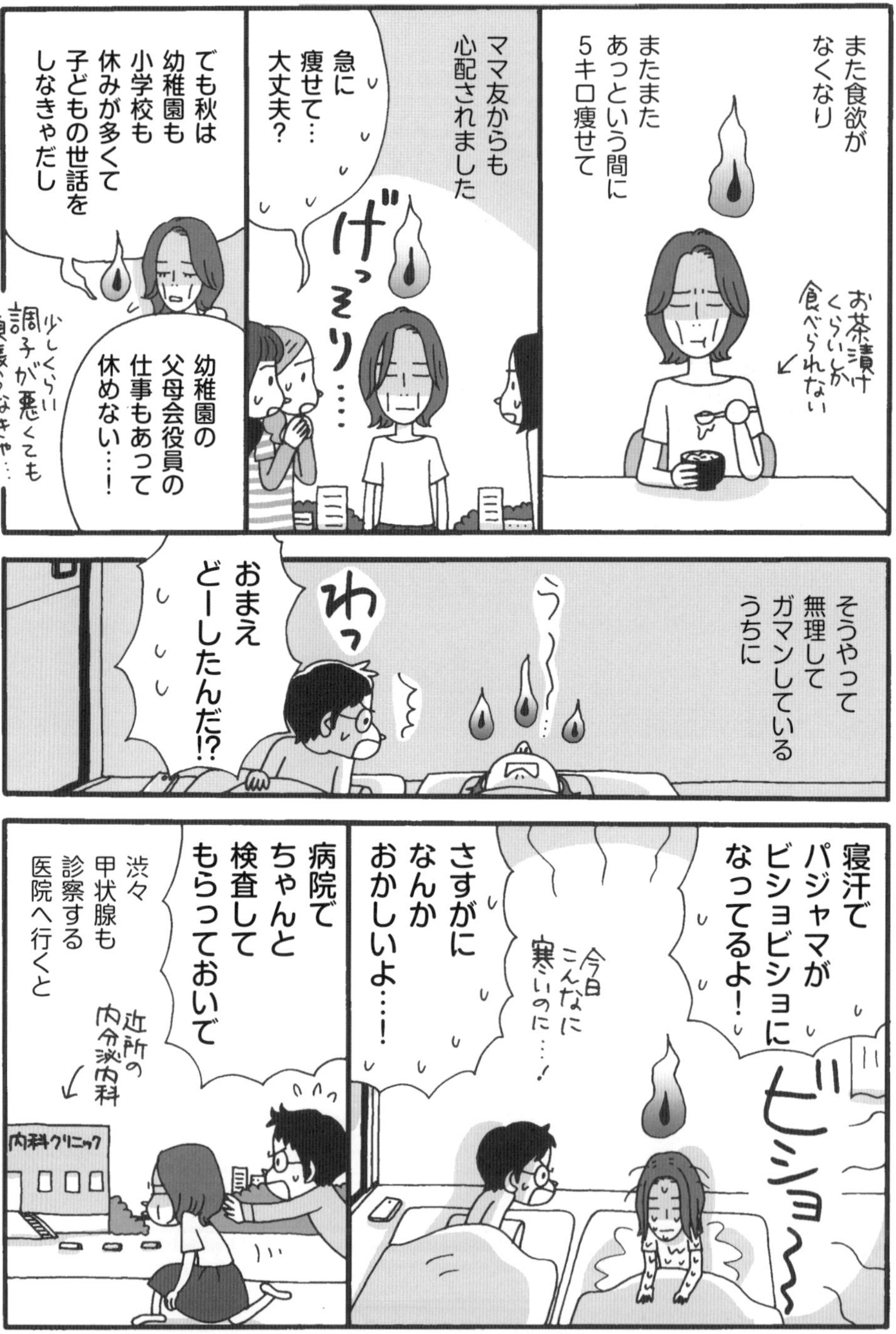
また食欲がなくなり
またまたあっという間に5キロ痩せて
お茶漬けくらいしか食べられない
ママ友からも心配されました
急に痩せて…大丈夫?
げっそり…
でも秋は幼稚園も小学校も休みが多くて子どもの世話をしなきゃだし
幼稚園の父母会役員の仕事もあって休めない…!
少しくらい調子が悪くても頑張らなきゃ…
そうやって無理してガマンしているうちに
う〜〜…
わっ
おまえどーしたんだ!?
寝汗でパジャマがビショビショになってるよ!
ビショ〜〜
さすがになんかおかしいよ…!
今日こんなに寒いのに…!
病院でちゃんと検査してもらっておいで
渋々甲状腺も診察する医院へ行くと
近所の内分泌内科
内科クリニック

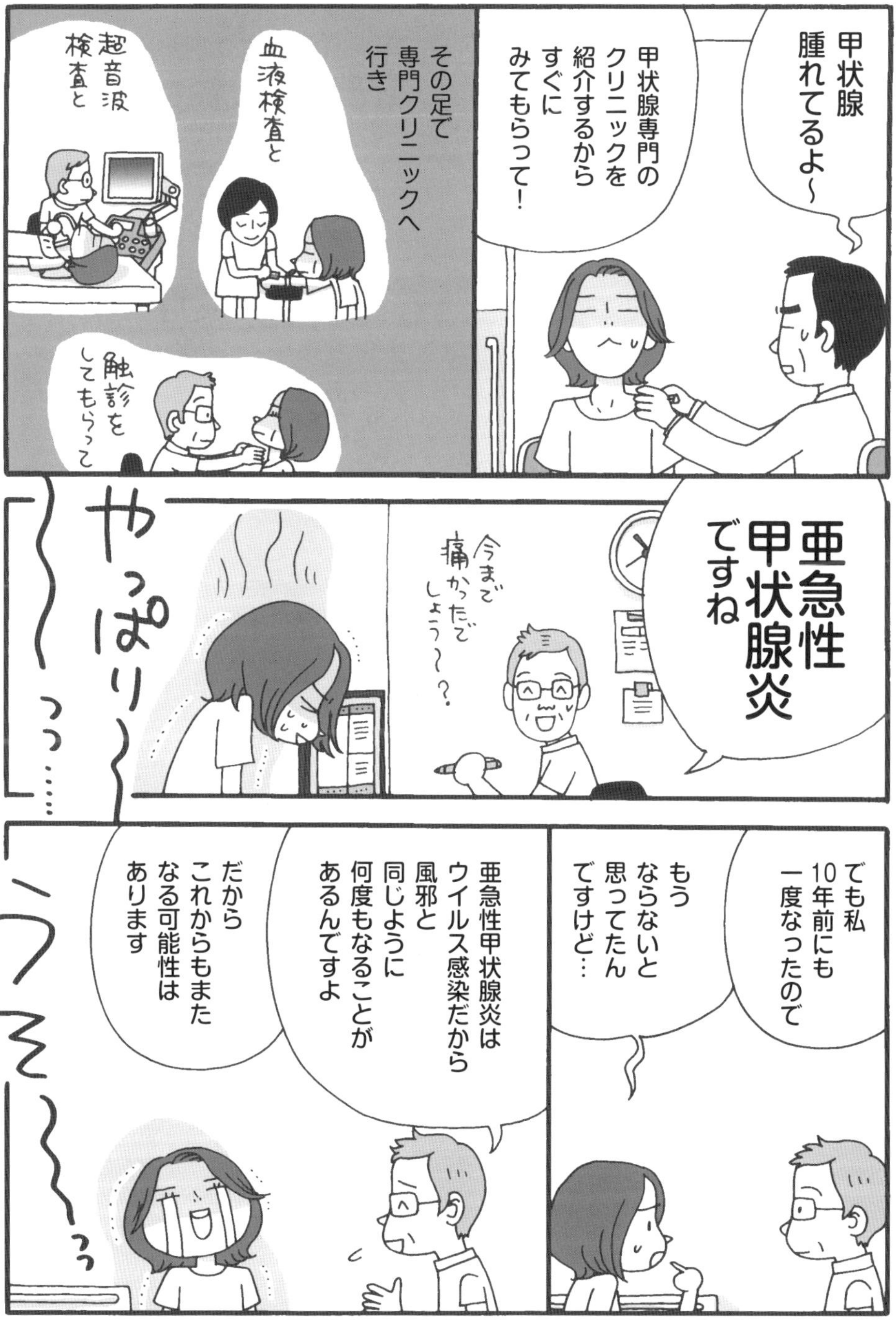
甲状腺
腫れてるよ〜
甲状腺専門のクリニックを紹介するからすぐにみてもらって!
その足で専門クリニックへ行き
血液検査と
超音波検査と
触診をしてもらって
亜急性甲状腺炎ですね
今まで痛かったでしょう〜?
やっぱり〜〜っ……
でも私10年前にも一度なったので
もうならないと思ってたんですけど…
亜急性甲状腺炎はウイルス感染だから風邪と同じように何度もなることがあるんですよ
だからこれからもまたなる可能性はあります
うそ〜〜っ

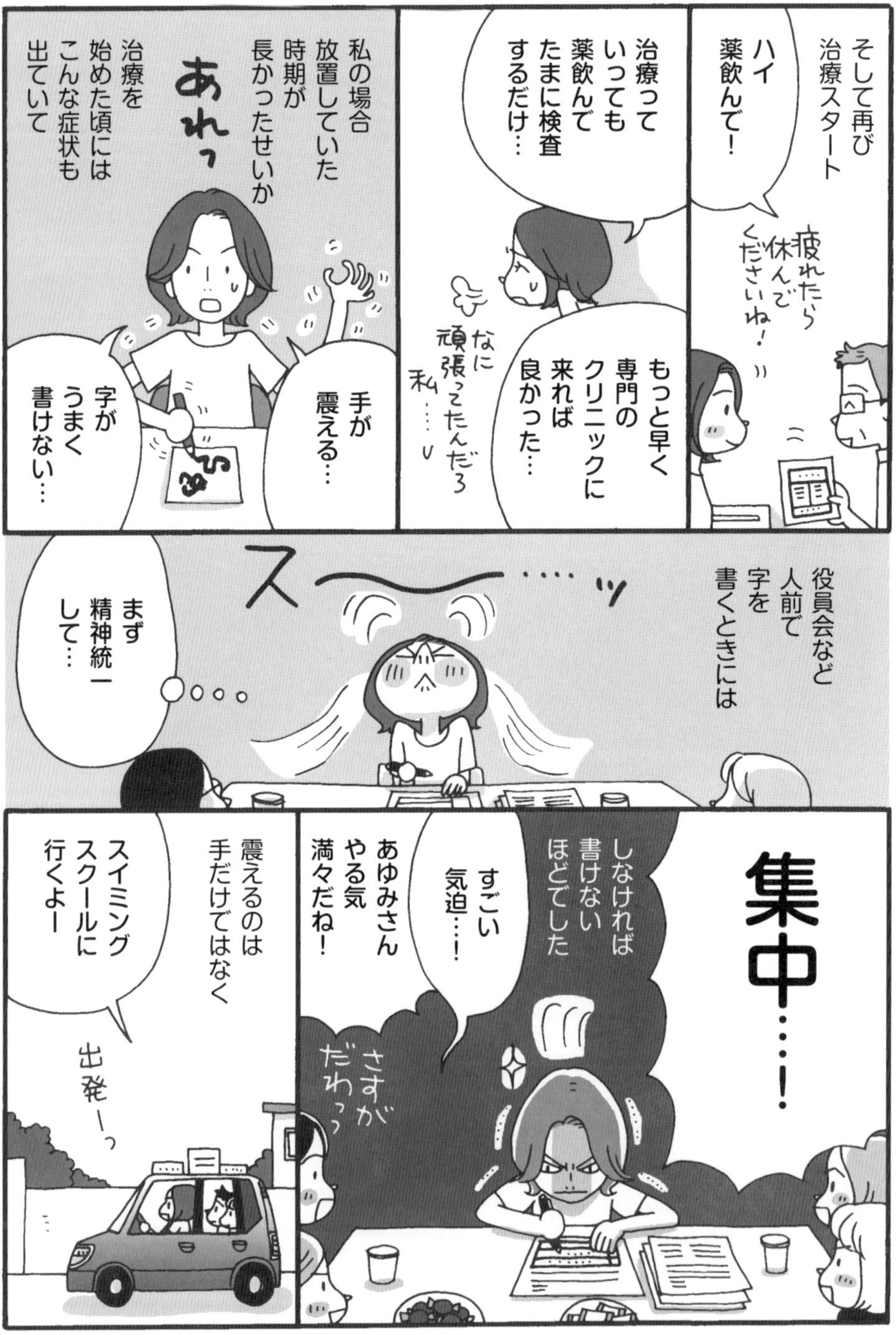
そして再び治療スタート
ハイ 薬飲んで!
疲れたら休んでくださいね!
治療っていっても薬飲んでたまに検査するだけ…
もっと早く専門のクリニックに来れば良かった…
なに頑張ってたんだろ私…
私の場合放置していた時期が長かったせいか
あれっ
治療を始めた頃にはこんな症状も出ていて
手が震える…
字がうまく書けない…
役員会など人前で字を書くときには
スーーー…ッ
まず精神統一して…
集中…!
しなければ書けないほどでした
すごい気迫…!
あゆみさんやる気満々だね!
さすがだわっ
震えるのは手だけではなく
スイミングスクールに行くよー
出発ーっ

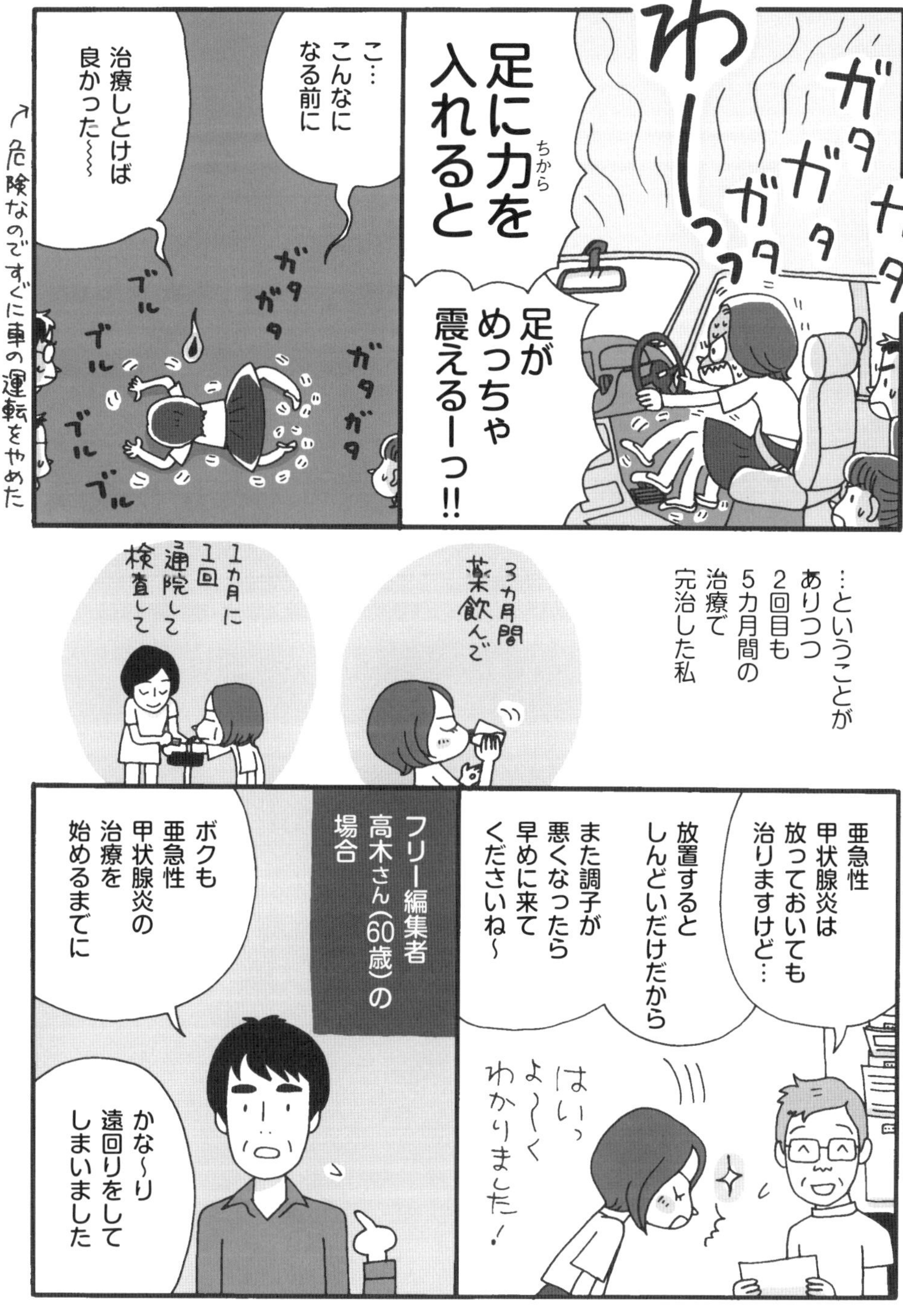

ガタ ガタ ガタ ガタ
わーーっっっ
足に力《ちから》を入れると
足がめっちゃ震えるーっ!!
こ…こんなになる前に
治療しとけば良かった〜〜
ガタガタ ガタガタ
ブル ブル ブル ブル
↑危険なのですぐに車の運転をやめた
…ということがありつつ2回目も5カ月間の治療で完治した私
3カ月間薬飲んで
1カ月に1回通院して検査して
亜急性甲状腺炎は放っておいても治りますけど…
放置するとしんどいだけだから
また調子が悪くなったら早めに来てくださいね〜
はいっ よ〜く わかりました!
フリー編集者高木さん(60歳)の場合
ボクも亜急性甲状腺炎の治療を始めるまでに
かな〜り遠回りをしてしまいました

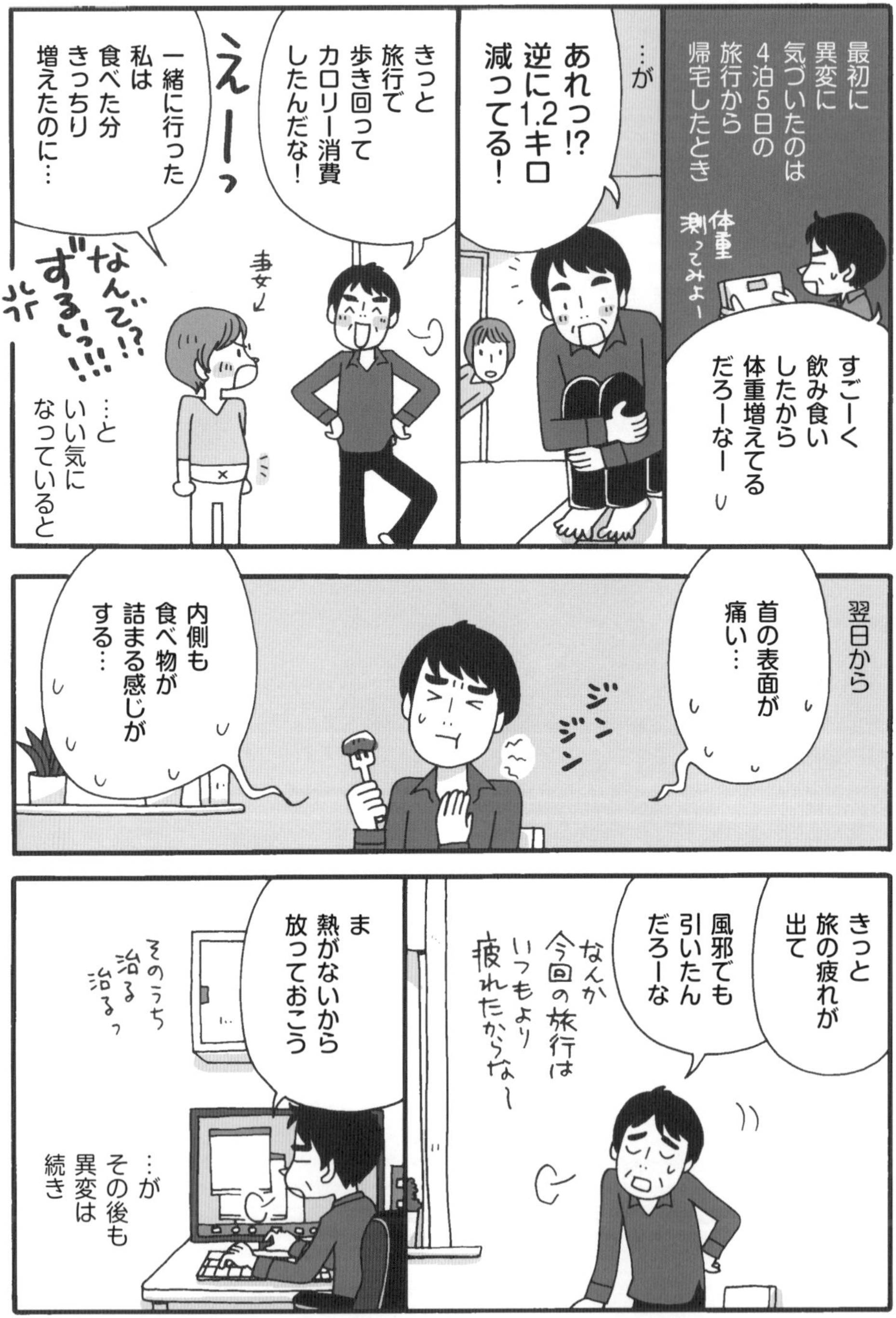
最初に異変に気づいたのは4泊5日の旅行から帰宅したとき
体重測ってみよー
すごーく飲み食いしたから体重増えてるだろーなー
…が
あれっ!? 逆に1.2キロ減ってる！
きっと旅行で歩き回ってカロリー消費したんだな！
えーーっ
一緒に行った私は食べた分きっちり増えたのに…
妻
なんで!? ずるいっ!!!
…といい気になっていると
翌日から
首の表面が痛い…
ジンジン
内側も食べ物が詰まる感じがする…
きっと旅の疲れが出て
風邪でも引いたんだろーな
なんか今回の旅行はいつもより疲れたからなー
ま 熱がないから放っておこう
そのうち治る治るっ
…がその後も異変は続き

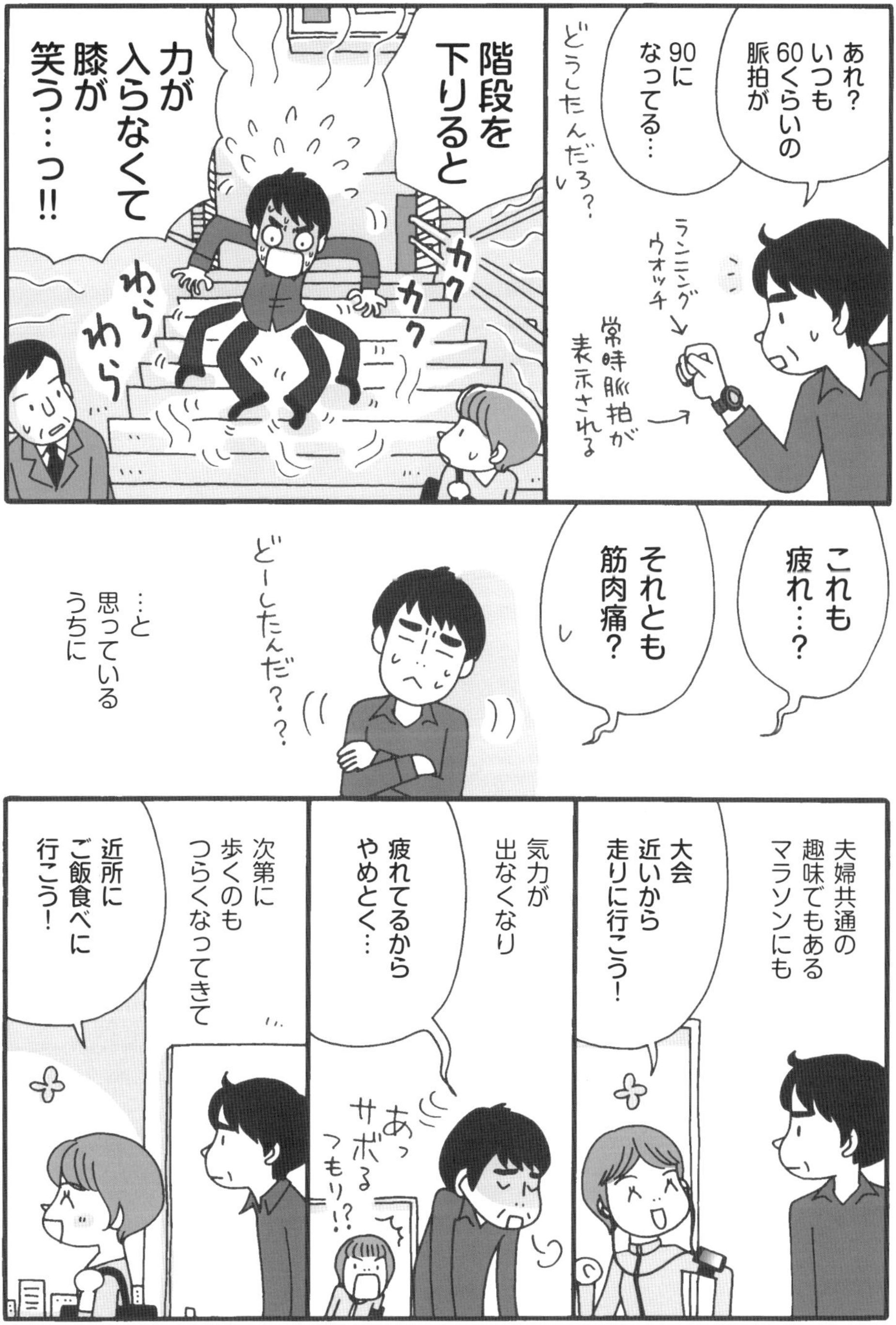
あれ？いつも60くらいの脈拍が
90になってる…
どうしたんだろ？
ランニングウオッチ
常時脈拍が表示される
階段を下りると
力が入らなくて膝が笑う…っ!!
カクカク
わらわら
これも疲れ…？
それとも筋肉痛？
どーしたんだ？・？
…と思っているうちに
夫婦共通の趣味でもあるマラソンにも
大会近いから走りに行こう！
気力が出なくなり
疲れてるからやめとく…
あっサボるつもり!?
次第に歩くのもつらくなってきて
近所にご飯食べに行こう！

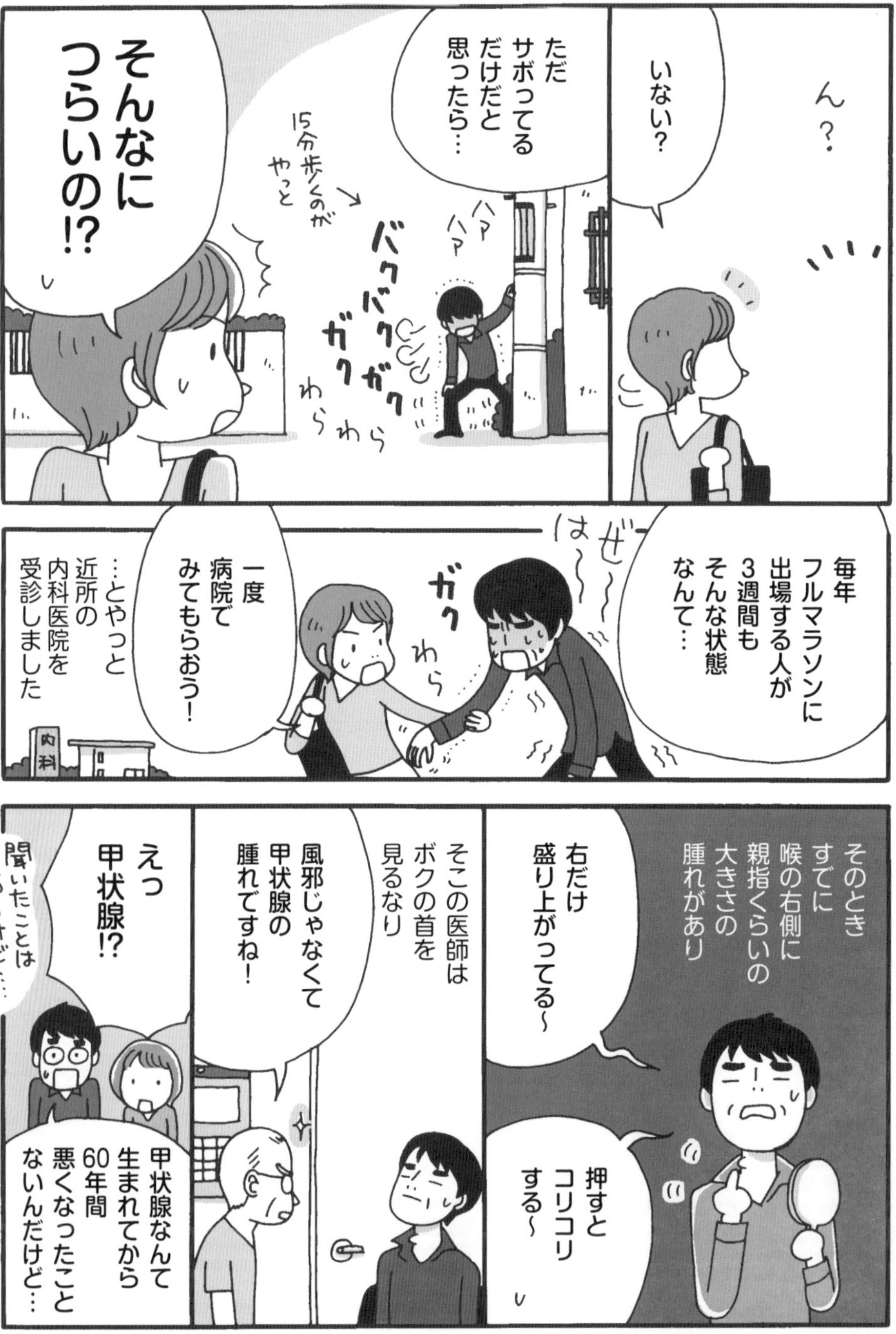
ん？
いない？
ただサボってるだけだと思ったら…
15分歩くのがやっと
ハァハァ
バクバク
ガクガク
わらわら
そんなにつらいの!?
毎年フルマラソンに出場する人が3週間もそんな状態なんて…
はぁ〜 ぜ〜
ガク
わら
一度病院でみてもらおう！
…とやっと近所の内科医院を受診しました
内科
そのときすでに喉の右側に親指くらいの大きさの腫れがあり
右だけ盛り上がってる〜
押すとコリコリする〜
そこの医師はボクの首を見るなり
風邪じゃなくて甲状腺の腫れですね！
えっ甲状腺!?
聞いたことはあるけど…
甲状腺なんて生まれてから60年間悪くなったことないんだけど…

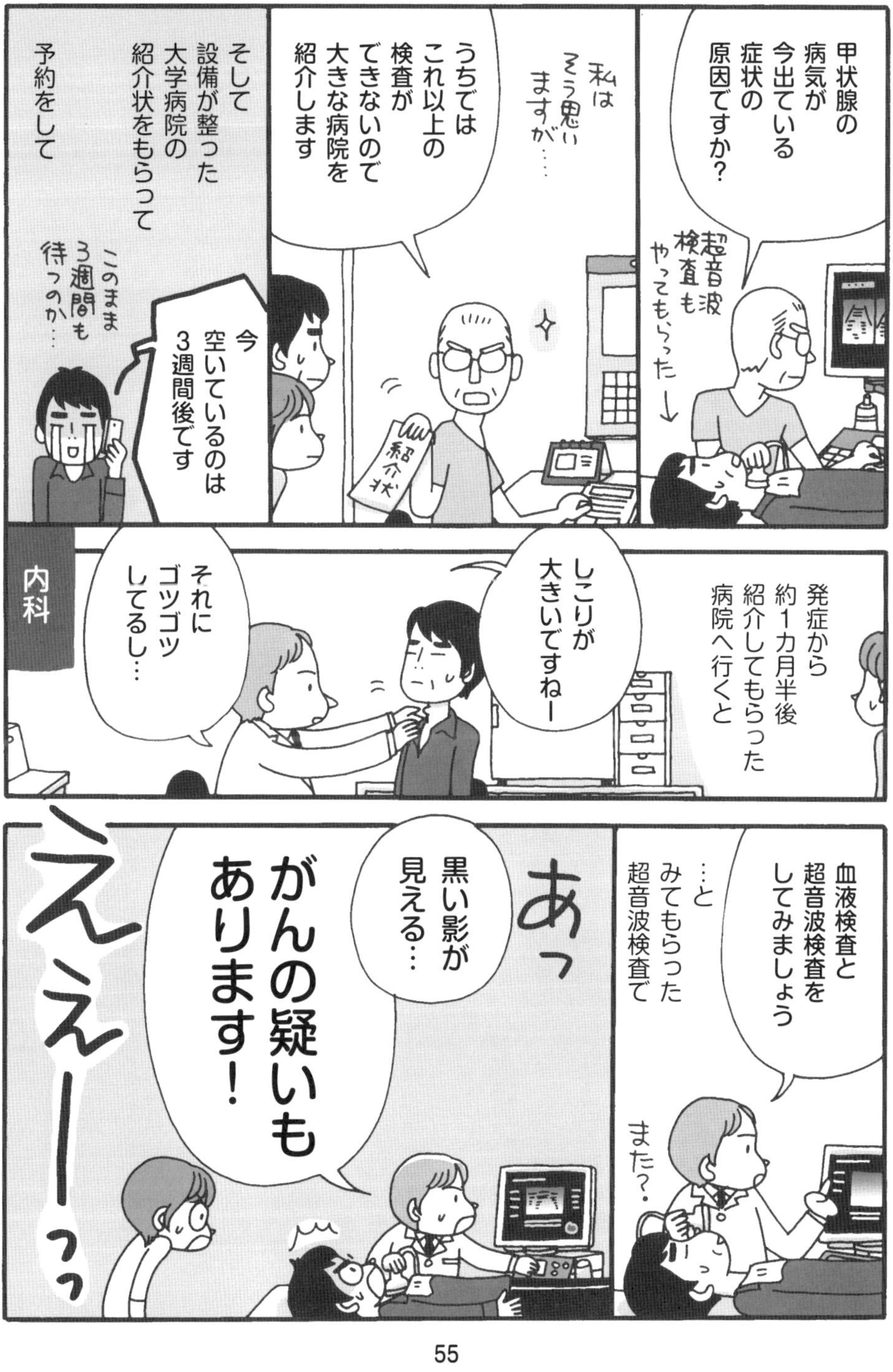
甲状腺の病気が今出ている症状の原因ですか？
超音波検査もやってもらった
私はそう思いますが……
うちではこれ以上の検査ができないので大きな病院を紹介します
紹介状
そして設備が整った大学病院の紹介状をもらって予約をして
今空いているのは3週間後です
このまま3週間も待つのか…
発症から約1カ月半後紹介してもらった病院へ行くと
しこりが大きいですねー
それにゴツゴツしてるし…
内科
血液検査と超音波検査をしてみましょう
…とみてもらった超音波検査で
また？
あっ
黒い影が見える…
がんの疑いもあります！
ええーーっっ

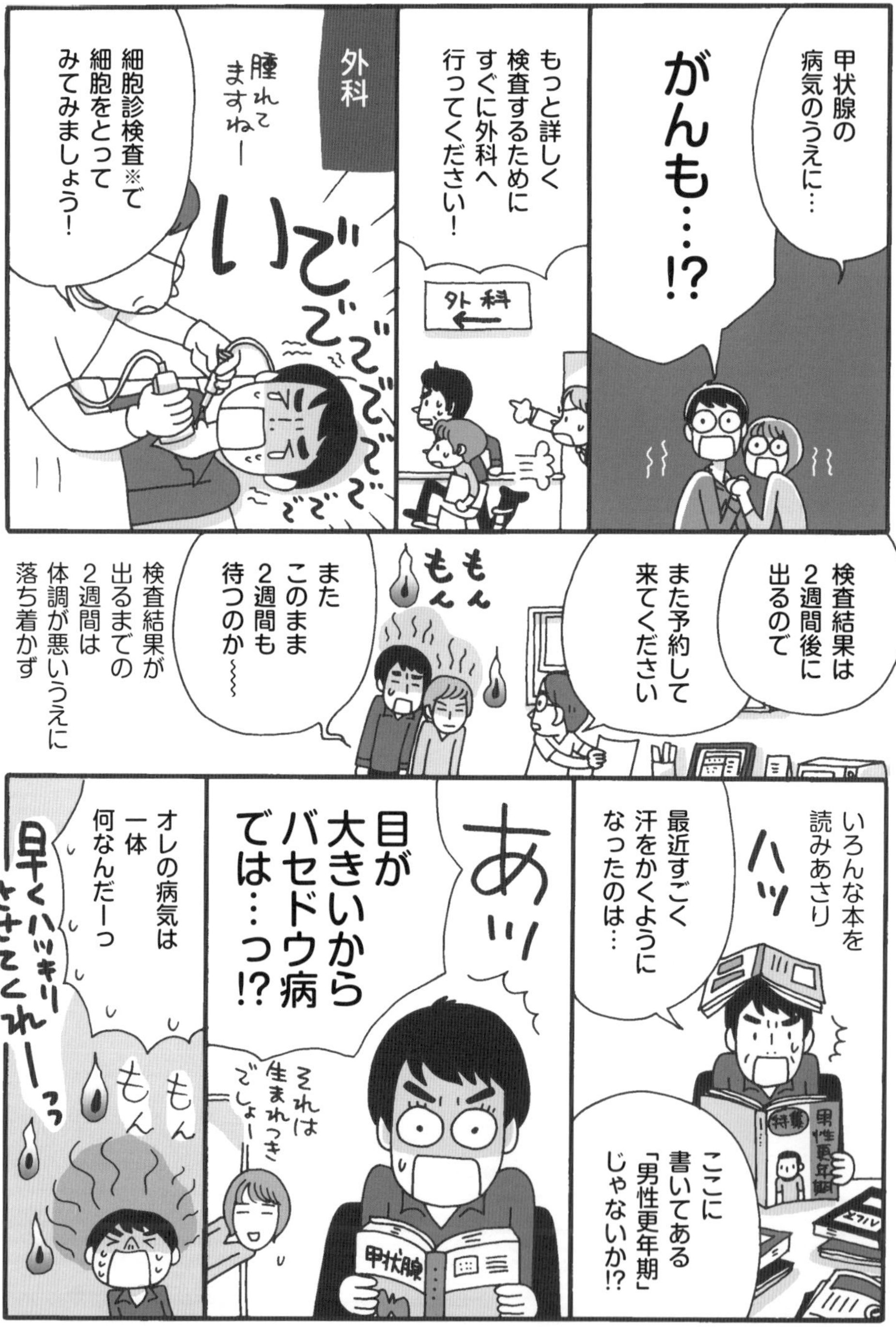
甲状腺の病気のうえに…
がんも…!?
もっと詳しく検査するためにすぐに外科へ行ってください!
外科
外科
腫れてますねー
いでででででで
細胞診検査※で細胞をとってみてみましょう!
検査結果は2週間後に出るので
また予約して来てください
もんもん
またこのまま2週間も待つのか〜
検査結果が出るまでの2週間は体調が悪いうえに落ち着かず
いろんな本を読みあさり
ハッ
最近すごく汗をかくようになったのは…
ここに書いてある「男性更年期」じゃないか!?
特集
男性更年期
あッ
目が大きいからバセドウ病では…っ!?
それは生まれつきでしょー
甲状腺
オレの病気は一体何なんだーっ
もんもん
早くハッキリさせてくれーーっ

※穿刺（せんし）吸引細胞診検査…病変部に直接細い針を刺して吸い出した細胞を、顕微鏡で調べる検査。

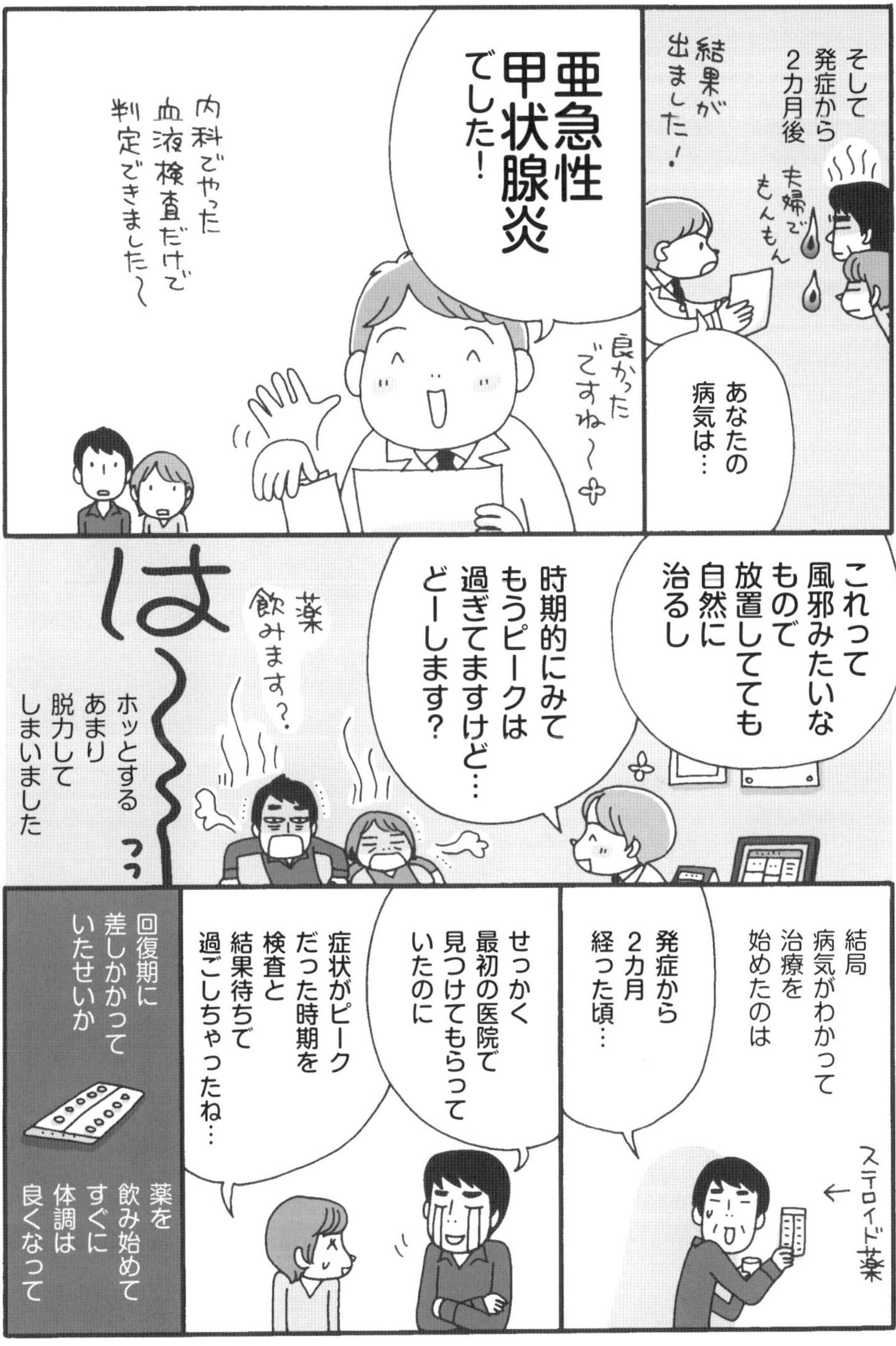
そして発症から2カ月後
結果が出ました!
夫婦でもんもん
あなたの病気は…
亜急性甲状腺炎でした!
良かったですね~
内科でやった血液検査だけで判定できました~
これって風邪みたいなもので放置してても自然に治るし
時期的にみてもうピークは過ぎてますけど…どーします?
薬飲みます?
は~~っ
ホッとするあまり脱力してしまいました
結局病気がわかって治療を始めたのは
発症から2カ月経った頃…
ステロイド薬
せっかく最初の医院で見つけてもらっていたのに
症状がピークだった時期を検査と結果待ちで過ごしちゃったね…
回復期に差しかかっていたせいか
薬を飲み始めてすぐに体調は良くなって

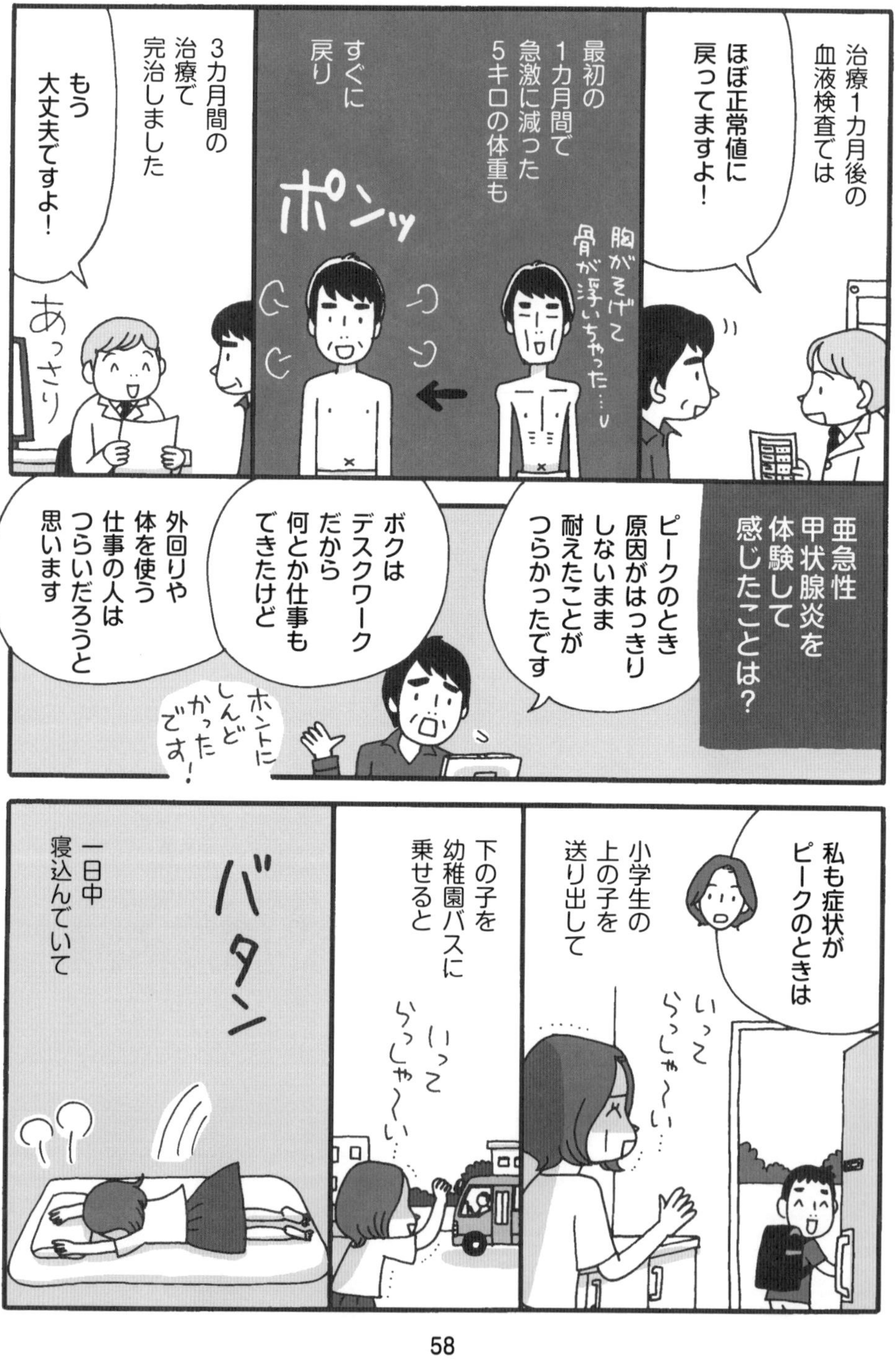
治療1カ月後の血液検査では
ほぼ正常値に戻ってますよ！
最初の1カ月間で急激に減った5キロの体重も
胸がそげて骨が浮いちゃった…ぃ
ポンッ
すぐに戻り
3カ月間の治療で完治しました
もう大丈夫ですよ！
あっさり
亜急性甲状腺炎を体験して感じたことは？
ピークのとき原因がはっきりしないまま耐えたことがつらかったです
ボクはデスクワークだから何とか仕事もできたけど
外回りや体を使う仕事の人はつらいだろうと思います
ホントにしんどかったです！
私も症状がピークのときは
小学生の上の子を送り出して
いってらっしゃ〜い…
下の子を幼稚園バスに乗せると
いってらっしゃ〜い…
バタン
一日中寝込んでいて

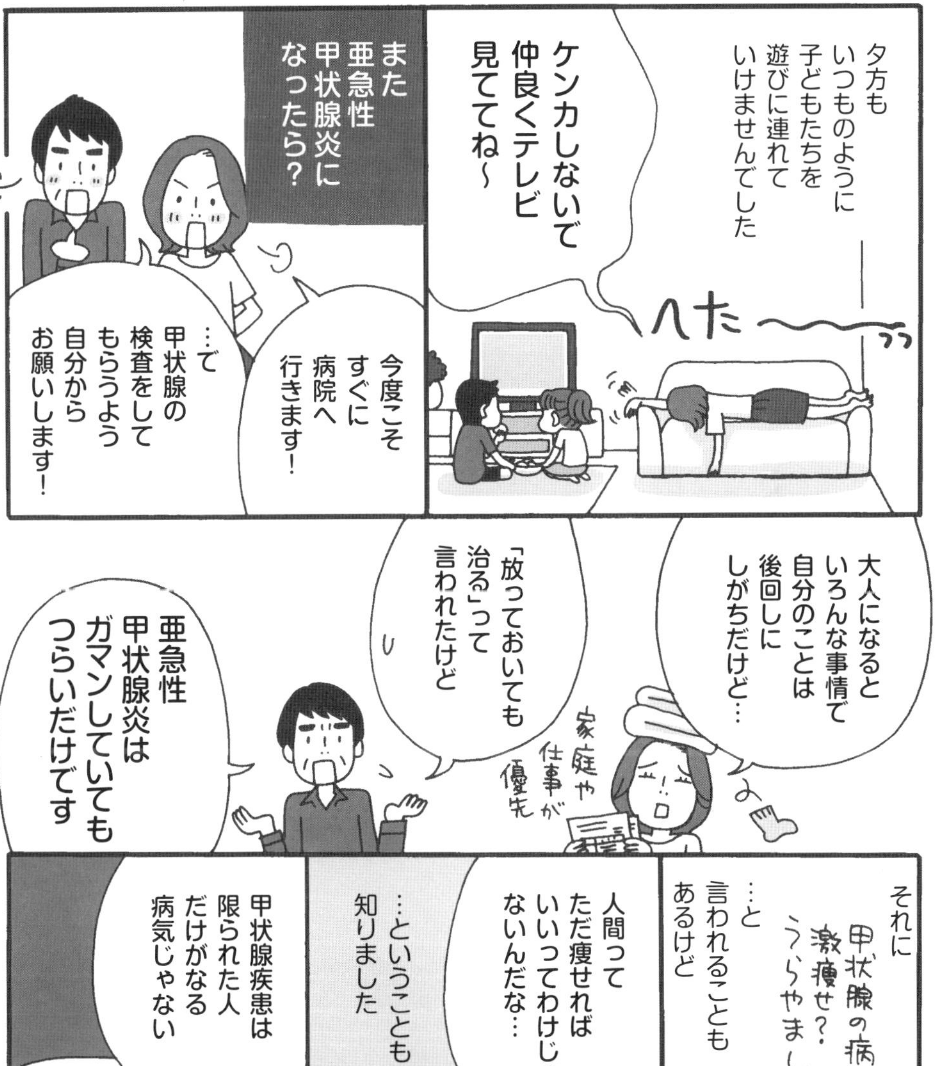
夕方も いつものように 子どもたちを 遊びに連れて いけませんでした
ケンカしないで 仲良くテレビ 見ててね～
へた～～～っっ
また亜急性甲状腺炎になったら？
今度こそ すぐに 病院へ 行きます！
…で 甲状腺の 検査をして もらうよう 自分から お願いします！
大人になると いろんな事情で 自分のことは 後回しに しがちだけど…
家庭や仕事が優先
「放っておいても治る」って 言われたけど
亜急性甲状腺炎は ガマンしていても つらいだけです
それに
甲状腺の病気で激痩せ？ うらやまし～～っ
…と 言われることも あるけど
人間って ただ痩せれば いいってわけじゃ ないんだな…
美しくない…！
…ということも 知りました
甲状腺疾患は 限られた人 だけがなる 病気じゃない
誰でもなる リスクが あることを 知って ほしいです！

亜急性甲状腺炎・おわり

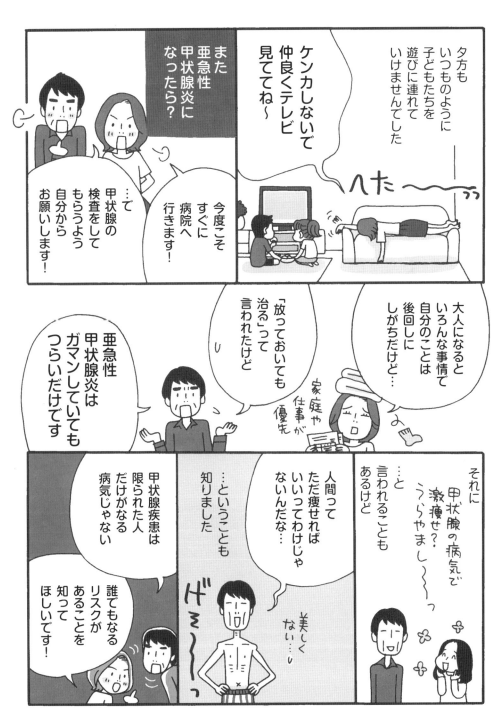

case 4
case 5

Dr.甲之介が解説！
亜急性甲状腺炎

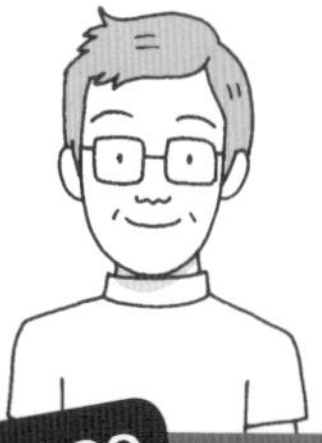

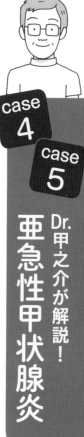

血中の甲状腺ホルモン値が高い状態を**甲状腺中毒症**といいます。その主な原因は、甲状腺ホルモンを過剰に産生する**甲状腺機能亢進《こうしん》症**と、貯蔵されていた甲状腺ホルモンが一気に漏出する**破壊性甲状腺炎**です。

甲状腺機能亢進症には、バセドウ病、自律性機能性甲状腺結節（P106）、妊娠性一過性甲状腺機能亢進症（妊娠初期に胎児に供給するための母体の甲状腺ホルモンが一時的に高値になる状態）などが含まれます。一方、破壊性甲状腺炎には、亜急性甲状腺炎のほかに無痛性甲状腺炎（P62）、後述の橋本病の急性増悪などがあります。

亜急性甲状腺炎の特徴は激しい痛みを伴うことです。**原因はウイルス感染**とされていて、風邪を引いたあとに続いて発症します。血液検査では甲状腺ホルモン値が高くなるだけではなく、**感染症なので炎症の指標であるC-リアクティブプロテイン（CRP）および赤血球沈降速度が高値になります**。

バセドウ病の原因とされている抗TSH受容体抗体（P24）は原則的に陰性です。しかし、数%の割合で一時的に出現することがあり、そのときの診断ではバセドウ病かどうか、注意深く見極める必要があります。

亜急性甲状腺炎の場合は、超音波検査で痛

みのあるところに一致して黒い影が見え、**その影が移動するクリーピング現象が特徴**です。黒い影ががんであることを否定するためと、多核巨細胞という亜急性甲状腺炎の特徴的な細胞を見つけるためには、高木さんのように**穿刺《せんし》吸引細胞診検査**を行うことがあります。

また、亜急性甲状腺炎とは別の病変が黒い影に隠れている場合があるので、黒い影が消えてから、超音波検査の再検査が必要です。

甲状腺ホルモン値が高いときは、疲れやすい、脈が速い、汗をかきやすい、手や足が震える、体重が減少するなどのバセドウ病と同じ症状が出ますが、数カ月で甲状腺ホルモン値が下がるにつれて症状もなくなります。

ほかに甲状腺が痛くなる病気には、橋本病の急性増悪、嚢胞《のうほう》（P125）内に出血した場合、甲状腺の細菌感染である急性化膿性甲状腺炎、未分化がん（P125）があり、区別が必要です。

軽症の場合は治療をしなくても、あるいは一般的な痛み止めの薬の服用でも治りますが、**非常に痛いうえに長引くことがある**ので、炎症を抑える作用の強い副腎皮質ステロイドホルモン薬を服用します。この薬はよく効きますが、副作用が出ることもあり、注意が必要です。副腎皮質ステロイドホルモン薬は早く中止すると再発の可能性があるので、2～3カ月かけて少しずつ減量して治療します。

亜急性甲状腺炎は、ほとんどの場合、元の状態に戻ることが可能な治癒する病気です。

☞あゆみさんも高木さんも甲状腺の病気とは無縁だったので、亜急性甲状腺炎だったとは、さぞ驚いたでしょうね。

わたし、無痛性甲状腺炎だったの？

パート勤務　よしえさん（54歳）の場合　case 6

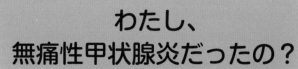

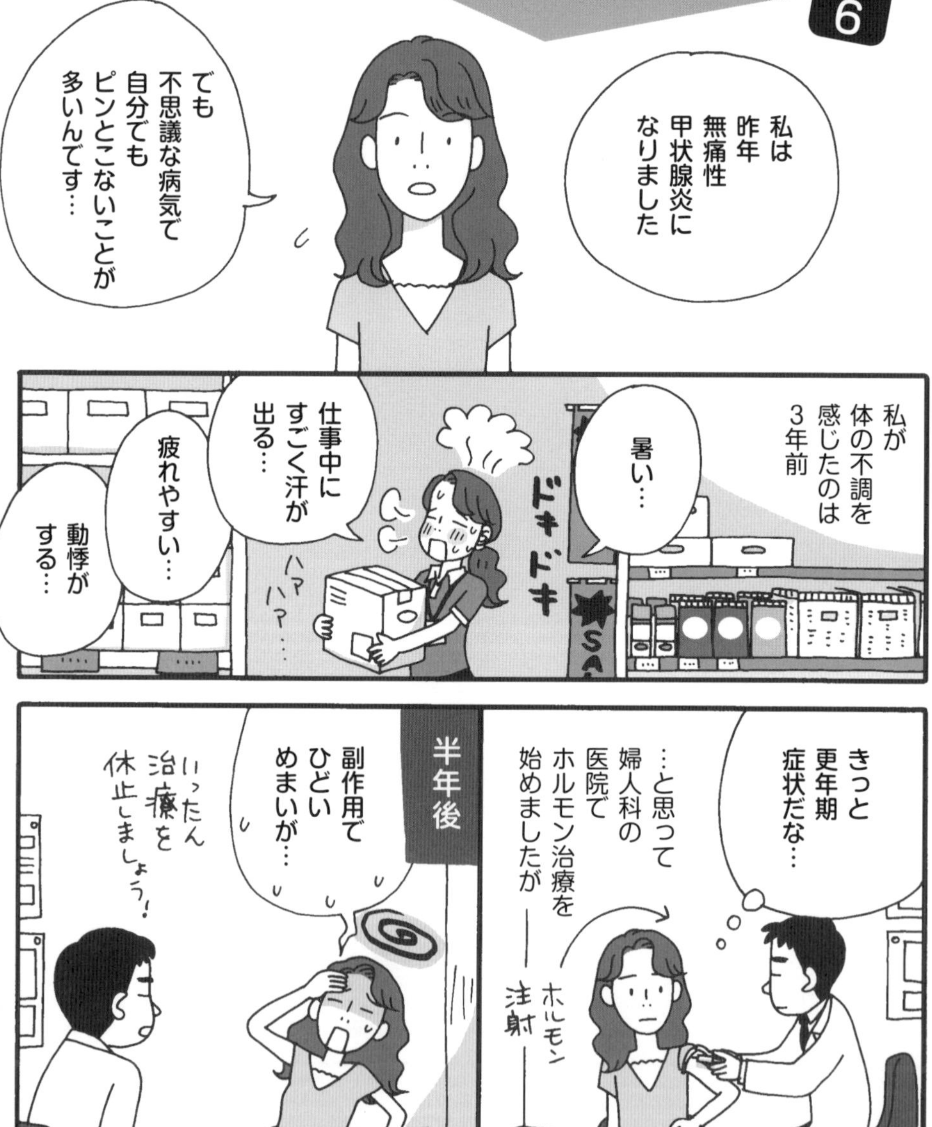
私は
昨年
無痛性
甲状腺炎に
なりました
でも
不思議な病気で
自分でも
ピンとこないことが
多いんです…
私が
体の不調を
感じたのは
3年前
暑い…
ドキドキ
仕事中に
すごく汗が
出る…
疲れやすい…
動悸が
する…
ハァ
ハァ…
きっと
更年期
症状だな…
…と思って
婦人科の
医院で
ホルモン治療を
始めましたが——
ホルモン
注射
半年後
副作用で
ひどい
めまいが…
いったん
治療を
休止しましょう！

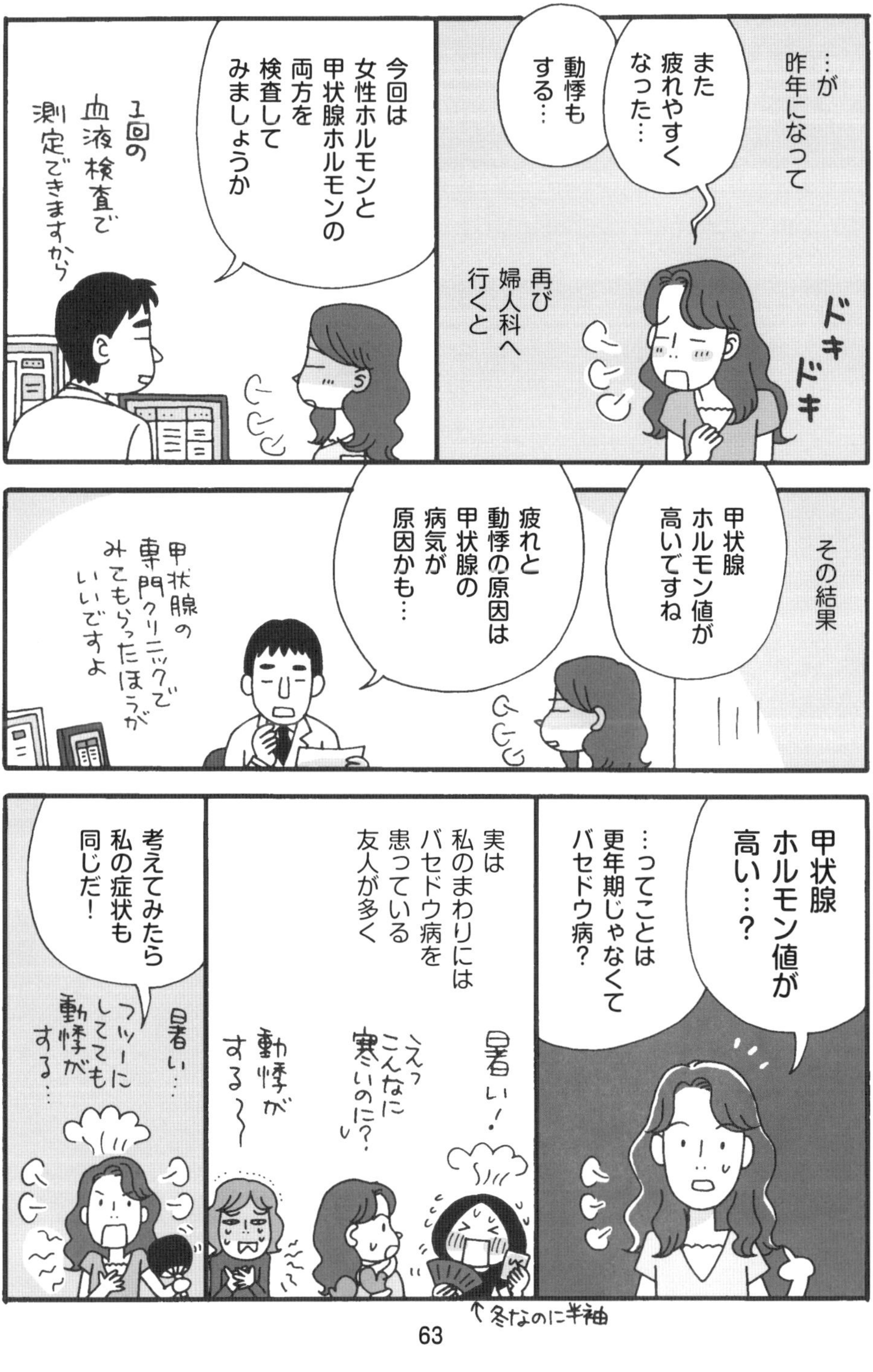

…が昨年になって
また疲れやすくなった…
動悸もする…
ドキドキ
再び婦人科へ行くと
今回は女性ホルモンと甲状腺ホルモンの両方を検査してみましょうか
1回の血液検査で測定できますから
その結果
甲状腺ホルモン値が高いですね
疲れと動悸の原因は甲状腺の病気が原因かも…
甲状腺の専門クリニックでみてもらったほうがいいですよ
甲状腺ホルモン値が高い…？
…ってことは更年期じゃなくてバセドウ病？
実は私のまわりにはバセドウ病を患っている友人が多く
暑い！
えっこんなに寒いのに？
動悸がする〜
↑冬なのに半袖
考えてみたら私の症状も同じだ！
暑い…
フツーにしてても動悸がする…

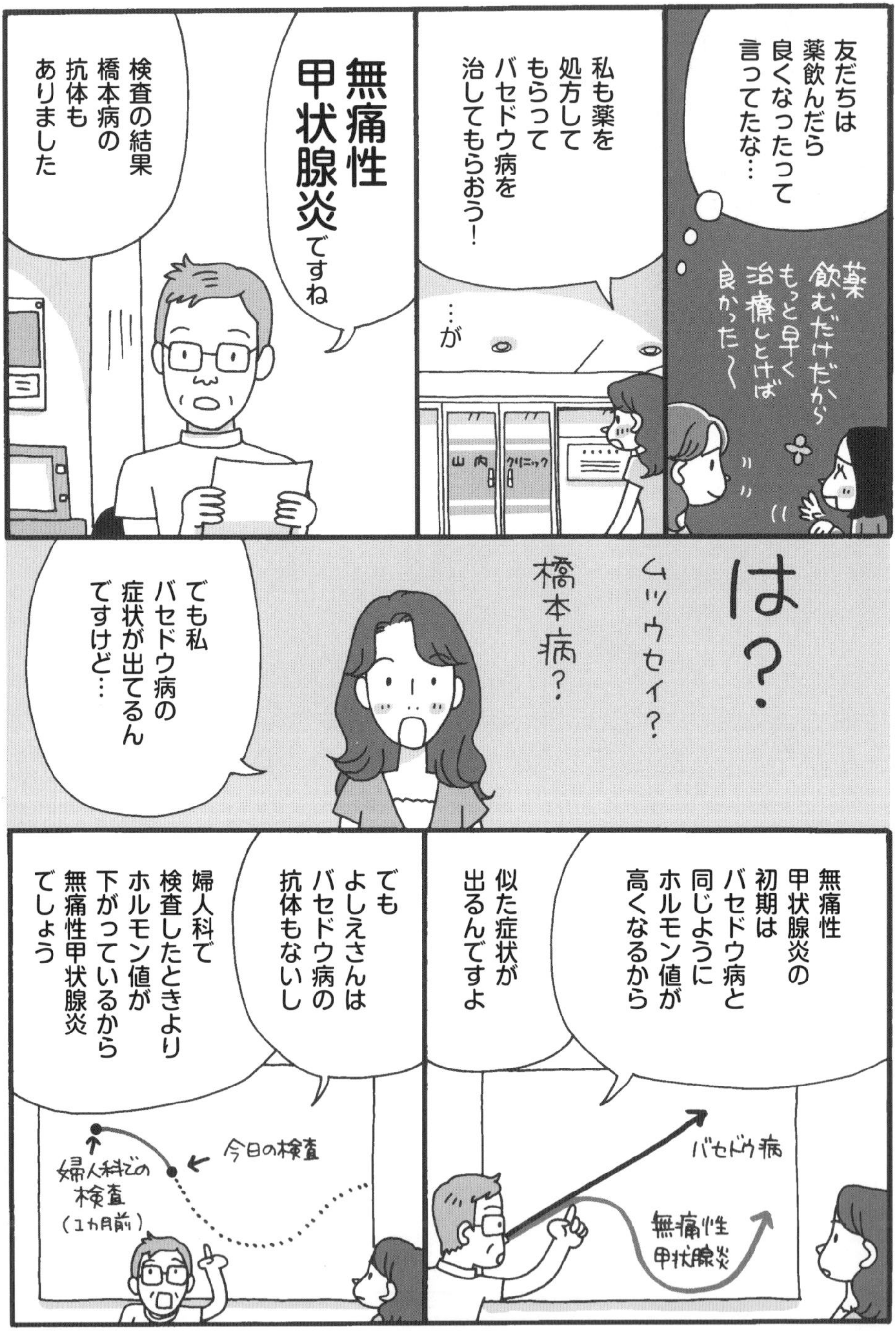
友だちは薬飲んだら良くなったって言ってたな…
薬飲むだけだからもっと早く治療しとけば良かった〜
私も薬を処方してもらってバセドウ病を治してもらおう！
…が
山内クリニック
無痛性甲状腺炎ですね
検査の結果橋本病の抗体もありました
は？
ムツウセイ？
橋本病？
でも私バセドウ病の症状が出てるんですけど…
無痛性甲状腺炎の初期はバセドウ病と同じようにホルモン値が高くなるから
似た症状が出るんですよ
バセドウ病
無痛性甲状腺炎
でもよしえさんはバセドウ病の抗体もないし
婦人科で検査したときよりホルモン値が下がっているから無痛性甲状腺炎でしょう
今日の検査
婦人科での検査（1カ月前）

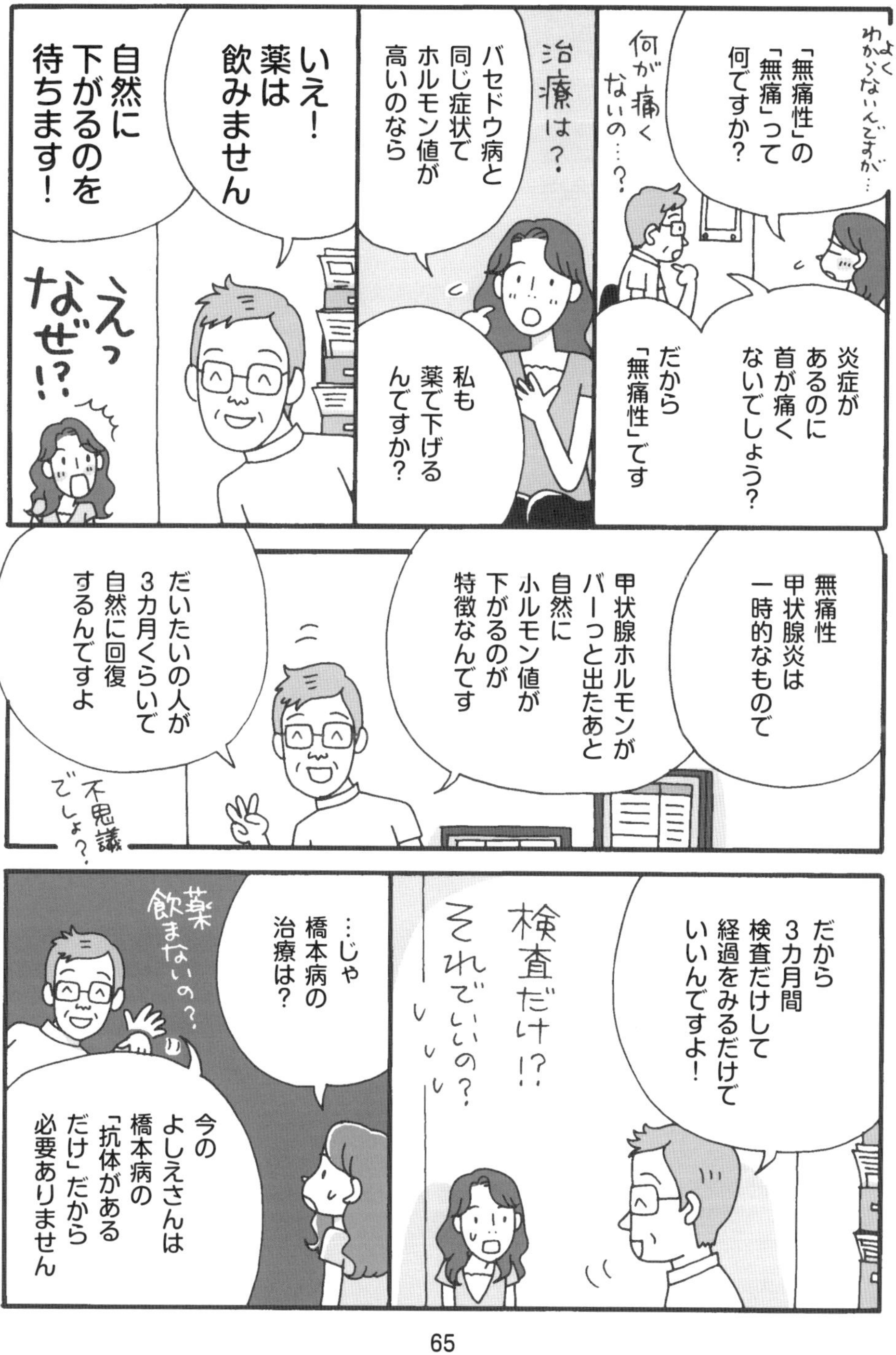
あの～…
よくわからないんですが…
「無痛性」の「無痛」って何ですか？
何が痛くないの…？
炎症があるのに首が痛くないでしょう？
だから「無痛性」です
治療は？
バセドウ病と同じ症状でホルモン値が高いのなら
私も薬で下げるんですか？
いえ！薬は飲みません
自然に下がるのを待ちます！
えっなぜ!?
無痛性甲状腺炎は一時的なもので
甲状腺ホルモンがバーっと出たあと自然にホルモン値が下がるのが特徴なんです
だいたいの人が3カ月くらいで自然に回復するんですよ
不思議でしょ？
だから3カ月間検査だけして経過をみるだけでいいんですよ！
検査だけ!?
それでいいの？
…じゃ橋本病の治療は？
薬飲まないの？
今のよしえさんは橋本病の「抗体があるだけ」だから必要ありません

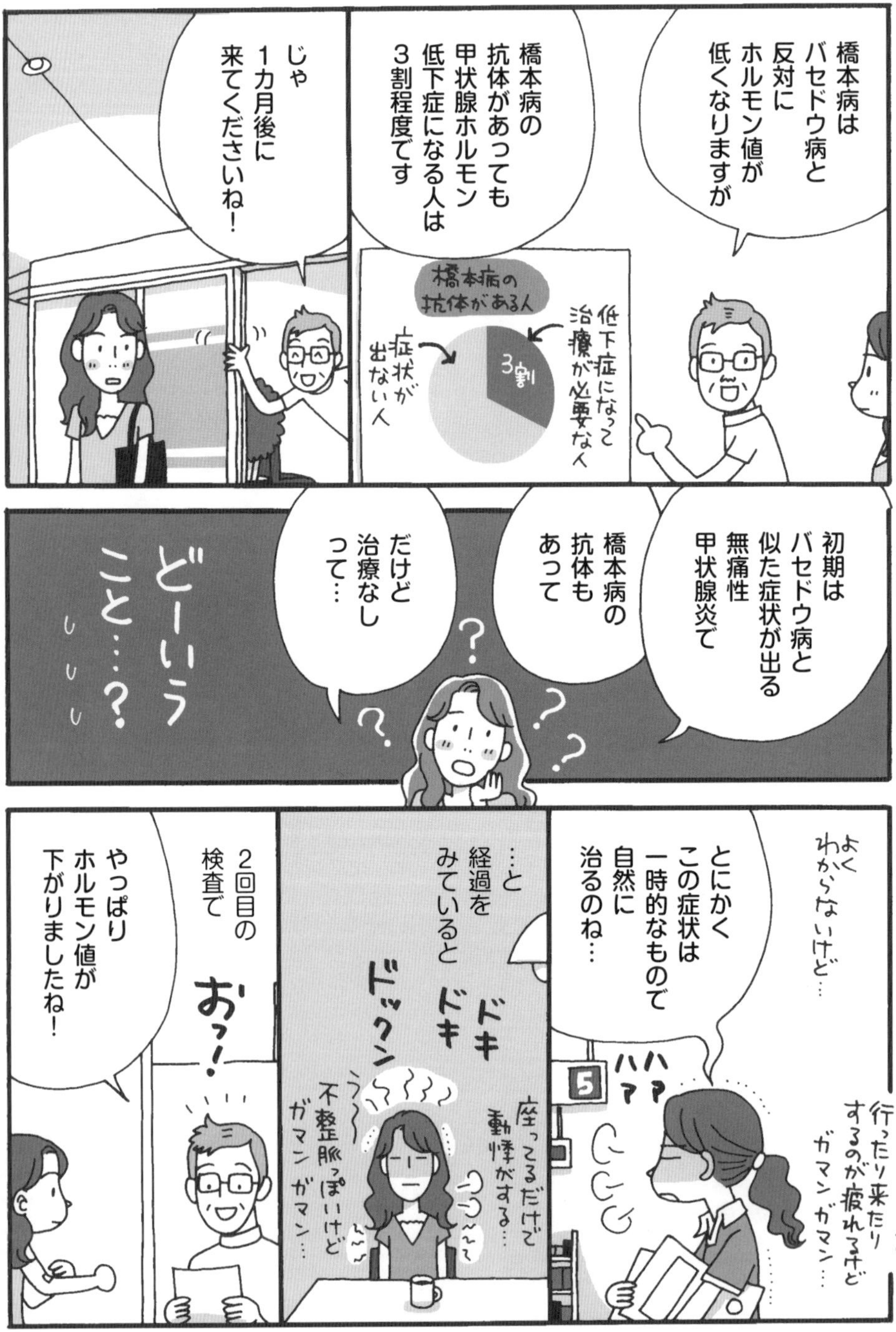
橋本病は
バセドウ病と
反対に
ホルモン値が
低くなりますが
橋本病の
抗体があっても
甲状腺ホルモン
低下症になる人は
3割程度です
橋本病の
抗体がある人
低下症になって
治療が必要な人
3割
症状が
出ない人
じゃ
1カ月後に
来てくださいね!
初期は
バセドウ病と
似た症状が出る
無痛性
甲状腺炎で
橋本病の
抗体も
あって
だけど
治療なし
って…
どーいう
こと…?
職場のフロアを
行ったり来たり
するのが疲れるけど
ガマンガマン……
ハァ
ハァ
5
よく
わからないけど…
とにかく
この症状は
一時的なもので
自然に
治るのね…
…と
経過を
みていると
ドキ
ドキ
ドックン
座ってるだけで
動悸がする…
う~
不整脈っぽいけど
ガマンガマン…
2回目の
検査で
おっ!
やっぱり
ホルモン値が
下がりましたね!

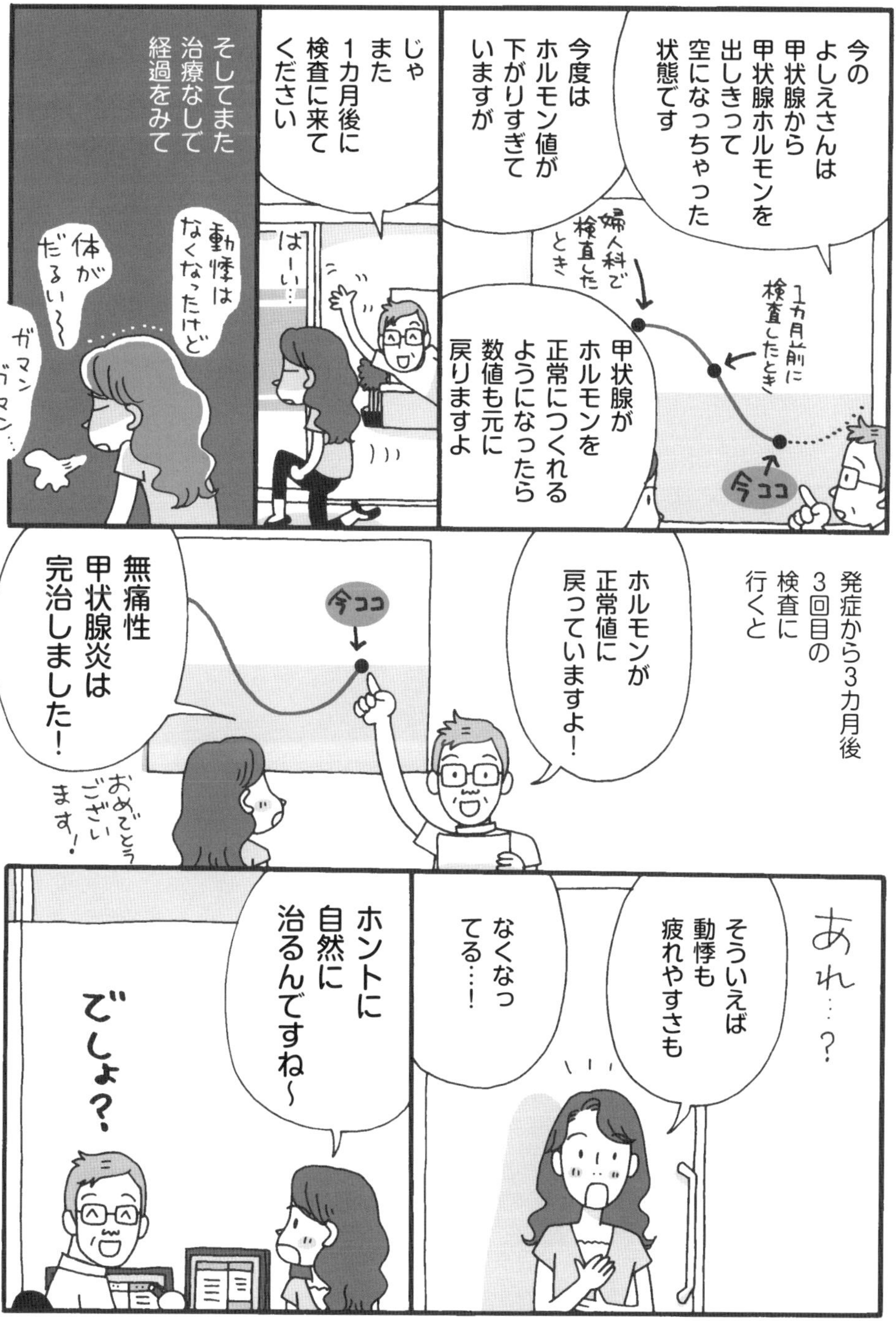
今のよしえさんは甲状腺から甲状腺ホルモンを出しきって空になっちゃった状態です
婦人科で検査したとき
1カ月前に検査したとき
今ココ
今度はホルモン値が下がりすぎていますが
甲状腺がホルモンを正常につくれるようになったら数値も元に戻りますよ
じゃまた1カ月後に検査に来てください
はーい…
そしてまた治療なしで経過をみて
動悸はなくなったけど
体がだるい〜
ガマンガマン…
発症から3カ月後3回目の検査に行くと
ホルモンが正常値に戻っていますよ!
今ココ
無痛性甲状腺炎は完治しました!
おめでとうございます!
あれ…?
そういえば動悸も疲れやすさも
なくなってる…!
ホントに自然に治るんですね〜
でしょ?

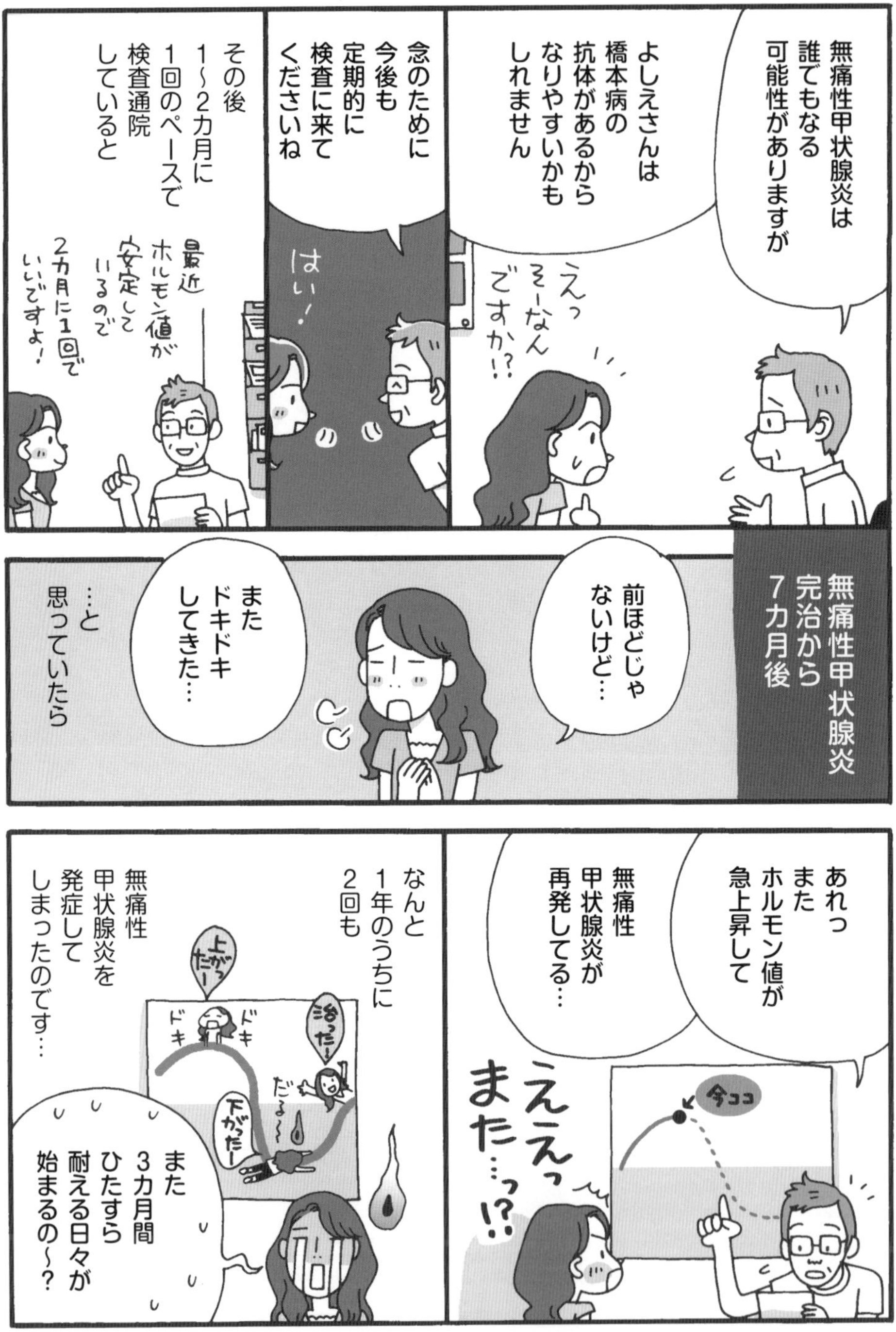

無痛性甲状腺炎は誰でもなる可能性がありますが
よしえさんは橋本病の抗体があるからなりやすいかもしれません
えっ そーなんですか!?
念のために今後も定期的に検査に来てくださいね
はい!
その後1~2カ月に1回のペースで検査通院していると
最近ホルモン値が安定しているので2カ月に1回でいいですよ!
無痛性甲状腺炎完治から7カ月後
前ほどじゃないけど…
またドキドキしてきた…
…と思っていたら
あれっ またホルモン値が急上昇して
無痛性甲状腺炎が再発してる…
今ココ
ええっ また…っ!?
なんと1年のうちに2回も
無痛性甲状腺炎を発症してしまったのです…
上がったー
ドキ ドキ
治ったー
だる~
下がったー
また3カ月間ひたすら耐える日々が始まるの~?

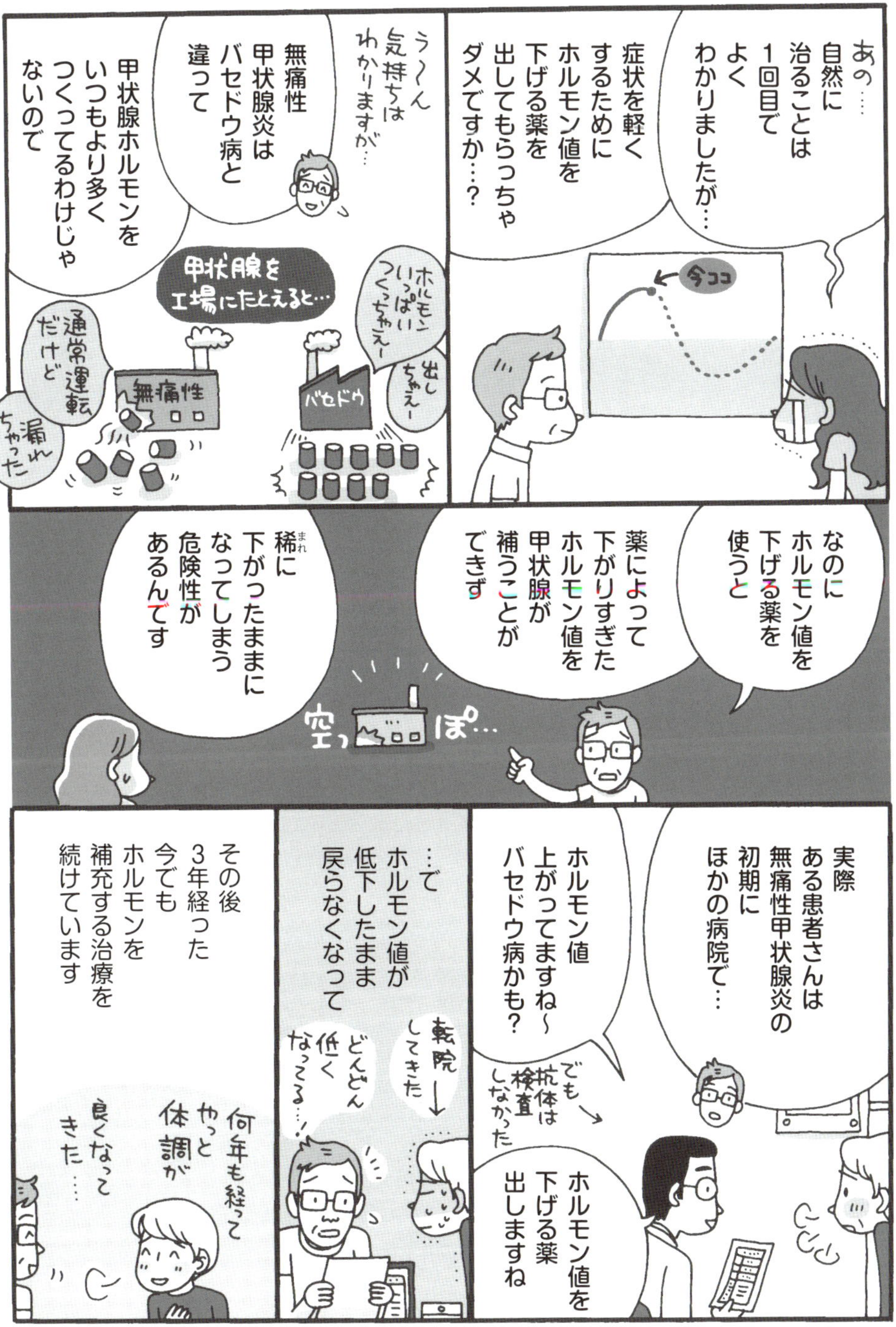

あの…自然に治ることは1回目でよくわかりましたが…
症状を軽くするためにホルモン値を下げる薬を出してもらっちゃダメですか…？
今ココ
うーん 気持ちはわかりますが…
無痛性甲状腺炎はバセドウ病と違って
甲状腺ホルモンをいつもより多くつくってるわけじゃないので
甲状腺を工場にたとえると…
ホルモンいっぱいつくっちゃえー
出しちゃえー
バセドウ
無痛性
通常運転だけど
漏れちゃった
なのにホルモン値を下げる薬を使うと
薬によって下がりすぎたホルモン値を甲状腺が補うことができず
稀《まれ》に下がったままになってしまう危険性があるんです
空っぽ…
実際ある患者さんは無痛性甲状腺炎の初期にほかの病院で…
ホルモン値上がってますね〜バセドウ病かも？
でも抗体は検査しなかった
ホルモン値を下げる薬出しますね
…でホルモン値が低下したまま戻らなくなって
転院してきた
どんどん低くなってる…！
その後3年経った今でもホルモンを補充する治療を続けています
何年も経ってやっと体調が良くなってきた…

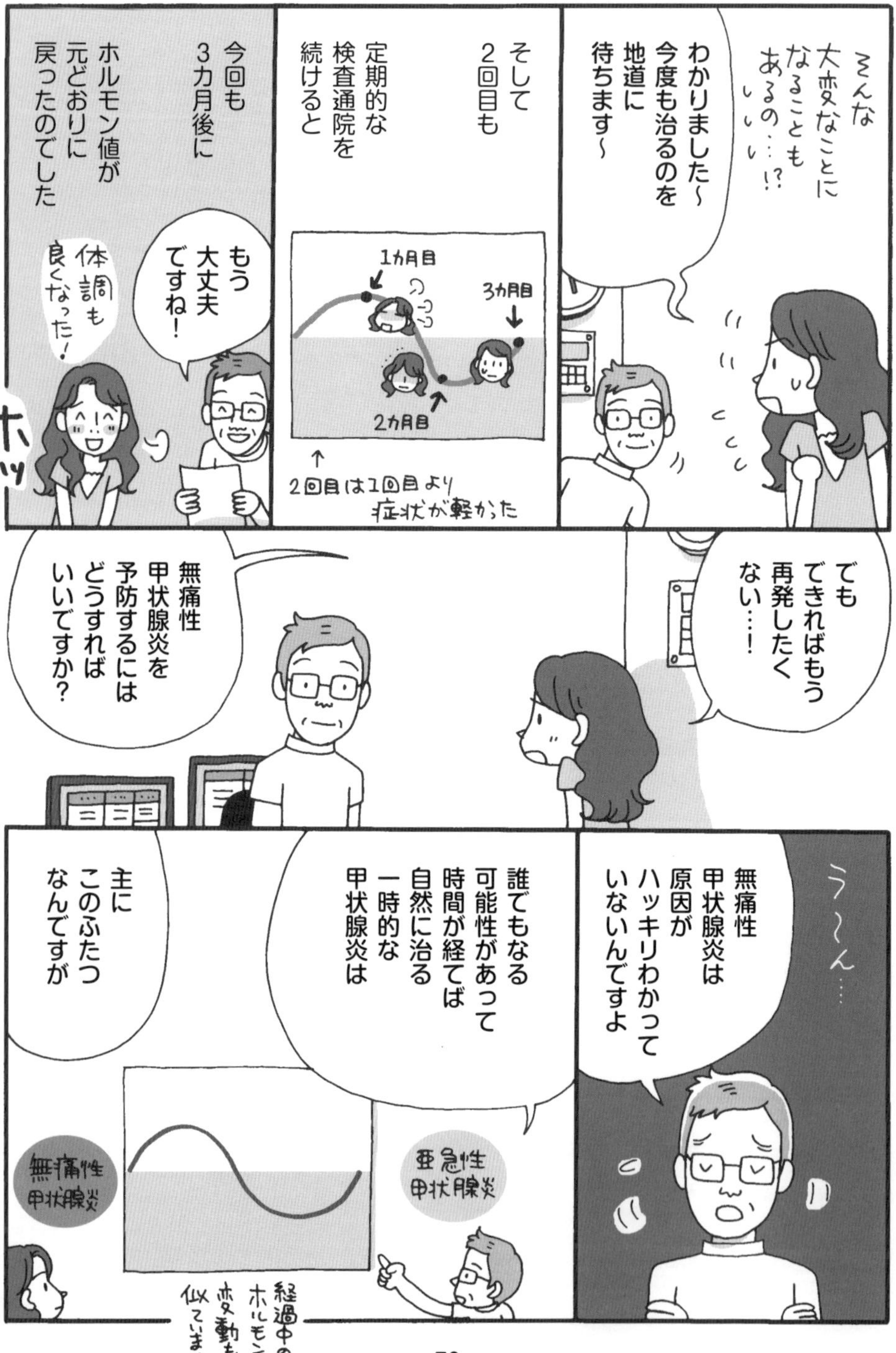

そんな大変なことになることもあるの…!?
いぃぃ
わかりました〜 今度も治るのを 地道に 待ちます〜
そして 2回目も
定期的な 検査通院を 続けると
1カ月目
3カ月目
2カ月目
2回目は1回目より 症状が軽かった
今回も 3カ月後に
ホルモン値が 元どおりに 戻ったのでした
もう 大丈夫 ですね!
体調も 良くなった!
ホッ
でも できればもう 再発したく ない…!
無痛性 甲状腺炎を 予防するには どうすれば いいですか?
う〜ん…
無痛性 甲状腺炎は 原因が ハッキリわかって いないんですよ
誰でもなる 可能性があって 時間が経てば 自然に治る 一時的な 甲状腺炎は
主に このふたつ なんですが
亜急性 甲状腺炎
無痛性 甲状腺炎
経過中の ホルモンの 変動も 似ています

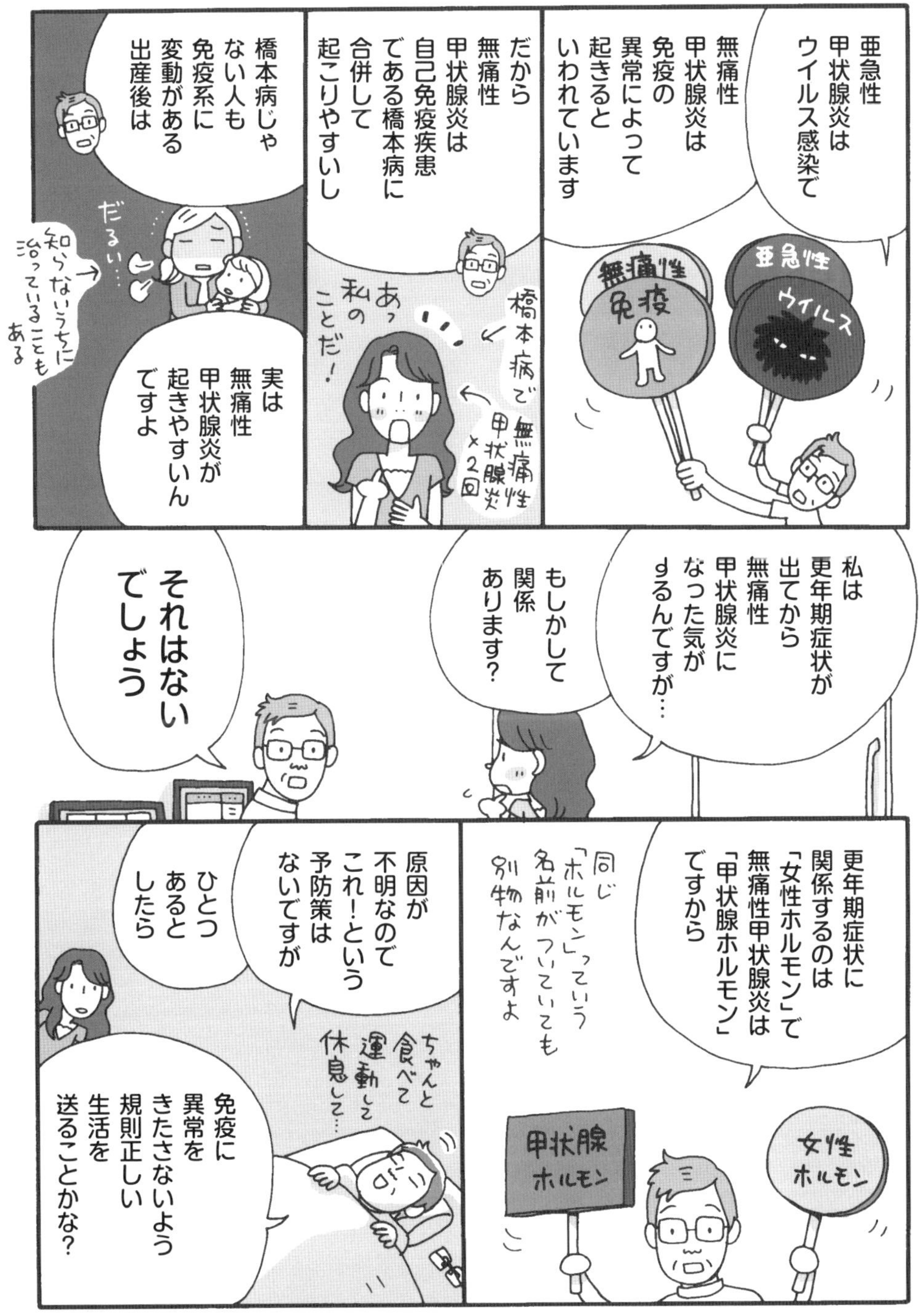

亜急性甲状腺炎はウイルス感染で
無痛性甲状腺炎は免疫の異常によって起きるといわれています
亜急性
ウイルス
無痛性
免疫
だから無痛性甲状腺炎は自己免疫疾患である橋本病に合併して起こりやすいし
橋本病で
無痛性甲状腺炎×2回
あっ私のことだ!
橋本病じゃない人も免疫系に変動がある出産後は
だるい…
知らないうちに治っていることもある
実は無痛性甲状腺炎が起きやすいんですよ
私は更年期症状が出てから無痛性甲状腺炎になった気がするんですが…
もしかして関係あります?
それはないでしょう
更年期症状に関係するのは「女性ホルモン」で無痛性甲状腺炎は「甲状腺ホルモン」ですから
同じ「ホルモン」っていう名前がついていても別物なんですよ
女性ホルモン
甲状腺ホルモン
原因が不明なのでこれ!という予防策はないですが
ひとつあるとしたら
ちゃんと食べて運動して休息して…
免疫に異常をきたさないよう規則正しい生活を送ることかな?

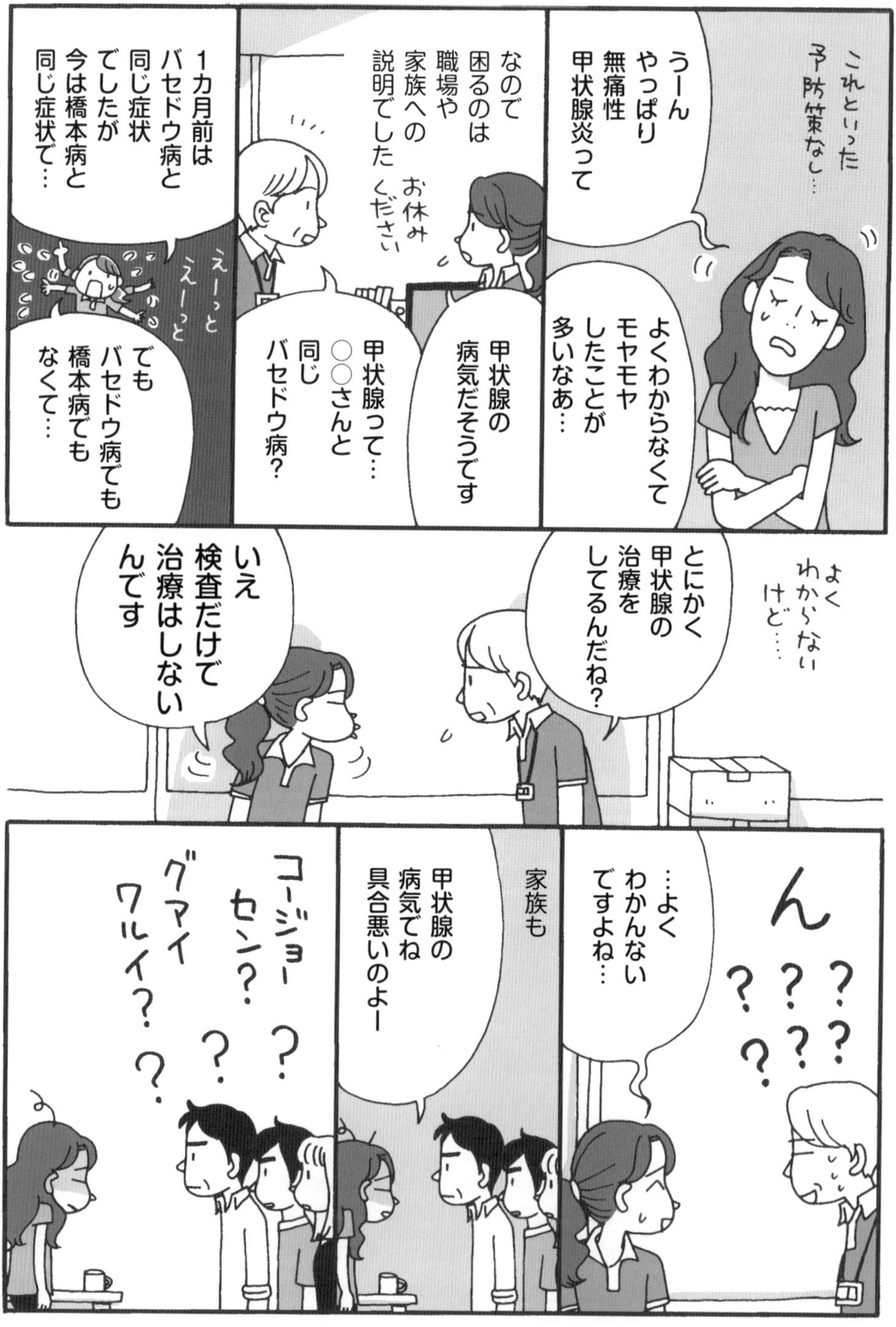
これといった予防策なし…
うーん やっぱり無痛性甲状腺炎って
よくわからなくてモヤモヤしたことが多いなあ…
なので困るのは職場や家族への説明でした
お休みください
甲状腺の病気だそうです
甲状腺って…○○さんと同じバセドウ病?
1カ月前はバセドウ病と同じ症状でしたが今は橋本病と同じ症状で…
えーっとえーっと
でもバセドウ病でも橋本病でもなくて…
よくわからないけど…
とにかく甲状腺の治療をしてるんだね?
いえ検査だけで治療はしないんです
ん
???????
…よくわかんないですよね…
家族も
甲状腺の病気でね具合悪いのよー
コージョーセン??
グアイワルイ??
?????

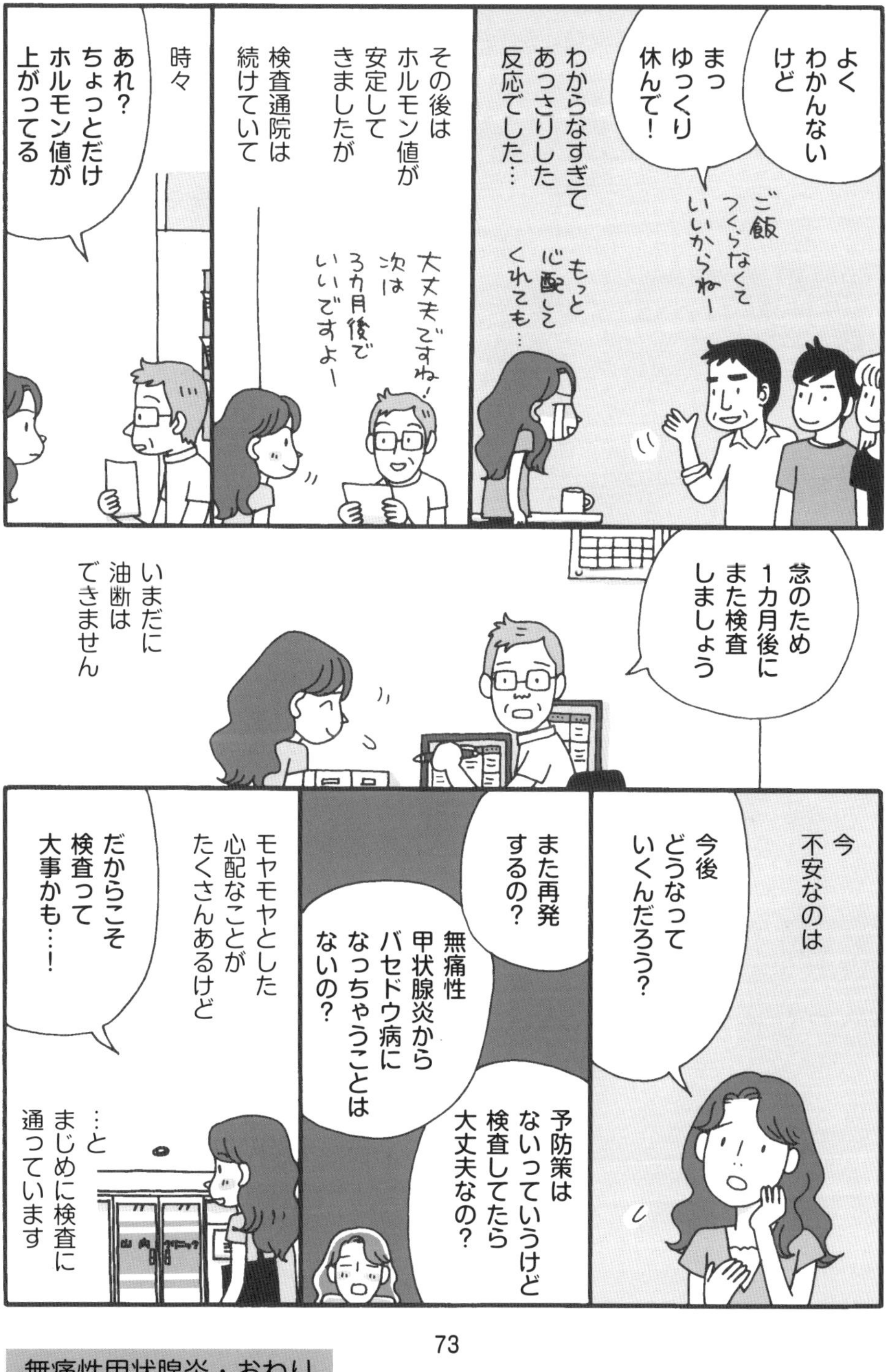
よく わかんない けど
まっ ゆっくり 休んで！
ご飯 つくらなくて いいからねー
わからなすぎて あっさりした 反応でした…
もっと 心配して くれても…
その後は ホルモン値が 安定して きましたが
検査通院は 続けていて
大丈夫ですね！ 次は 3カ月後で いいですよー
時々
あれ？ ちょっとだけ ホルモン値が 上がってる
念のため 1カ月後に また検査 しましょう
いまだに 油断は できません
今 不安なのは
今後 どうなって いくんだろう？
また再発 するの？
無痛性 甲状腺炎から バセドウ病に なっちゃうことは ないの？
予防策は ないっていうけど 検査してたら 大丈夫なの？
モヤモヤとした 心配なことが たくさんあるけど
だからこそ 検査って 大事かも…！
…と まじめに検査に 通っています

無痛性甲状腺炎・おわり

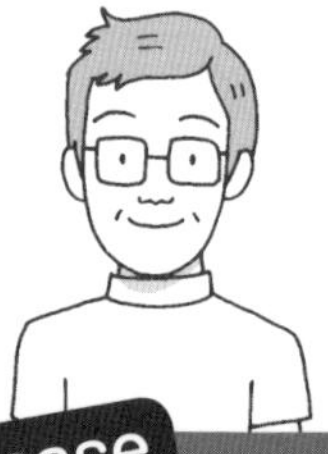

case 6

Dr.甲之介が解説！

無痛性甲状腺炎

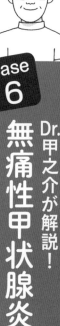

無痛性甲状腺炎は、時間の経過とともに血中の甲状腺ホルモン値が変化します。

甲状腺には、ホルモンをつくる工場とそれをたくわえておく倉庫の役割があります。バセドウ病は工場で過剰にホルモンをつくり、たくわえも増え、血中に多量の甲状腺ホルモンを放出します。一方、**無痛性甲状腺炎は工場でつくられるホルモンが多いのではなく、倉庫に貯蔵されていたホルモンが一気に漏出した病気**です（P69）。治療しないと治らないバセドウ病と違い、無痛性甲状腺炎は、**治療しなくても3カ月以内に倉庫のホルモンが少なくなり血中甲状腺ホルモン値は下がります。**その後、工場が甲状腺ホルモンを補給し正常に戻ります（P64）。**無痛性甲状腺炎、亜急性甲状腺炎といった破壊性甲状腺炎（P60）は甲状腺ホルモン値が乱高下するのです。**

よしえさんは、最初、無痛性甲状腺炎がよくわからず、疑問を持っていました。

Q 「甲状腺ホルモン値が高いのに、なぜバセドウ病ではないのかしら？」

血中の甲状腺ホルモン値が高くなる**原因が違うから**です。バセドウ病は甲状腺ホルモンをつくりすぎるため、無痛性甲状腺炎は貯蔵していた甲状腺ホルモンが漏れ出るためです。

Q 「バセドウ病の症状が出ていますが？」

バセドウ病の症状はその原因である抗ＴＳＨ受容体抗体（Ｐ24）によるものではなく、血中甲状腺ホルモンの高値によるものです。無痛性甲状腺炎の症状もこのホルモン高値によるもので、**症状はどちらも同じ**です。

Ｑ「なぜ甲状腺ホルモン値は、自然に下がってくるの？」

バセドウ病では、体内にできた抗ＴＳＨ受容体抗体が甲状腺を刺激し、甲状腺ホルモンをつくり続けます。無痛性甲状腺炎は、ホルモンが**漏れ出てしまうとたくわえがなくなり**、血中甲状腺ホルモン値は低下します。

Ｑ「検査だけでいいの？　甲状腺ホルモン値が高いのに治療をしないの？」

無痛性甲状腺炎の場合、バセドウ病のようにホルモンの産生を抑える薬を使っても、すでに漏れ出てしまった血中の甲状腺ホルモン値は下がらないのです。**体の各臓器で消費されて下がってきます**が、その間、甲状腺ホルモン値が高いときの症状が現れます。

無痛性甲状腺炎の仕組みがややこしいうえに、よしえさんは橋本病にもなっていました。**当初甲状腺ホルモン値が高かった理由は、バセドウ病ではなく無痛性甲状腺炎の初期だったからで、後に低くなった理由も、橋本病のためではなく無痛性甲状腺炎の後期だったから**です。したがって、**全経過を通して治療の必要はなかった**のです。ただし甲状腺ホルモン値の低下が改善しないときは、甲状腺ホルモンを補充する薬を内服することもあります。

☞よしえさんは2度の経験により、無痛性甲状腺炎のことがよくわかったでしょうね。

わたしの不妊、甲状腺が原因だったの？

フィットネス・インストラクター
まき子さん（36歳）の場合

case 7

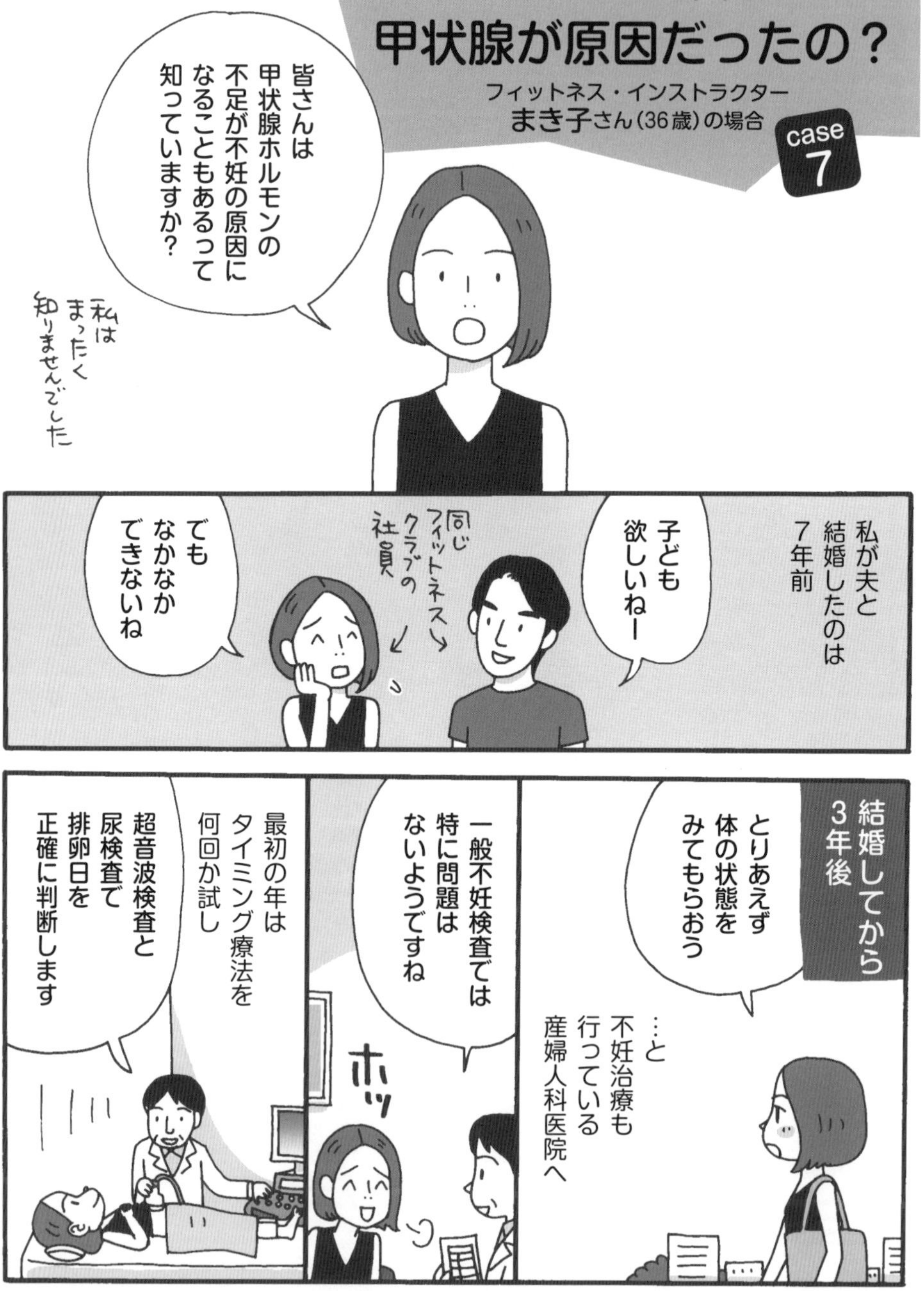
皆さんは甲状腺ホルモンの不足が不妊の原因になることもあるって知っていますか?
私はまったく知りませんでした
私が夫と結婚したのは7年前
子ども欲しいねー
同じフィットネスクラブの社員
でもなかなかできないね
結婚してから3年後
とりあえず体の状態をみてもらおう
…と不妊治療も行っている産婦人科医院へ
一般不妊検査では特に問題はないようですね
ホッ
最初の年はタイミング療法を何回か試し
超音波検査と尿検査で排卵日を正確に判断します

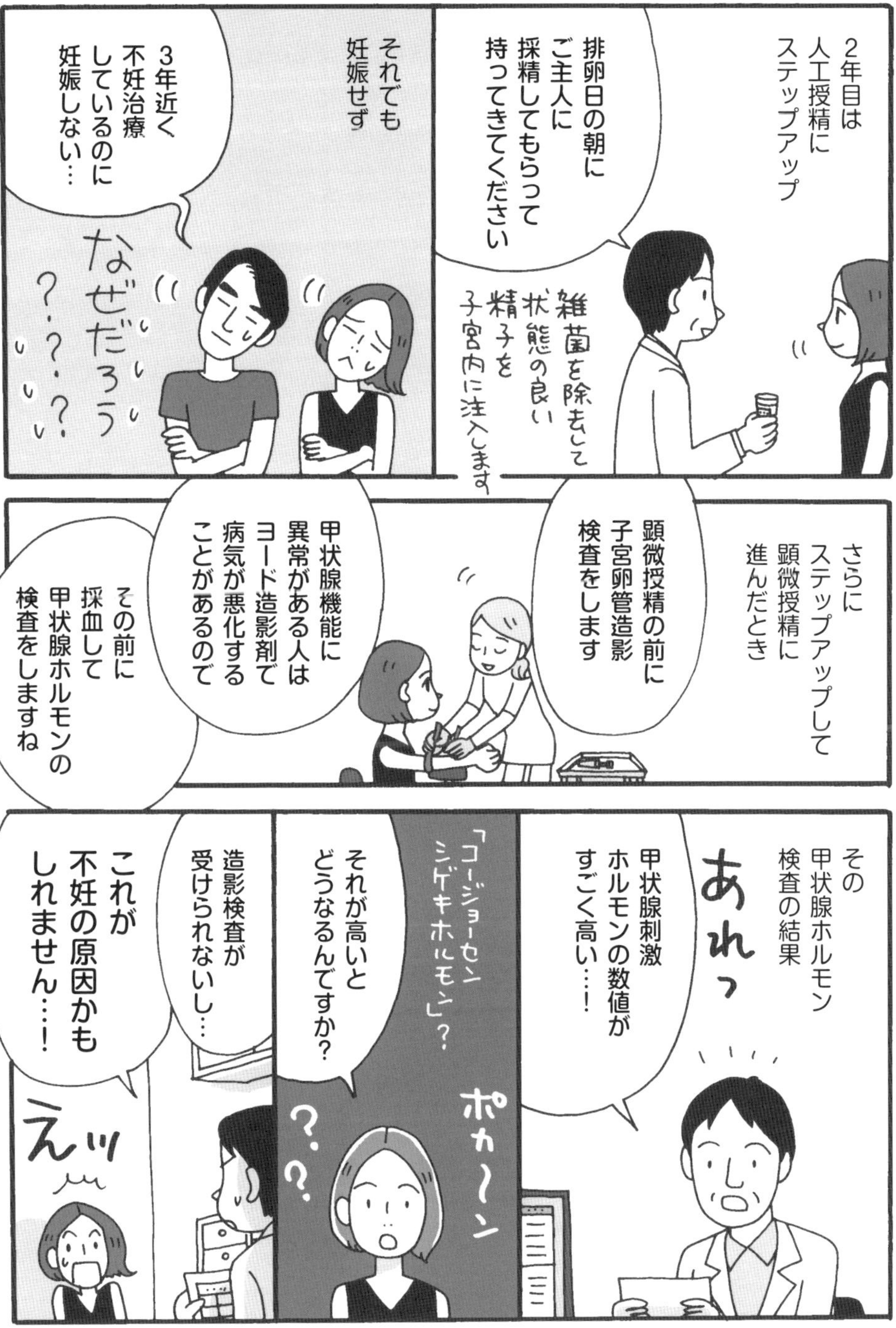
2年目は人工授精にステップアップ
排卵日の朝にご主人に採精してもらって持ってきてください
雑菌を除去して状態の良い精子を子宮内に注入します
それでも妊娠せず
3年近く不妊治療しているのに妊娠しない…
なぜだろう
？？？
さらにステップアップして顕微授精に進んだとき
顕微授精の前に子宮卵管造影検査をします
甲状腺機能に異常がある人はヨード造影剤で病気が悪化することがあるので
その前に採血して甲状腺ホルモンの検査をしますね
その甲状腺ホルモン検査の結果
あれっ
甲状腺刺激ホルモンの数値がすごく高い…！
「コージョーセンシゲキホルモン」？
それが高いとどうなるんですか？
ポカ〜ン
？？
造影検査が受けられないし…
これが不妊の原因かもしれません…！
えッ

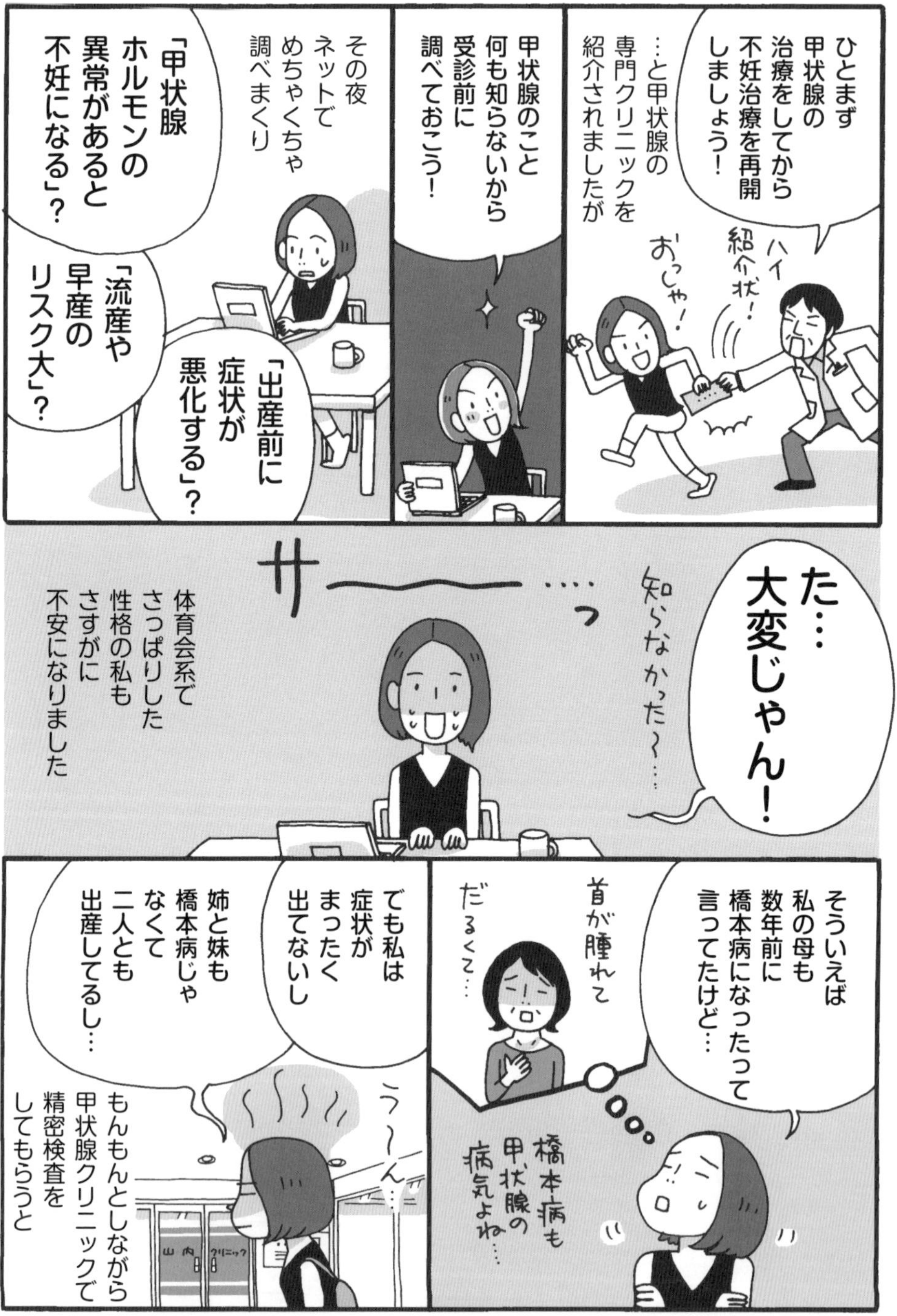

ひとまず甲状腺の治療をしてから不妊治療を再開しましょう！
…と甲状腺の専門クリニックを紹介されましたが
ハイ紹介状！
おっしゃ！
甲状腺のこと何も知らないから受診前に調べておこう！
その夜ネットでめちゃくちゃ調べまくり
「甲状腺ホルモンの異常があると不妊になる」？
「出産前に症状が悪化する」？
「流産や早産のリスク大」？
た…大変じゃん！
知らなかった〜…
サーーー…っ
体育会系でさっぱりした性格の私もさすがに不安になりました
そういえば私の母も数年前に橋本病になったって言ってたけど…
首が腫れてだるくて…
橋本病も甲状腺の病気よね…
でも私は症状がまったく出てないし
姉と妹も橋本病じゃなくて二人とも出産してるし…
う〜ん…
もんもんとしながら甲状腺クリニックで精密検査をしてもらうと

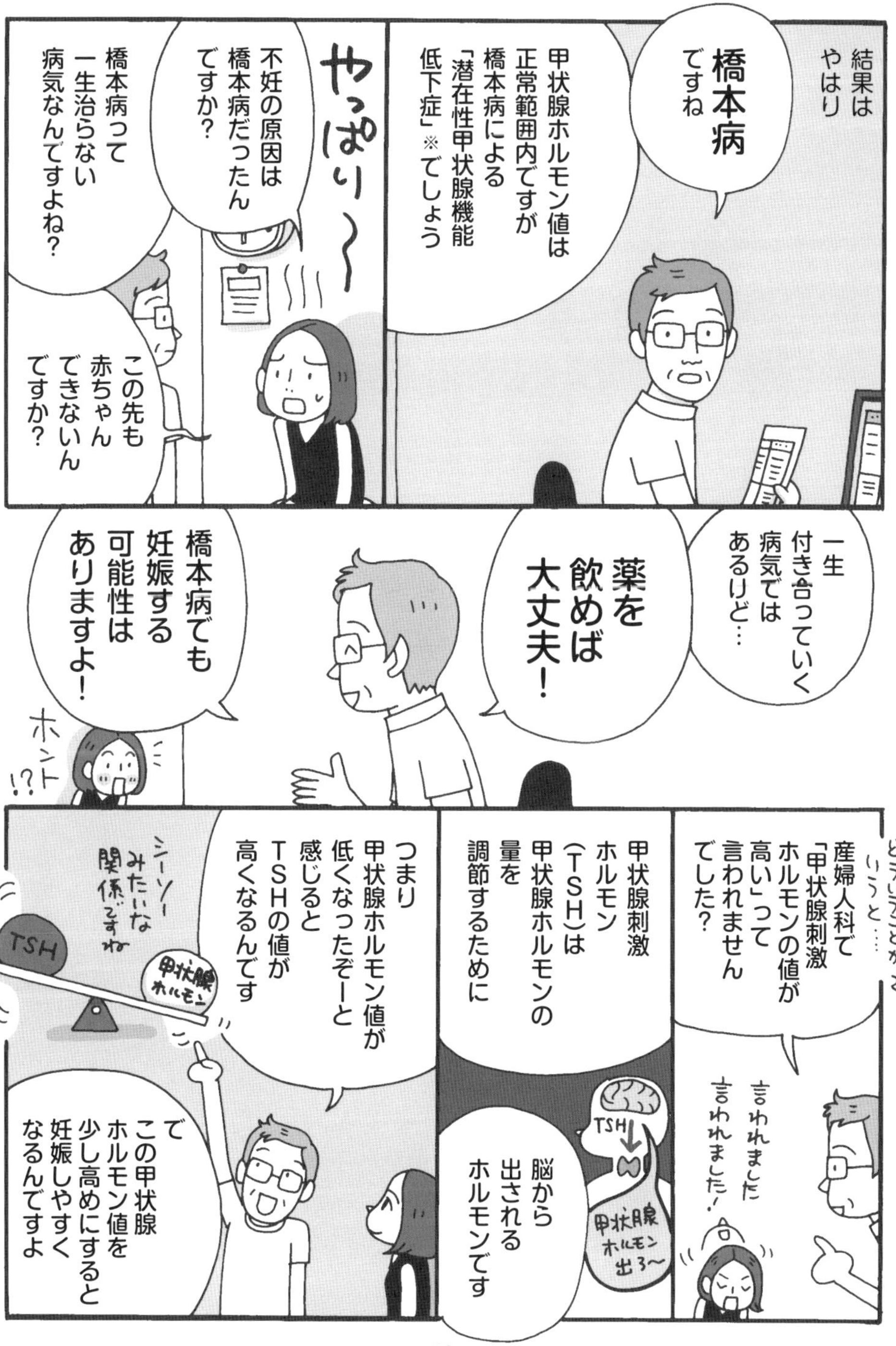

結果はやはり
橋本病ですね
甲状腺ホルモン値は正常範囲内ですが橋本病による「潜在性甲状腺機能低下症」※でしょう
やっぱり〜
不妊の原因は橋本病だったんですか?
橋本病って一生治らない病気なんですよね?
この先も赤ちゃんできないんですか?
一生付き合っていく病気ではあるけど…
薬を飲めば大丈夫!
橋本病でも妊娠する可能性はありますよ!
ホント!?
どういうことかっていうと…
産婦人科で「甲状腺刺激ホルモンの値が高い」って言われませんでした?
言われました言われました!
甲状腺刺激ホルモン(TSH)は甲状腺ホルモンの量を調節するために
脳から出されるホルモンです
TSH
甲状腺ホルモン出ろ〜
つまり甲状腺ホルモン値が低くなったぞーと感じるとTSHの値が高くなるんです
シーソーみたいな関係ですね
TSH
甲状腺ホルモン
でこの甲状腺ホルモン値を少し高めにすると妊娠しやすくなるんですよ

※潜在性甲状腺機能低下症…甲状腺ホルモン値が正常範囲内で甲状腺刺激ホルモンの値が高い状態。

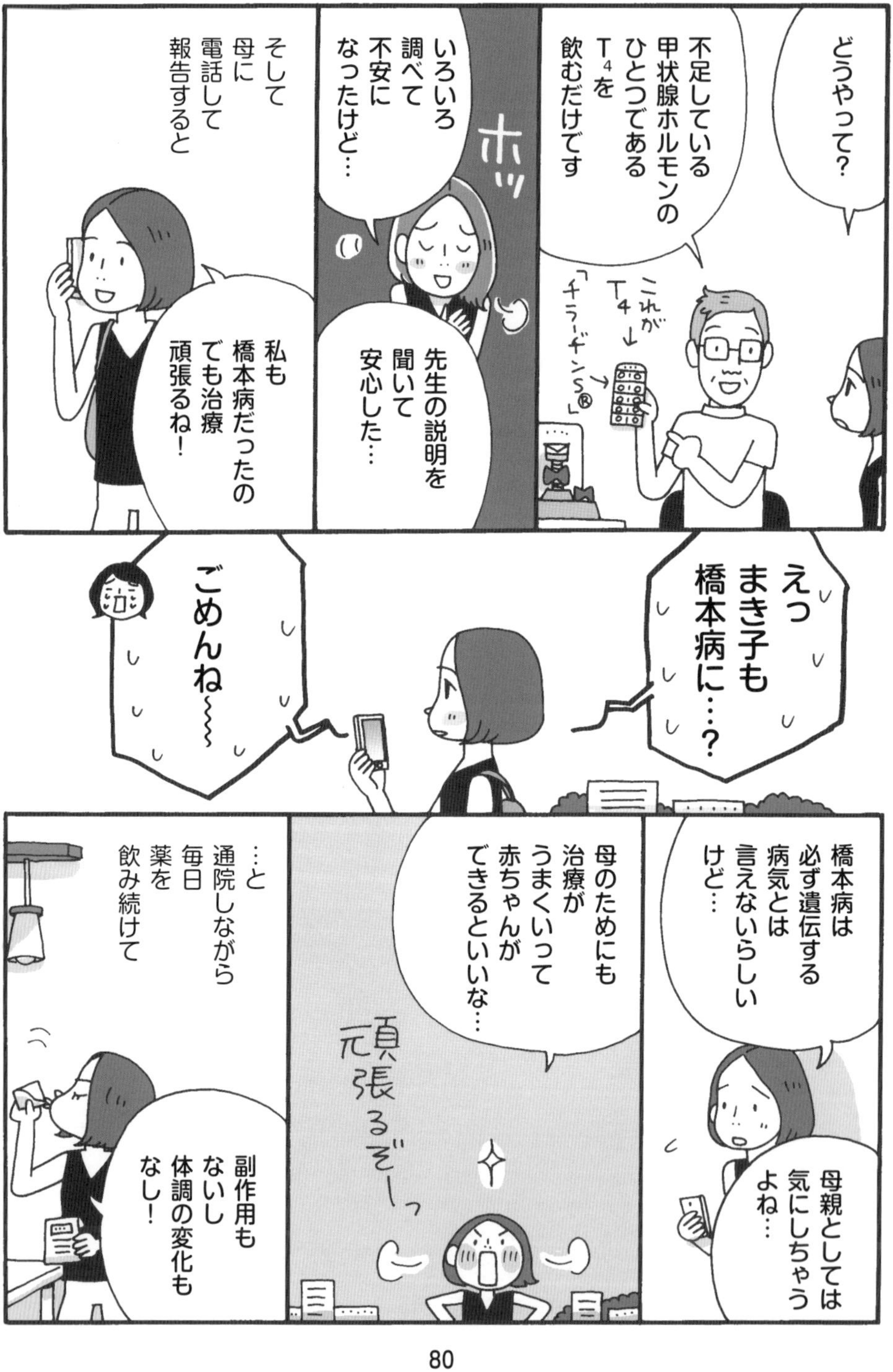
どうやって?
不足している甲状腺ホルモンのひとつであるT4を飲むだけです
これがT4
「チラーヂンS®」
ホッ
いろいろ調べて不安になったけど…
先生の説明を聞いて安心した…
そして母に電話して報告すると
私も橋本病だったのでも治療頑張るね!
えっまき子も橋本病に…?
ごめんね〜〜〜
橋本病は必ず遺伝する病気とは言えないらしいけど…
母親としては気にしちゃうよね…
母のためにも治療がうまくいって赤ちゃんができるといいな…
頑張るぞーっ
…と通院しながら毎日薬を飲み続けて
副作用もないし体調の変化もなし!

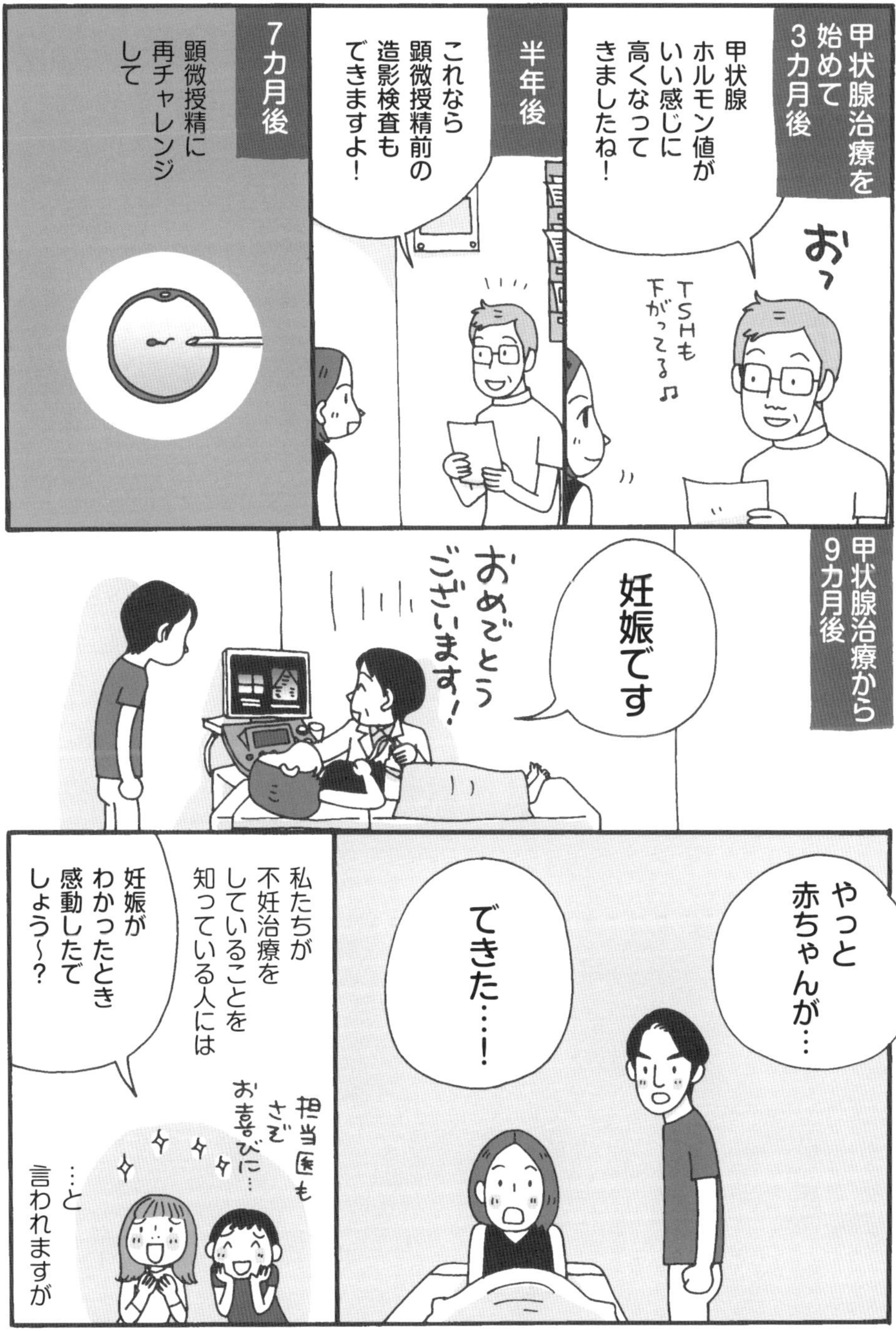
甲状腺治療を始めて3カ月後
甲状腺ホルモン値がいい感じに高くなってきましたね！
おっ
TSHも下がってる♪
半年後
これなら顕微授精前の造影検査もできますよ！
7カ月後
顕微授精に再チャレンジして
甲状腺治療から9カ月後
妊娠です
おめでとうございます！
やっと赤ちゃんが…
できた…！
私たちが不妊治療をしていることを知っている人には
妊娠がわかったとき感動したでしょう〜？
担当医もさぞお喜びに…
…と言われますが

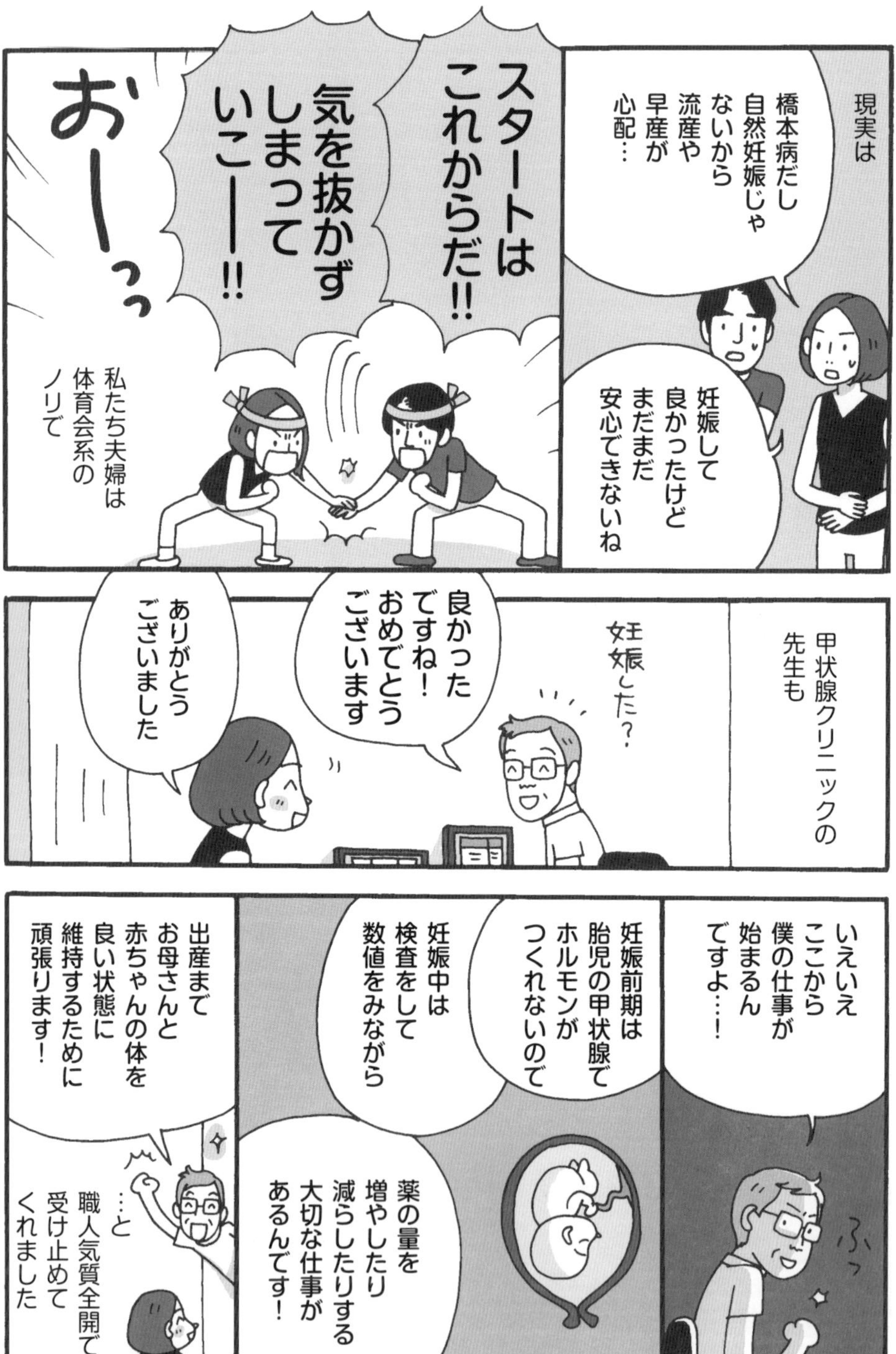
現実は
橋本病だし自然妊娠じゃないから流産や早産が心配…
妊娠して良かったけどまだまだ安心できないね
スタートはこれからだ!!
気を抜かずしまっていこーー!!
おーっっ
私たち夫婦は体育会系のノリで
甲状腺クリニックの先生も
妊娠した?
良かったですね!おめでとうございます
ありがとうございました
いえいえここから僕の仕事が始まるんですよ…!
ふっ
妊娠前期は胎児の甲状腺でホルモンがつくれないので
妊娠中は検査をして数値をみながら
薬の量を増やしたり減らしたりする大切な仕事があるんです!
出産までお母さんと赤ちゃんの体を良い状態に維持するために頑張ります!
…と職人気質全開で受け止めてくれました

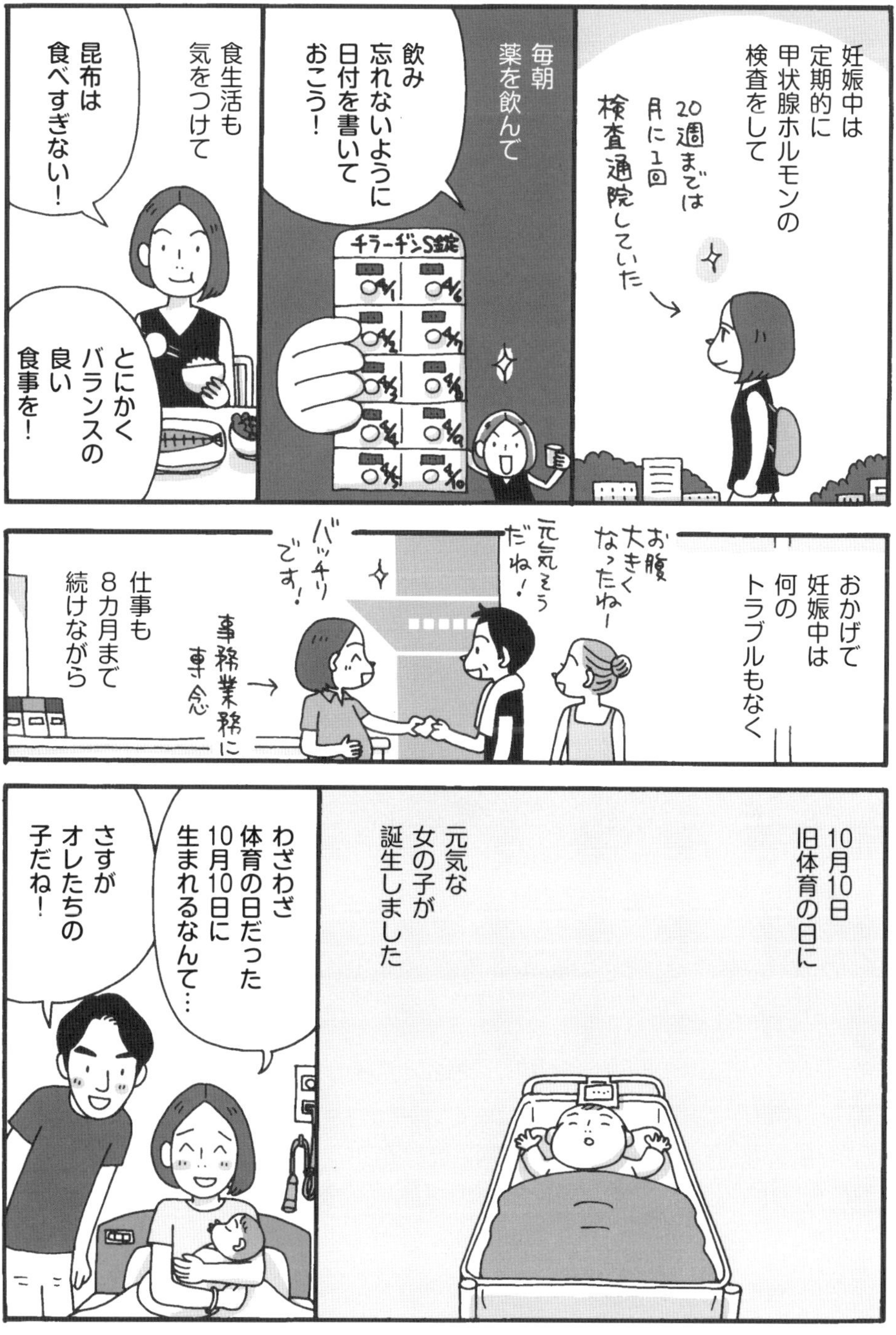
妊娠中は定期的に甲状腺ホルモンの検査をして
20週までは月に1回検査通院していた
毎朝薬を飲んで
飲み忘れないように日付を書いておこう！
チラーヂンS錠
食生活も気をつけて
昆布は食べすぎない！
とにかくバランスの良い食事を！
おかげで妊娠中は何のトラブルもなく
お腹大きくなったね～
元気そうだね！
バッチリです！
事務業務に専念
仕事も8カ月まで続けながら
10月10日旧体育の日に
元気な女の子が誕生しました
わざわざ体育の日だった10月10日に生まれるなんて…
さすがオレたちの子だね！

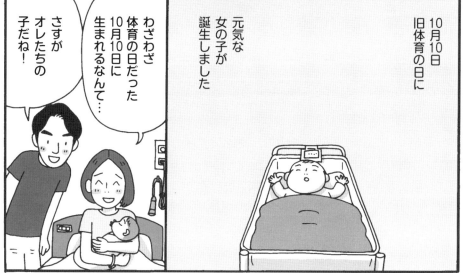

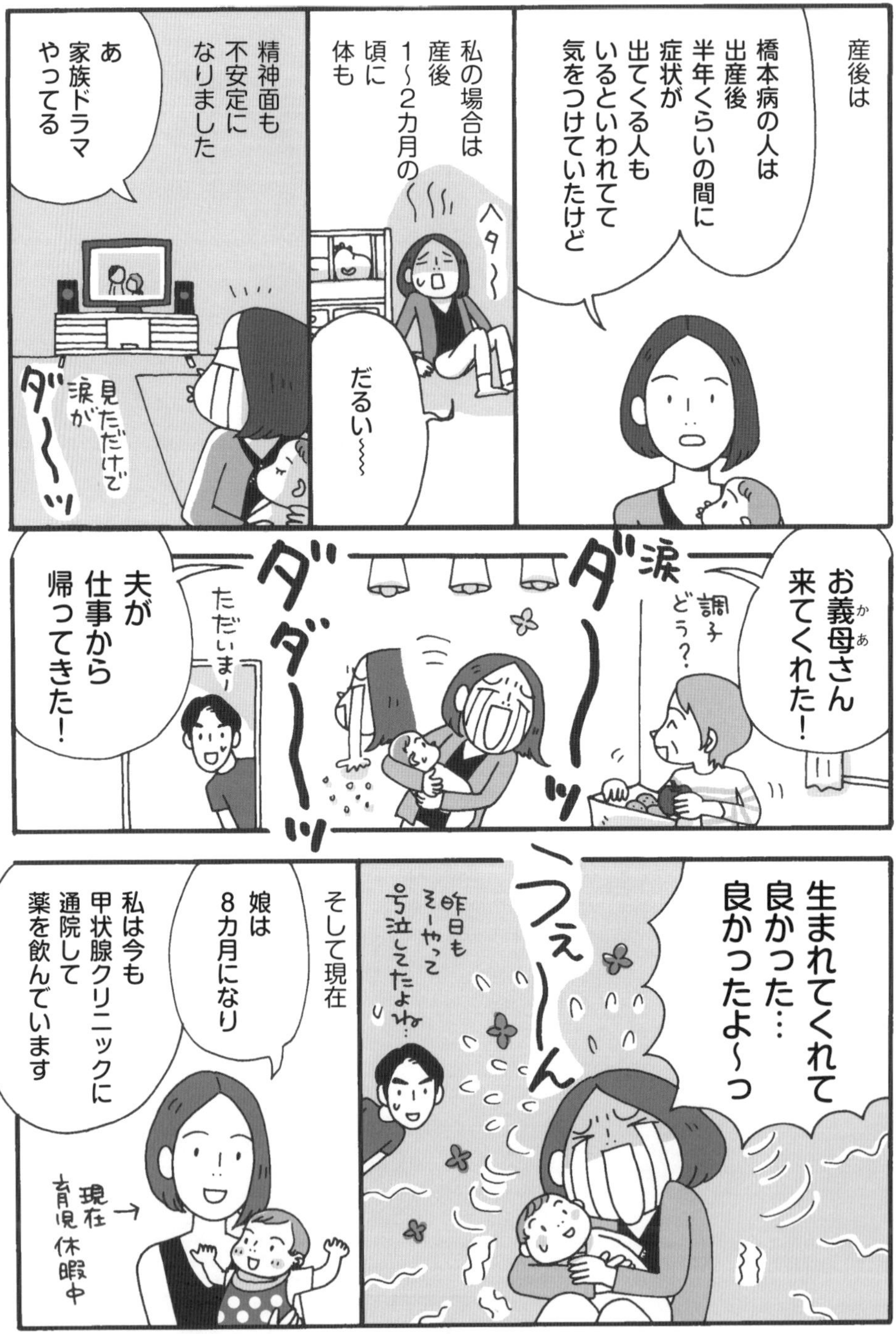
産後は
橋本病の人は出産後半年くらいの間に症状が出てくる人もいるといわれてて気をつけていたけど
私の場合は産後1～2カ月の頃に体も
ヘタ～
だるい～～～
精神面も不安定になりました
あ 家族ドラマやってる
見ただけで涙が
ダ～～ッ
お義母《かあ》さん来てくれた！
調子どう？
涙ダーーッ
ダダーーッ
ただいまー
夫が仕事から帰ってきた！
生まれてくれて良かった…良かったよ～っ
うぇーーん
昨日もえーやって号泣してたよね…
そして現在
娘は8カ月になり
私は今も甲状腺クリニックに通院して薬を飲んでいます
現在育児休暇中→

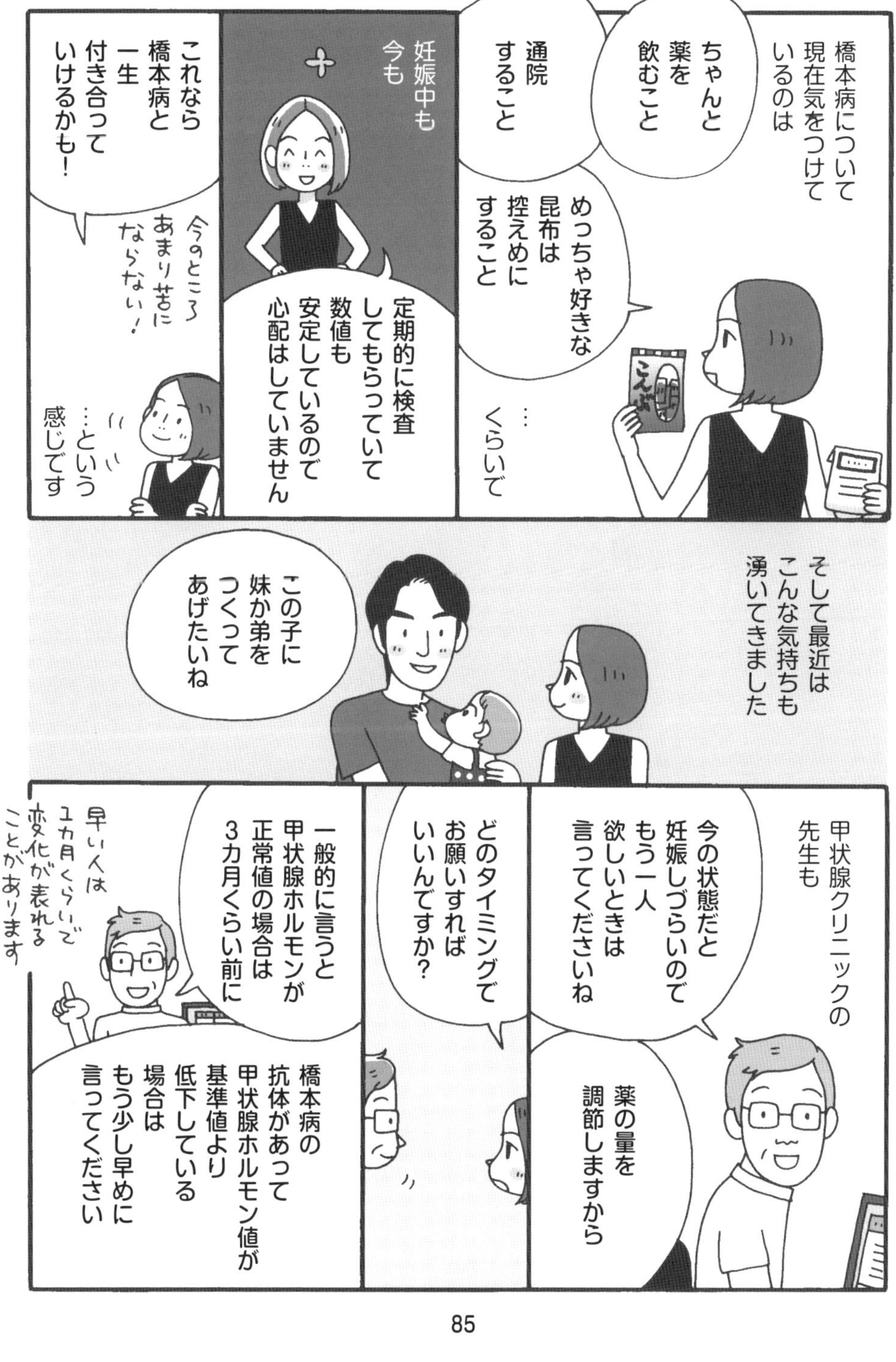
橋本病について現在気をつけているのは
ちゃんと薬を飲むこと
通院すること
めっちゃ好きな昆布は控えめにすること
こんぶ
…くらいで
妊娠中も今も
定期的に検査してもらっていて数値も安定しているので心配はしていません
これなら橋本病と一生付き合っていけるかも!
今のところあまり苦にならない!
…という感じです
そして最近はこんな気持ちも湧いてきました
この子に妹か弟をつくってあげたいね
甲状腺クリニックの先生も
今の状態だと妊娠しづらいのでもう一人欲しいときは言ってくださいね
薬の量を調節しますから
どのタイミングでお願いすればいいんですか?
一般的に言うと甲状腺ホルモンが正常値の場合は3カ月くらい前に
橋本病の抗体があって甲状腺ホルモン値が基準値より低下している場合はもう少し早めに言ってください
早い人は1カ月くらいで変化が表れることがあります

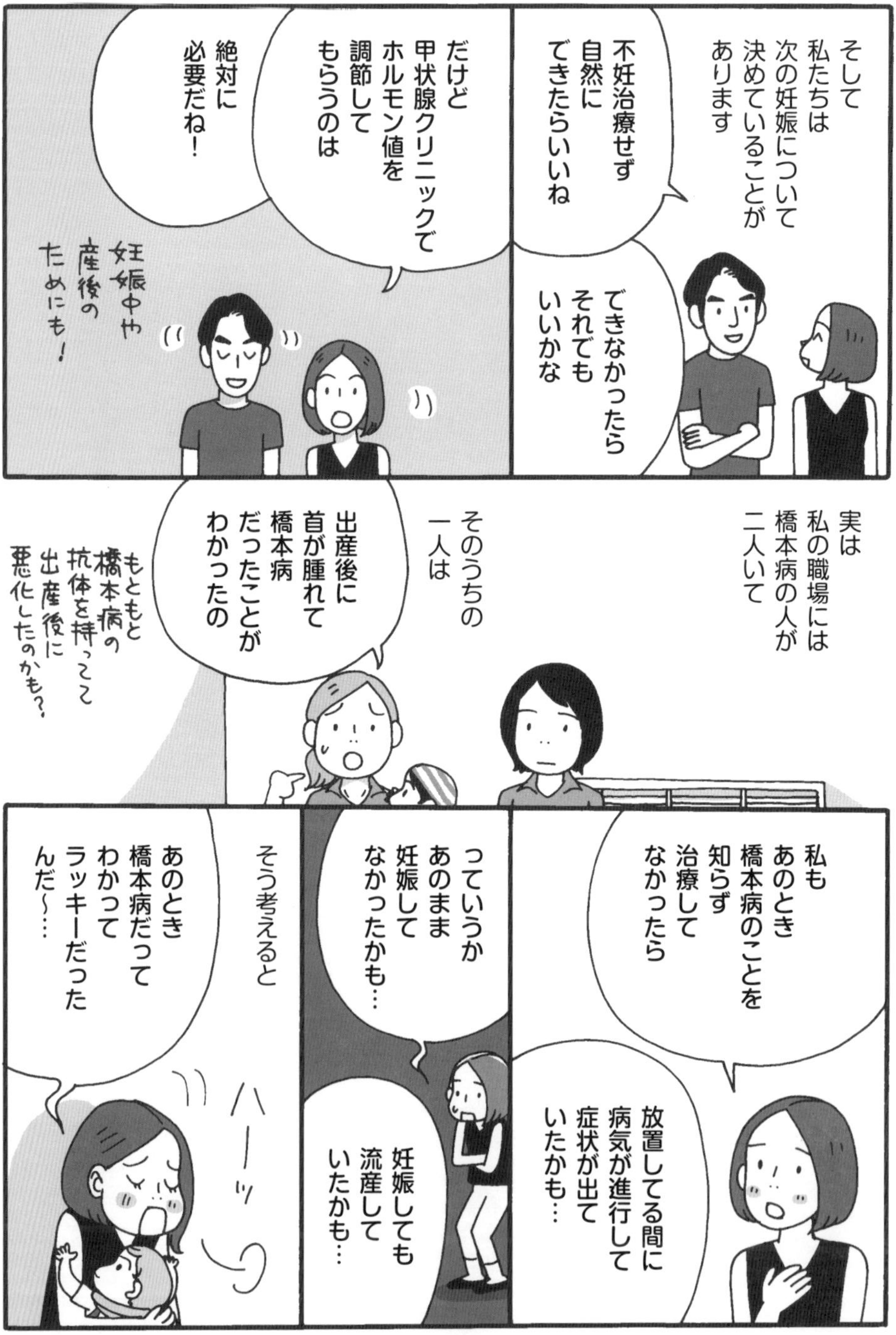
そして私たちは次の妊娠について決めていることがあります
不妊治療せず自然にできたらいいね
できなかったらそれでもいいかな
だけど甲状腺クリニックでホルモン値を調節してもらうのは
絶対に必要だね！
妊娠中や産後のためにも！
実は私の職場には橋本病の人が二人いて
そのうちの一人は
出産後に首が腫れて橋本病だったことがわかったの
もともと橋本病の抗体を持ってて出産後に悪化したのかも？
私もあのとき橋本病のことを知らず治療してなかったら
放置してる間に病気が進行して症状が出ていたかも…
っていうかあのまま妊娠してなかったかも…
妊娠しても流産していたかも…
そう考えると
あのとき橋本病だってわかってラッキーだったんだ～…
ハーッ

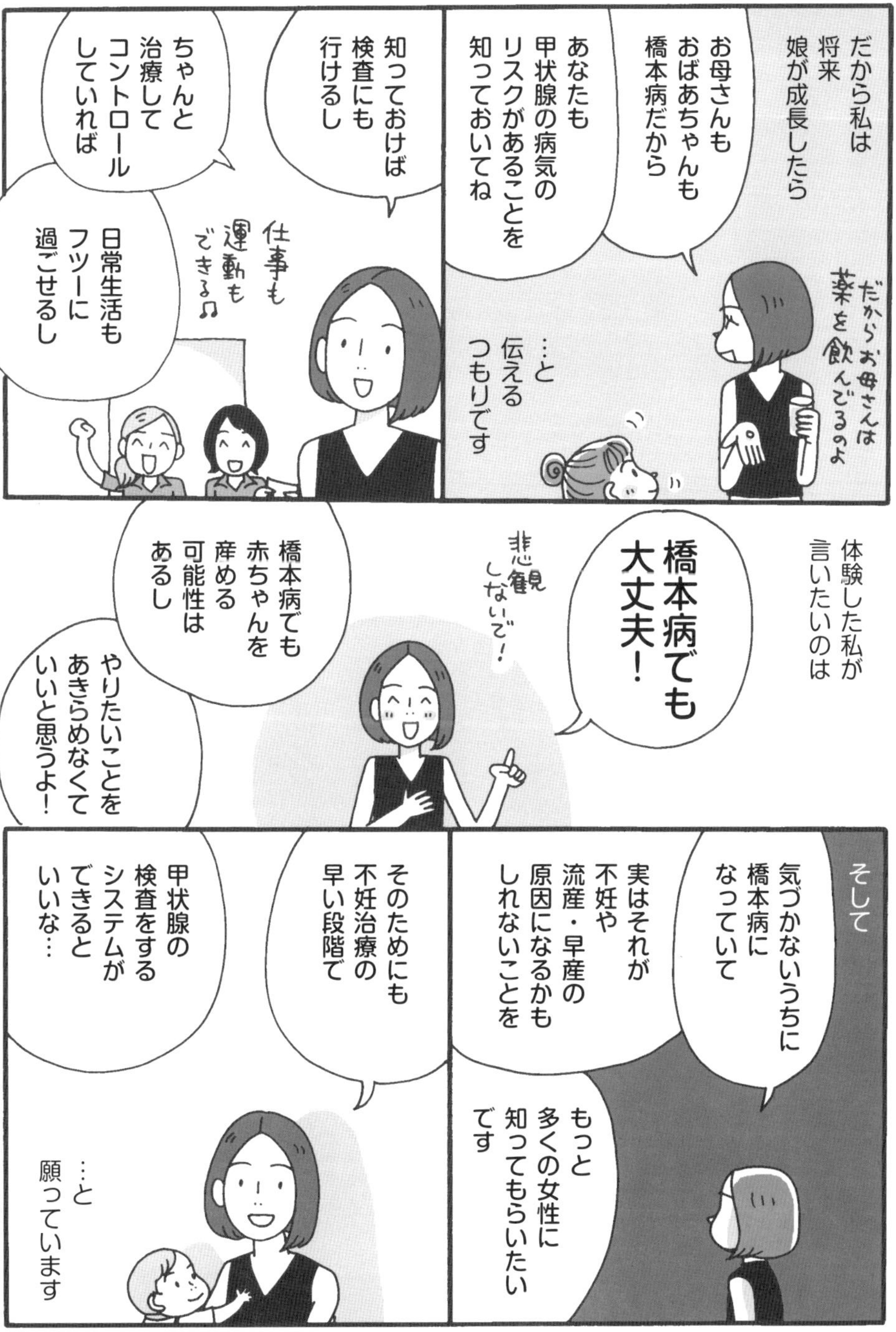
だから私は将来娘が成長したら
お母さんもおばあちゃんも橋本病だから
あなたも甲状腺の病気のリスクがあることを知っておいてね
だからお母さんは薬を飲んでるのよ
…と伝えるつもりです
知っておけば検査にも行けるし
ちゃんと治療してコントロールしていれば
仕事も運動もできる♪
日常生活もフツーに過ごせるし
体験した私が言いたいのは
橋本病でも大丈夫!
悲観しないで!
橋本病でも赤ちゃんを産める可能性はあるし
やりたいことをあきらめなくていいと思うよ!
そして
気づかないうちに橋本病になっていて
実はそれが不妊や流産・早産の原因になるかもしれないことを
もっと多くの女性に知ってもらいたいです
そのためにも不妊治療の早い段階で
甲状腺の検査をするシステムができるといいな…
…と願っています

甲状腺機能低下症と不妊・おわり

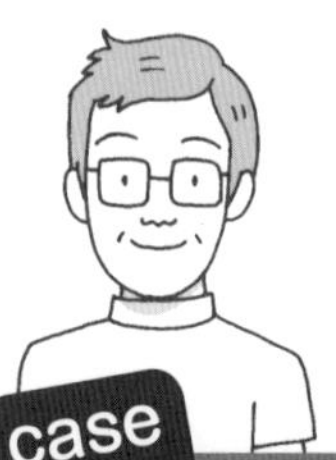

case 7

Dr.甲之介が解説！

甲状腺機能低下症と不妊

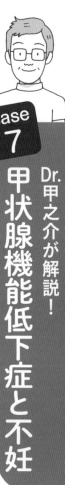

生まれた赤ちゃんを母乳で育てているときに次の子どもを妊娠すると、母乳が止まってしまいます。しかし人間の体はうまくできているもので、母乳をつくる乳汁分泌ホルモン値が高いと、その授乳婦は妊娠しづらいのです。ところが、この乳汁分泌ホルモン値は甲状腺機能低下症でも上がります。そのため、**甲状腺ホルモン値を上げる薬を飲んで甲状腺機能低下症を治療することが、乳汁分泌ホルモンの高値を抑えて不妊の治療になります。**

　不妊の原因はいくつもありますが、そのひとつと考えられている甲状腺機能低下症を治療することは、ほかに原因があるかないかにかかわらず不妊治療に効果があります。したがってまき子さんも、不妊治療をいったん中断してでも甲状腺専門のクリニックに通うよう、紹介状をもらいました。

　まき子さんの場合は甲状腺ホルモン値自体は正常範囲ですが、甲状腺刺激ホルモン（TSH）（P7）の値が高くなっている**潜在性甲状腺機能低下症**でした。日常生活には支障のない範囲なのですが、不妊の原因になることもあるので治療の対象になります。

　妊娠を希望している人の中には、A現に不妊治療をしている人、B妊娠が困難になったら不妊治療を検討する人、あるいは、C人工的な手段を借りての妊娠を希望しない人、とさまざまな考え方がありますが、**軽度でも甲状腺機能低下症になっているA、Bの人には、不妊治療として甲状腺ホルモン薬を飲むことを勧めます。**

そして、体外受精、人工授精は毎月はできず医療費も高額になるため、妊娠しやすくするための甲状腺の準備が整ってから行います。

晴れて妊娠したあとも、胎児の甲状腺は妊娠20週頃に完成するので、それまではお母さんから供給される甲状腺ホルモンが頼りです。**妊娠中に甲状腺ホルモンが不足している場合は、A、B、C皆さんに甲状腺機能低下症の治療として甲状腺ホルモン薬を処方します。**

海藻に多く含まれるヨードは、甲状腺ホルモンの材料であるため体にとってはならないものです。**しかしヨードを摂りすぎると**、甲状腺ホルモンの分泌が過剰にならないよう抑えられ、**一時的に甲状腺機能低下症が起きます**（ウォルフ-チャイコフ効果）。その後、甲状腺自体に異常がなければ元の正常な甲状腺ホルモン値に戻ります（エスケープ現象）が、**橋本病などの病気があると低下したままになってしまう**ことがあります。この理由から、まき子さんは昆布の摂りすぎに注意していました。

ヨードは食べ物だけでなく、造影剤にも多量に含まれています。**不妊症の検査で行われる子宮卵管造影検査をすると甲状腺ホルモン値が下がることがあるので、前もって甲状腺機能低下症の治療をしておきます。**

👉まき子さんの頑張りが実を結びましたね。

わたしたち、結節があったの？

case 8 元・会社経営者 かつえさん（71歳）＆ 会社員 さおりさん（44歳）母娘の場合

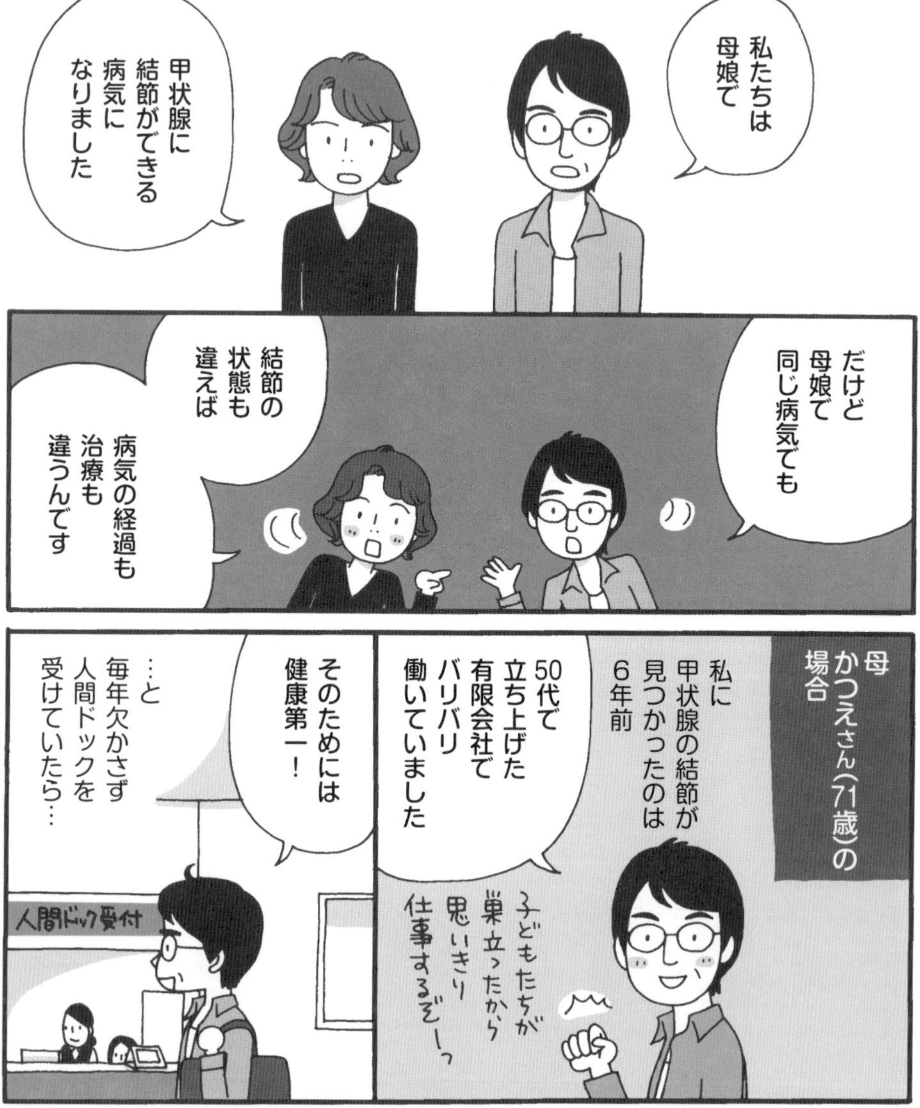

私たちは母娘で
甲状腺に結節ができる病気になりました
だけど母娘で同じ病気でも
結節の状態も違えば
病気の経過も治療も違うんです
母 かつえさん（71歳）の場合
私に甲状腺の結節が見つかったのは6年前
50代で立ち上げた有限会社でバリバリ働いていました
子どもたちが巣立ったから思いきり仕事するぞーっ
そのためには健康第一！
…と毎年欠かさず人間ドックを受けていたら…
人間ドック受付

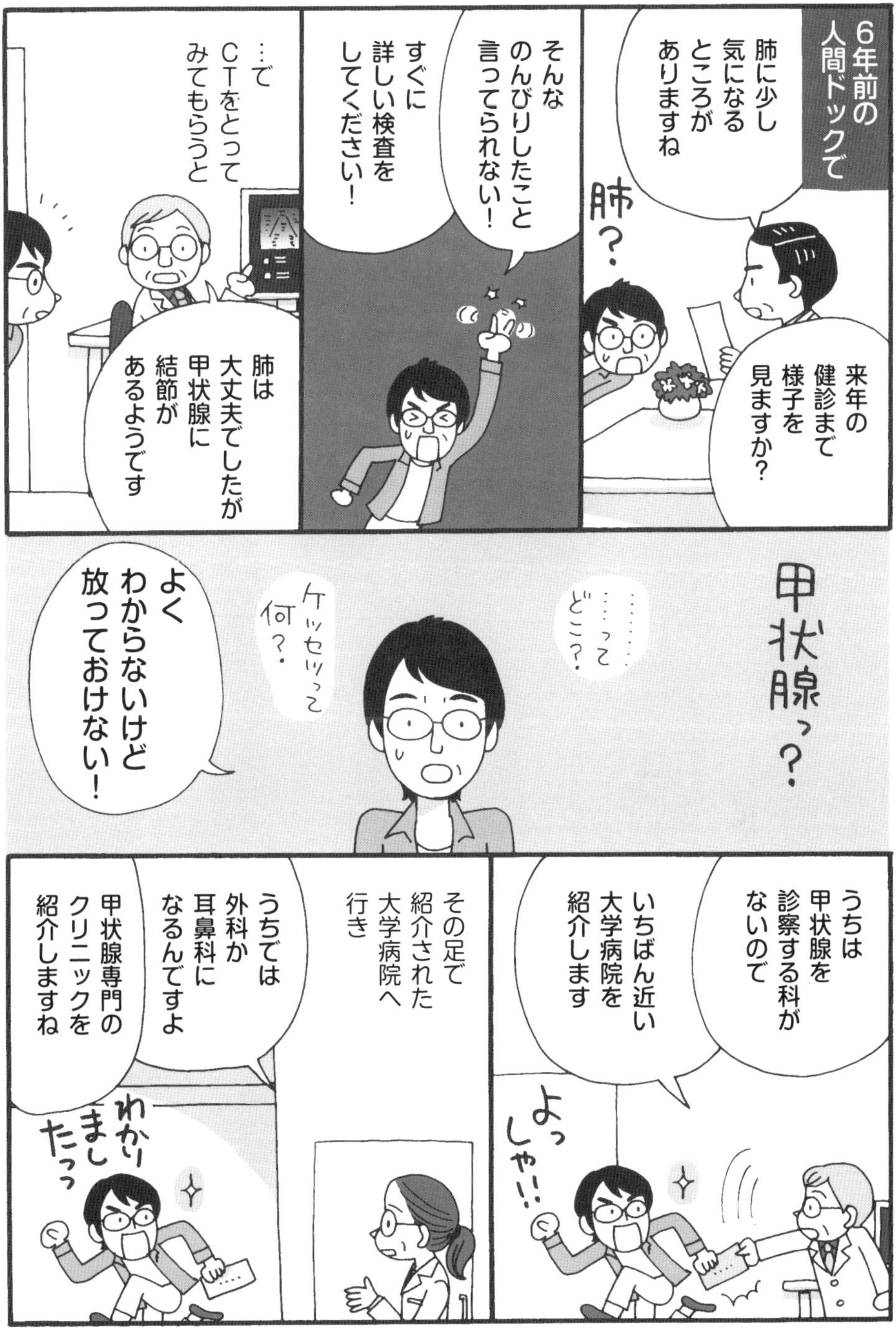
6年前の人間ドックで
肺に少し気になるところがありますね
肺？
来年の健診まで様子を見ますか？
そんなのんびりしたこと言ってられない！
すぐに詳しい検査をしてください！
…でCTをとってみてもらうと
肺は大丈夫でしたが甲状腺に結節があるようです
甲状腺っ？
……ってどこ？
ケッセツって何？
よくわからないけど放っておけない！
うちは甲状腺を診察する科がないので
いちばん近い大学病院を紹介します
よっしゃ!!
その足で紹介された大学病院へ行き
うちでは外科か耳鼻科になるんですよ
甲状腺専門のクリニックを紹介しますね
わかりましたっ

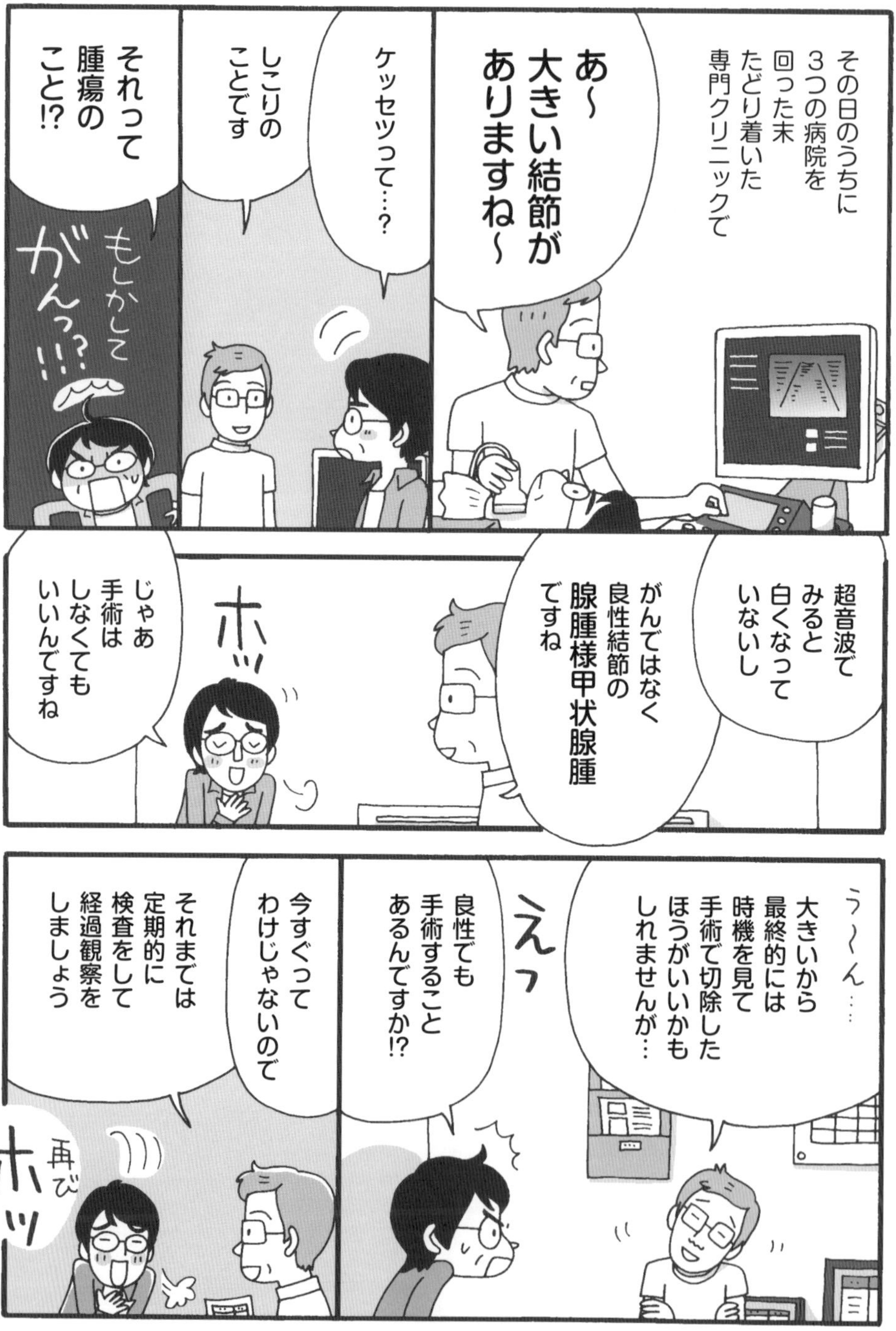

その日のうちに3つの病院を回った末たどり着いた専門クリニックで
あ〜大きい結節がありますね〜
ケッセツって…?
しこりのことです
それって腫瘍のこと!?
もしかしてがんっ!?!!
超音波でみると白くなっていないし
がんではなく良性結節の腺腫様甲状腺腫ですね
ホッ
じゃあ手術はしなくてもいいんですね
う〜ん…
大きいから最終的には時機を見て手術で切除したほうがいいかもしれませんが…
えっ
良性でも手術することあるんですか!?
今すぐってわけじゃないので
それまでは定期的に検査をして経過観察をしましょう
再びホッ

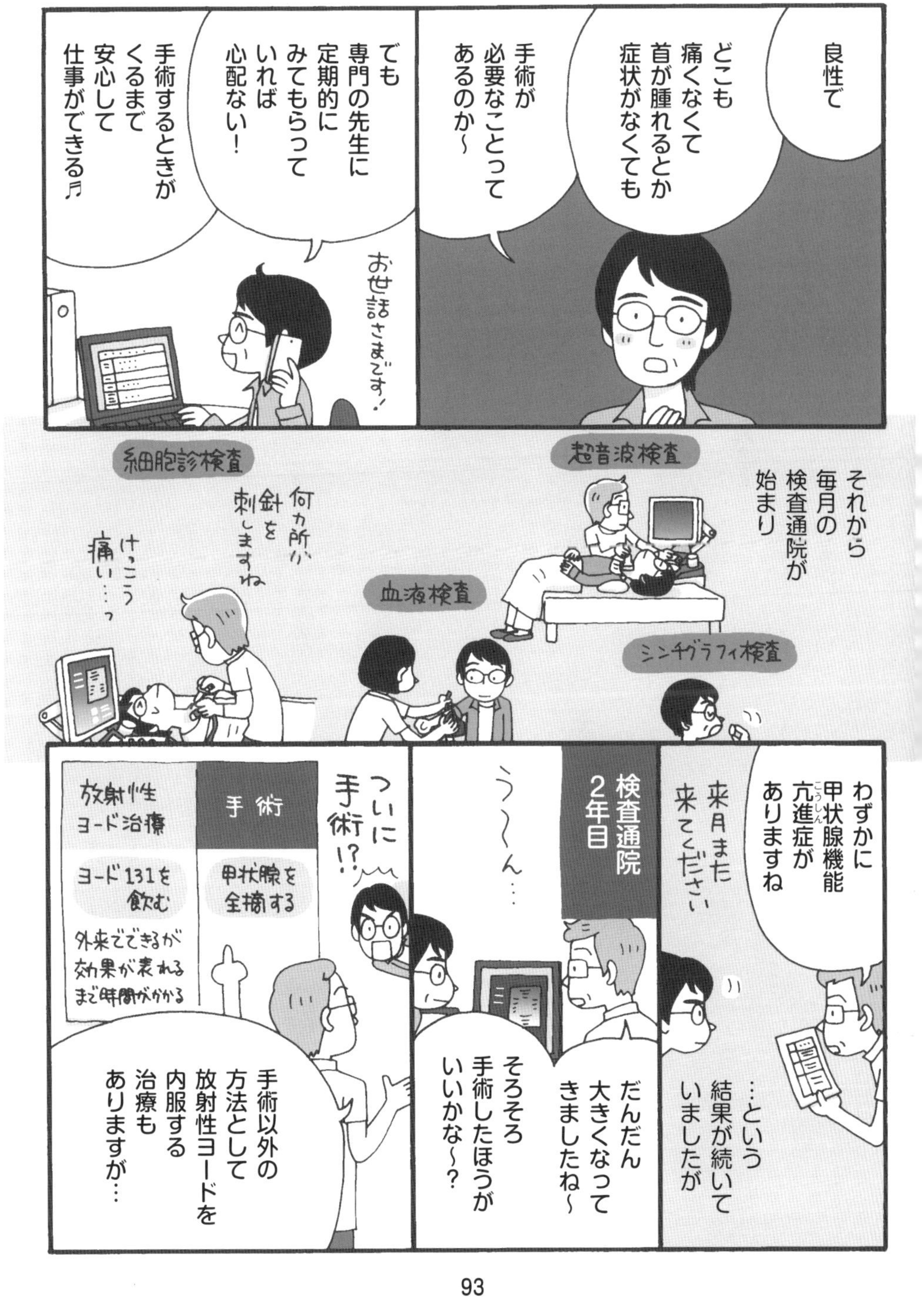

良性で
どこも痛くなくて首が腫れるとか症状がなくても
手術が必要なことってあるのか〜
でも専門の先生に定期的にみてもらっていれば心配ない!
手術するときがくるまで安心して仕事ができる♬
お世話さまです!
それから毎月の検査通院が始まり
超音波検査
血液検査
シンチグラフィ検査
細胞診検査
何カ所か針を刺しますね
けっこう痛い…っ
わずかに甲状腺機能亢進《こうしん》症がありますね
来月また来てください
…という結果が続いていましたが
検査通院2年目
う〜ん…
だんだん大きくなってきましたね〜
そろそろ手術したほうがいいかな〜?
ついに手術!?
手術
甲状腺を全摘する
放射性ヨード治療
ヨード131を飲む
外来でできるが効果が表れるまで時間がかかる
手術以外の方法として放射性ヨードを内服する治療もありますが…

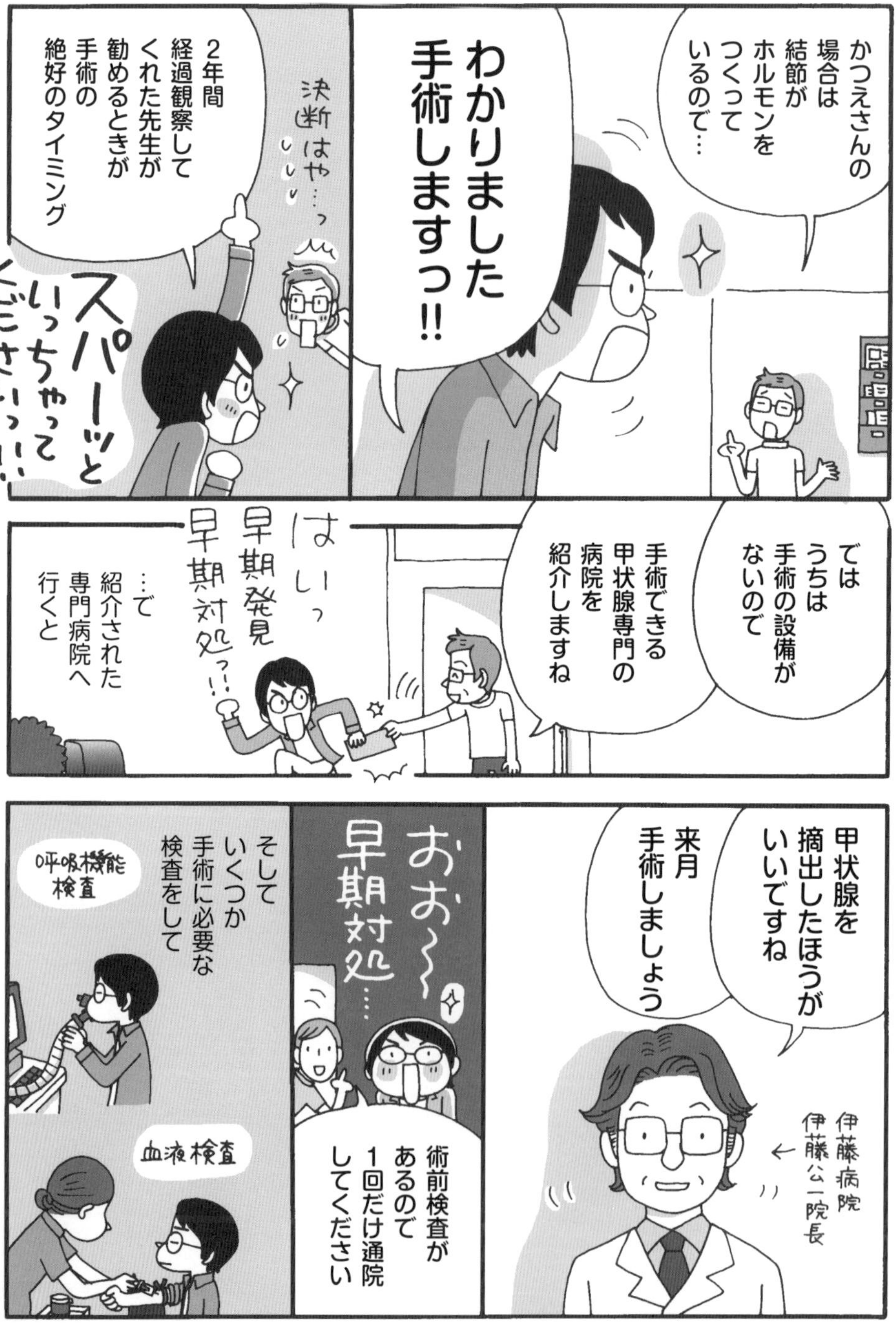
かつえさんの場合は結節がホルモンをつくっているので…
わかりました手術しますっ!!
2年間経過観察してくれた先生が勧めるときが手術の絶好のタイミング
決断はや…っ
スパーッといっちゃってくださいっ!!
ではうちは手術の設備がないので
手術できる甲状腺専門の病院を紹介しますね
はいっ
早期発見早期対処っ!!
…で紹介された専門病院へ行くと
甲状腺を摘出したほうがいいですね
来月手術しましょう
伊藤病院 伊藤公一院長
おお〜
早期対処…
術前検査があるので1回だけ通院してください
そしていくつか手術に必要な検査をして
呼吸機能検査
血液検査

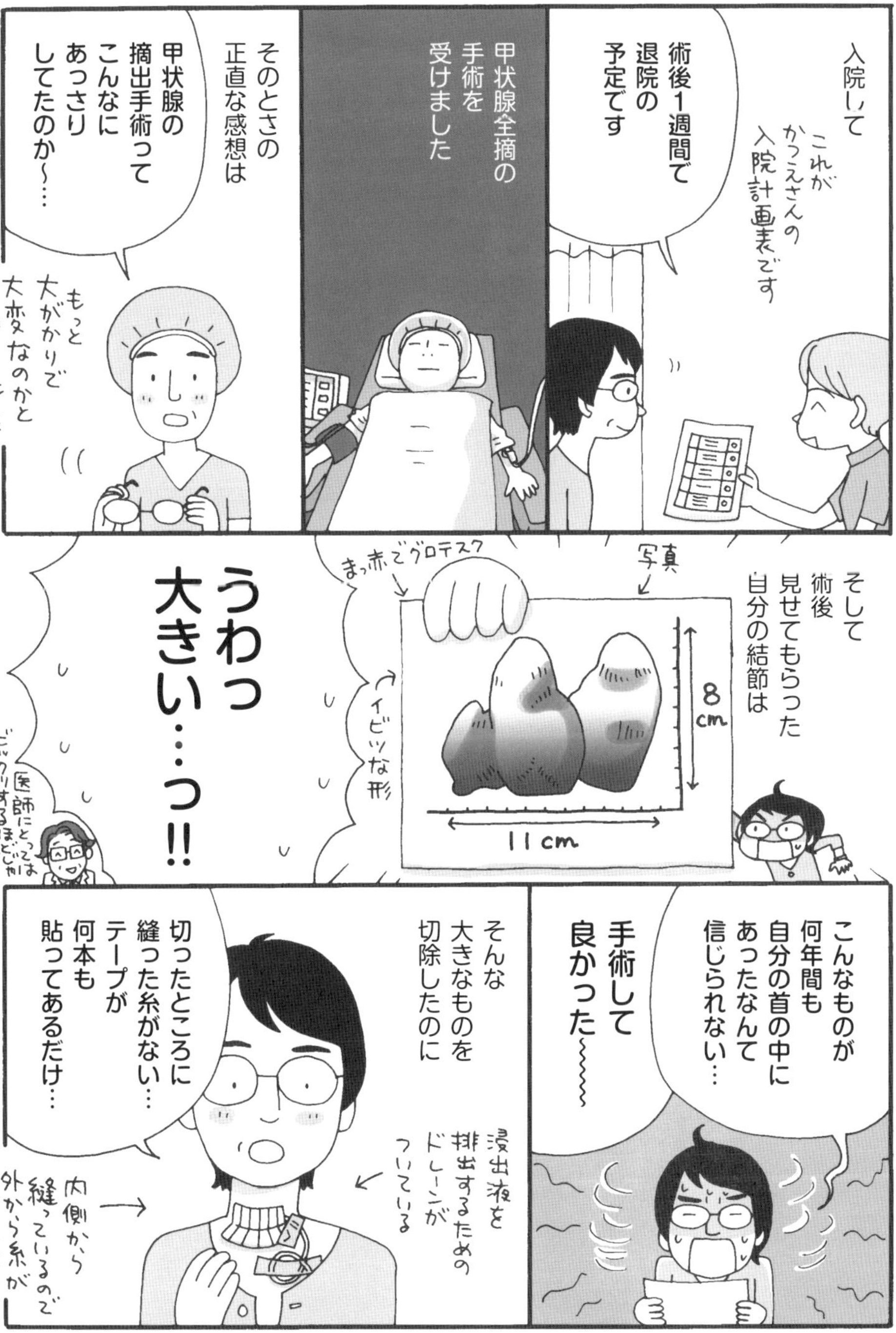

入院して
これがかつえさんの入院計画表です
術後1週間で退院の予定です
甲状腺全摘の手術を受けました
そのときの正直な感想は
甲状腺の摘出手術ってこんなにあっさりしてたのか~…
もっと大がかりで大変なのかと思ってた…
そして術後見せてもらった自分の結節は
写真
まっ赤でグロテスク
イビツな形
8cm
11cm
うわっ大きい…っ!!
医師にとってはビックリするほどじゃないですが…
こんなものが何年間も自分の首の中にあったなんて信じられない…
手術して良かった~~~
そんな大きなものを切除したのに
切ったところに縫った糸がない…テープが何本も貼ってあるだけ…
浸出液を排出するためのドレーンがついている
内側から縫っているので外から糸が見えない

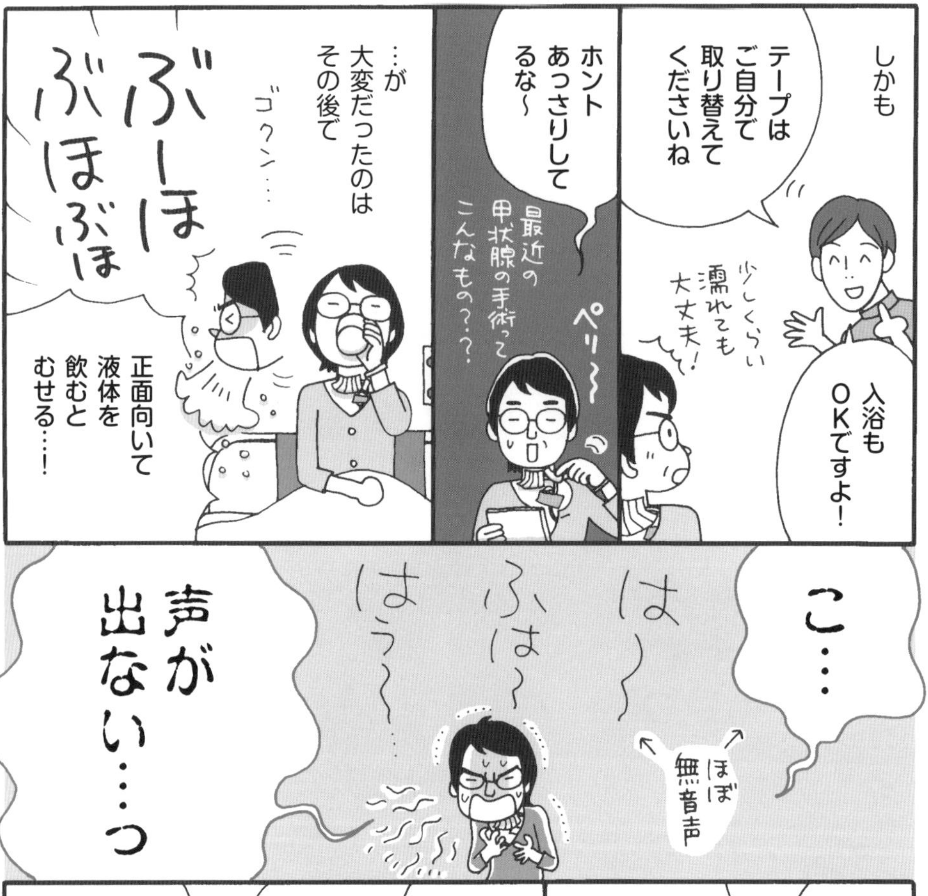
しかも
テープはご自分で取り替えてくださいね
少しくらい濡れても大丈夫!
入浴もOKですよ!
ホントあっさりしてるな~
最近の甲状腺の手術ってこんなもの???
ペリ~
…が大変だったのはその後で
ゴクン…
ぶーほぶほぶほ
正面向いて液体を飲むとむせる…!
こ…
は~
ふは~
はう~…
ほぼ無音声
声が出ない…っ
手術の合併症の
「右反回神経麻痺《まひ》」ですね
反回神経※は声帯の動きを司る神経で
何らかの刺激を受けて機能低下すると
声がかすれたり飲食物の誤嚥《ごえん》を起こすことがあるんです
甲状腺
右反回神経
左反回神経

※反回神経は触れただけでも機能が低下することがある。

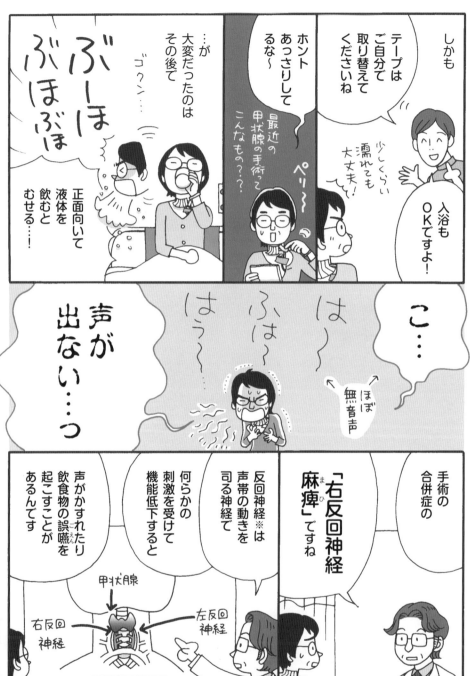

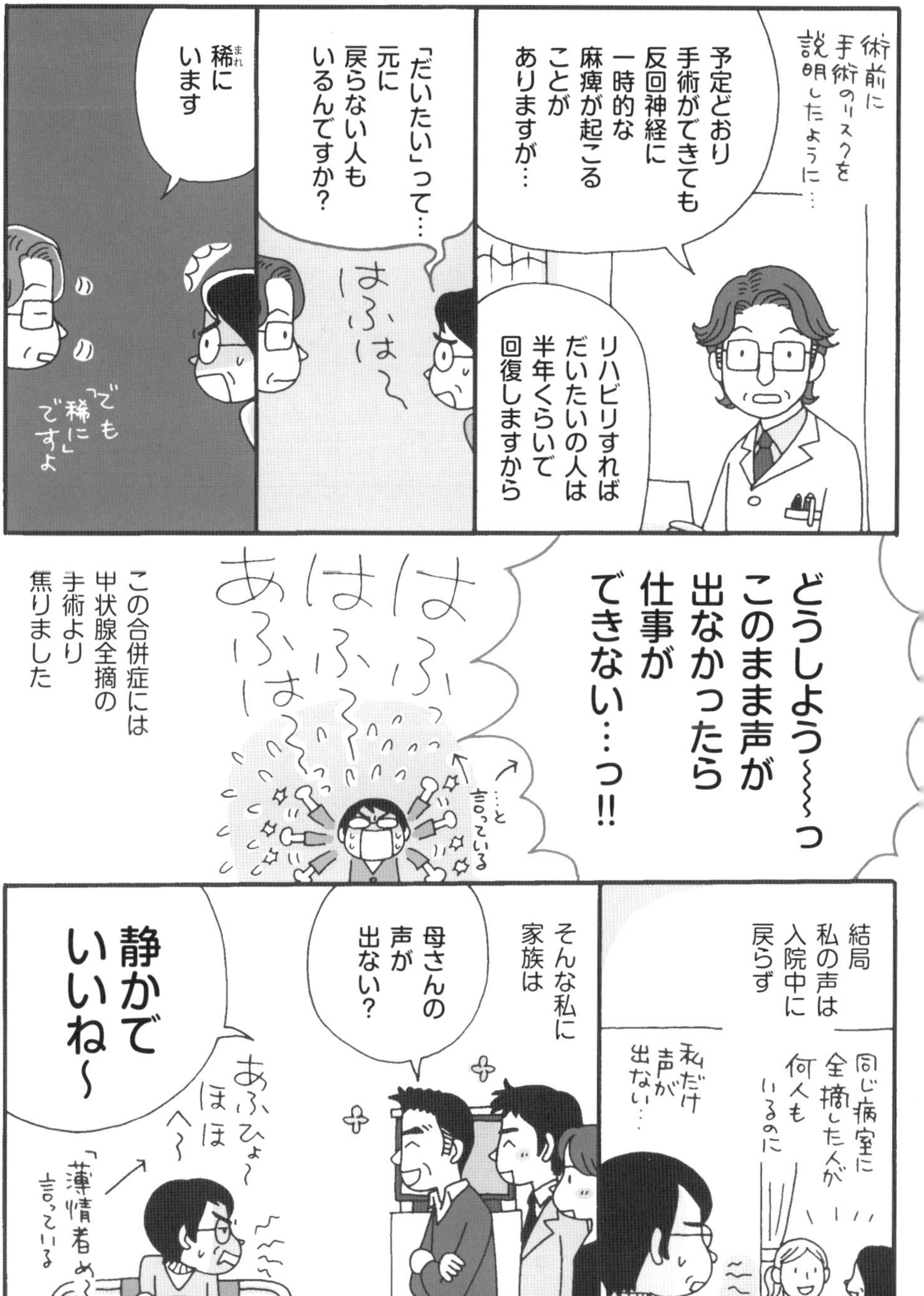

術前に手術のリスクを説明したように…
予定どおり手術ができても反回神経に一時的な麻痺が起こることがありますが…
リハビリすればだいたいの人は半年くらいで回復しますから
「だいたい」って…元に戻らない人もいるんですか?
はふは〜
稀《まれ》にいます
「でも稀に」ですよ
どうしよう〜〜〜っこのまま声が出なかったら仕事ができない…っ!!
はふっはふ〜あふは〜
…と言っている
この合併症には甲状腺全摘の手術より焦りました
結局私の声は入院中に戻らず
同じ病室に全摘した人が何人もいるのに
私だけ声が出ない…
そんな私に家族は
母さんの声が出ない?
静かでいいね〜
あふひょ〜ほほへ〜
「薄情者め〜」と言っている

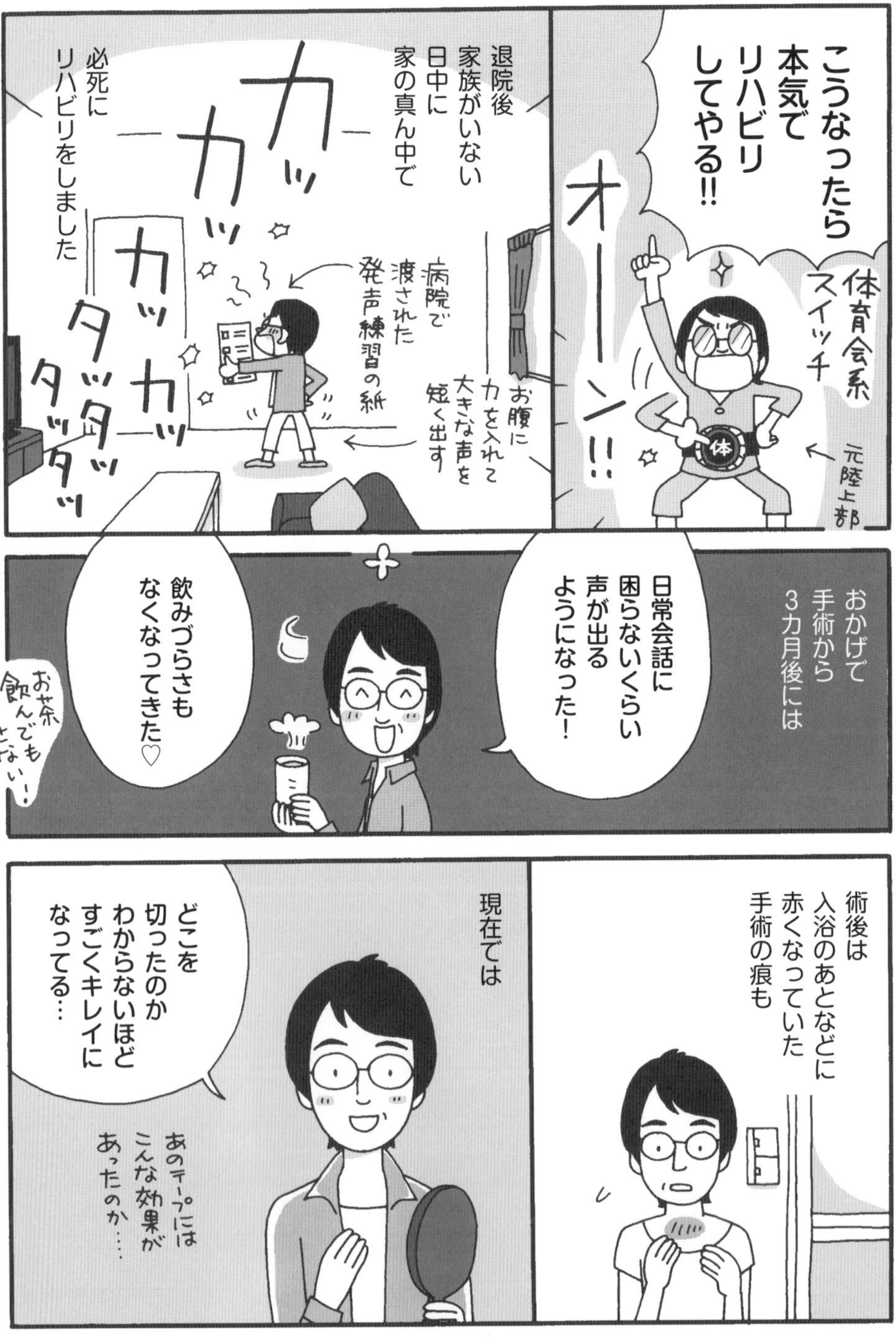

こうなったら
本気で
リハビリ
してやる!!
体育会系
スイッチ
オーーン!!
元陸上部
退院後
家族がいない
日中に
家の真ん中で
必死に
リハビリをしました
カッ
カッ
カッ
カッ
タッ
タッ
タッ
タッ
病院で
渡された
発声練習の紙
お腹に
力を入れて
大きな声を
短く出す
おかげで
手術から
3カ月後には
日常会話に
困らないくらい
声が出る
ようになった!
飲みづらさも
なくなってきた♡
お茶
飲んでも
むせない!
術後は
入浴のあとなどに
赤くなっていた
手術の痕も
現在では
どこを
切ったのか
わからないほど
すごくキレイに
なってる…
あのテープには
こんな効果が
あったのか…

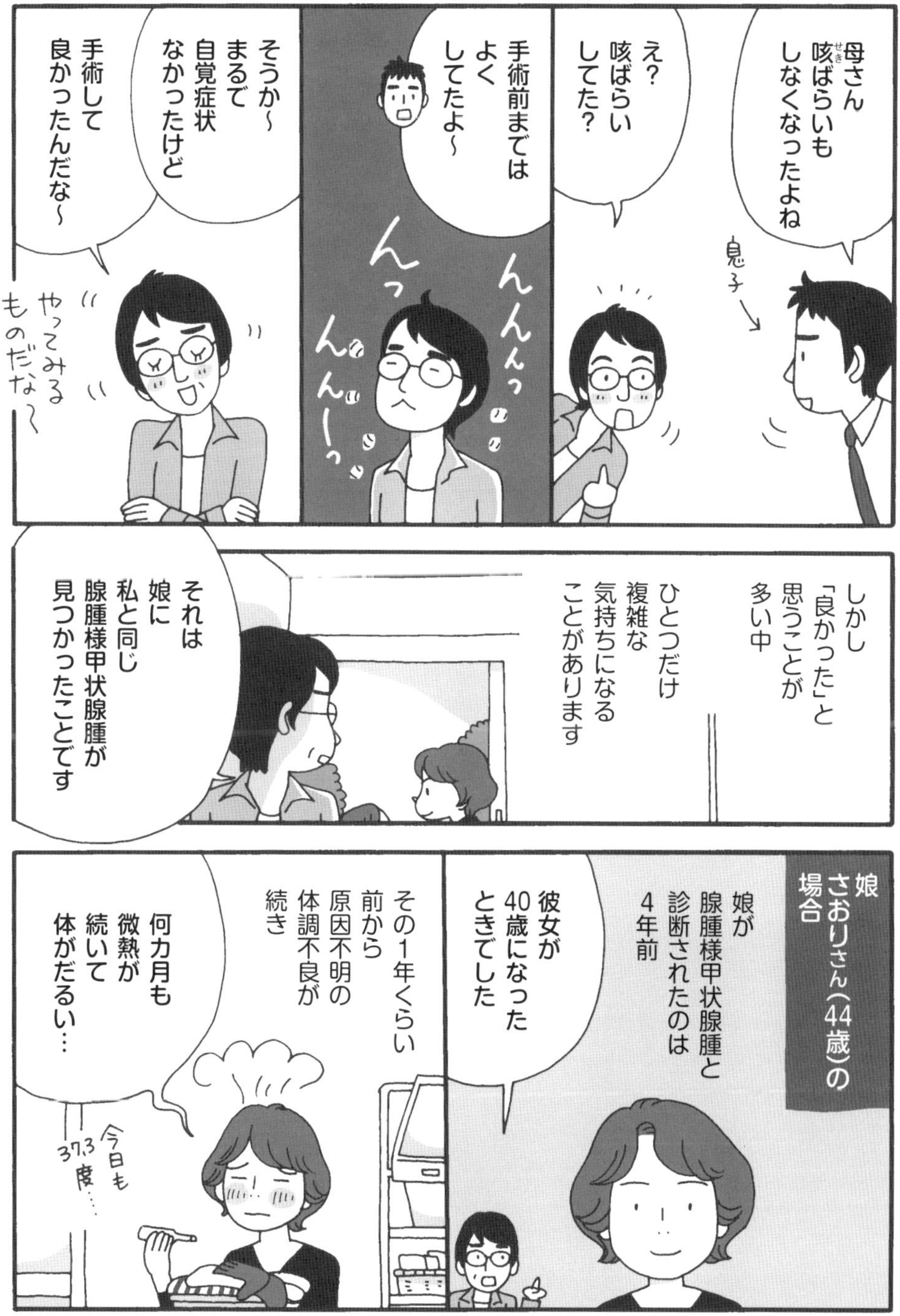
母さん 咳《せき》ばらいも しなくなったよね
息子
え？ 咳ばらい してた？
手術前までは よく してたよ～
んんんっ
んっ
んんーっ
そうか～ まるで 自覚症状 なかったけど 手術して 良かったんだな～
やってみる ものだな～
しかし 「良かった」と 思うことが 多い中 ひとつだけ 複雑な 気持ちになる ことがあります
それは 娘に 私と同じ 腺腫様甲状腺腫が 見つかったことです
娘 さおりさん（44歳）の 場合
娘が 腺腫様甲状腺腫と 診断されたのは 4年前
彼女が 40歳になった ときでした
その1年くらい 前から 原因不明の 体調不良が 続き
何カ月も 微熱が 続いて 体がだるい…
今日も 37.3度……

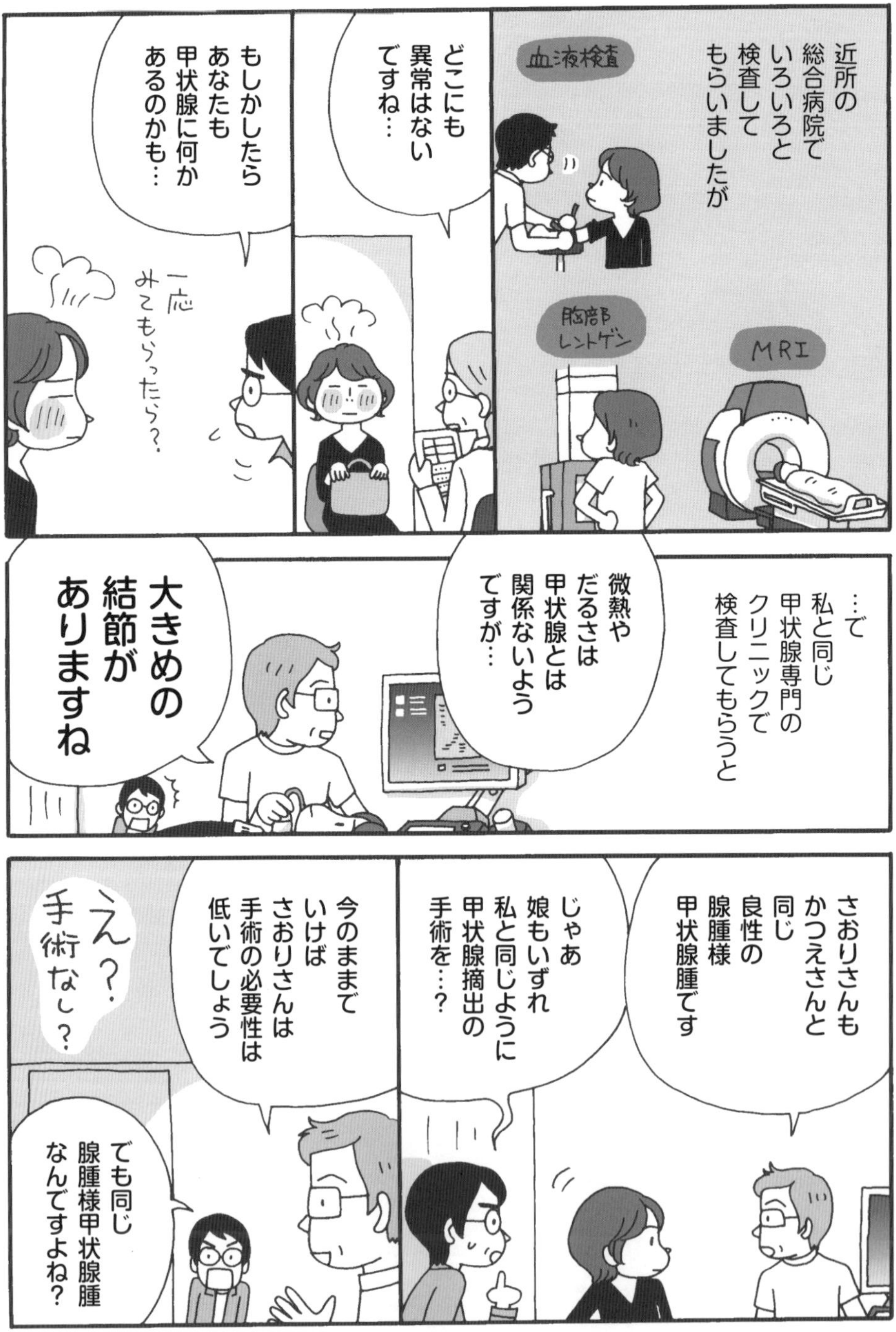
近所の総合病院でいろいろと検査してもらいましたが
血液検査
胸部レントゲン
MRI
どこにも異常はないですね…
もしかしたらあなたも甲状腺に何かあるのかも…
一応みてもらったら？
…で私と同じ甲状腺専門のクリニックで検査してもらうと
微熱やだるさは甲状腺とは関係ないようですが…
大きめの結節がありますね
さおりさんもかつえさんと同じ良性の腺腫様甲状腺腫です
じゃあ娘もいずれ私と同じように甲状腺摘出の手術を…？
今のままでいけばさおりさんは手術の必要性は低いでしょう
え？手術なし？
でも同じ腺腫様甲状腺腫なんですよね？

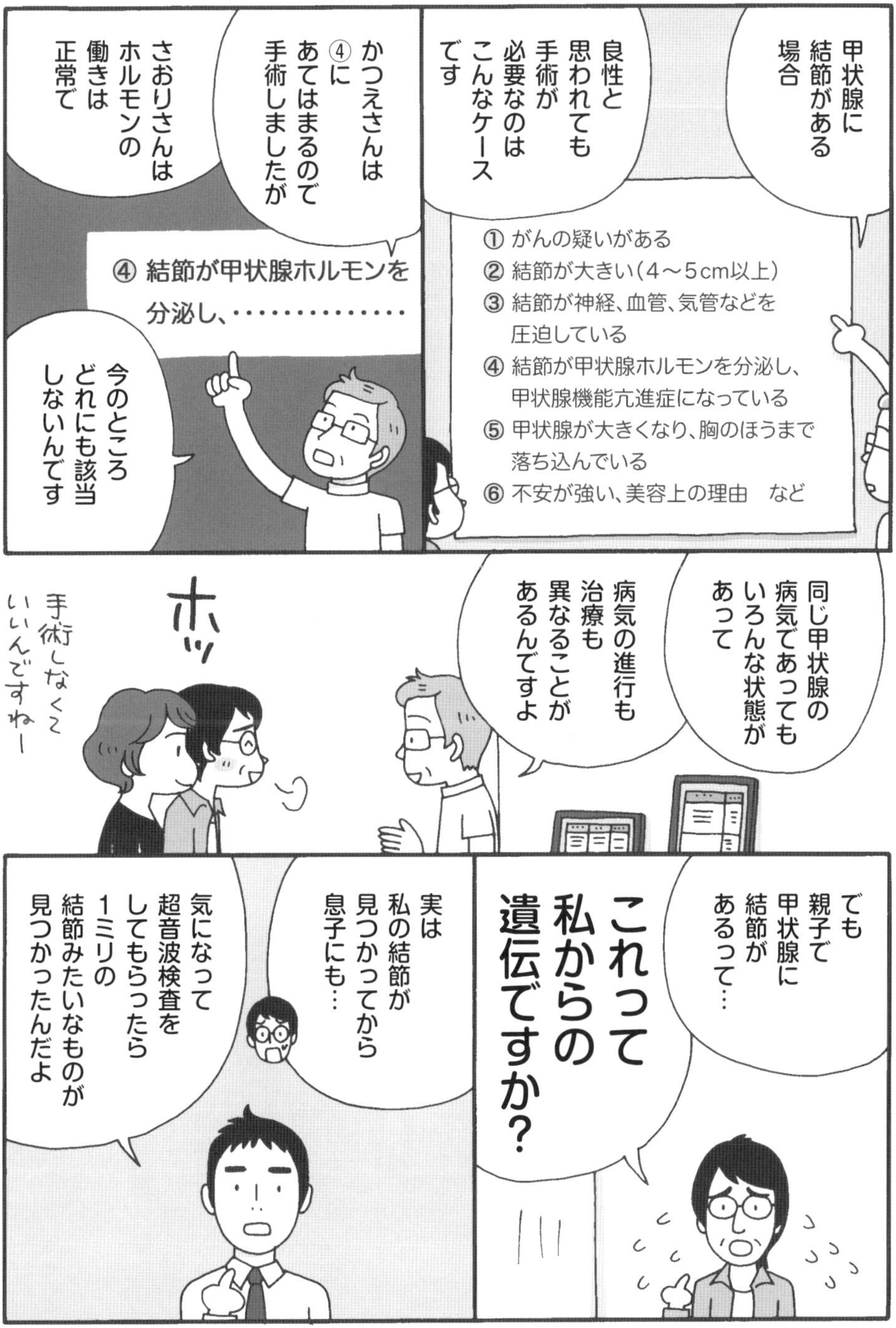
甲状腺に結節がある場合
良性と思われても手術が必要なのはこんなケースです
① がんの疑いがある
② 結節が大きい（4～5cm以上）
③ 結節が神経、血管、気管などを圧迫している
④ 結節が甲状腺ホルモンを分泌し、甲状腺機能亢進症になっている
⑤ 甲状腺が大きくなり、胸のほうまで落ち込んでいる
⑥ 不安が強い、美容上の理由　など
かつえさんは④にあてはまるので手術しましたが
④ 結節が甲状腺ホルモンを分泌し、・・・・・・・・・・・・・・
さおりさんはホルモンの働きは正常で
今のところどれにも該当しないいんです
同じ甲状腺の病気であってもいろんな状態があって
病気の進行も治療も異なることがあるんですよ
ホッ
手術しなくていいんですねー
でも親子で甲状腺に結節があるって…
これって私からの遺伝ですか？
実は私の結節が見つかってから息子にも…
気になって超音波検査をしてもらったら1ミリの結節みたいなものが見つかったんだよ

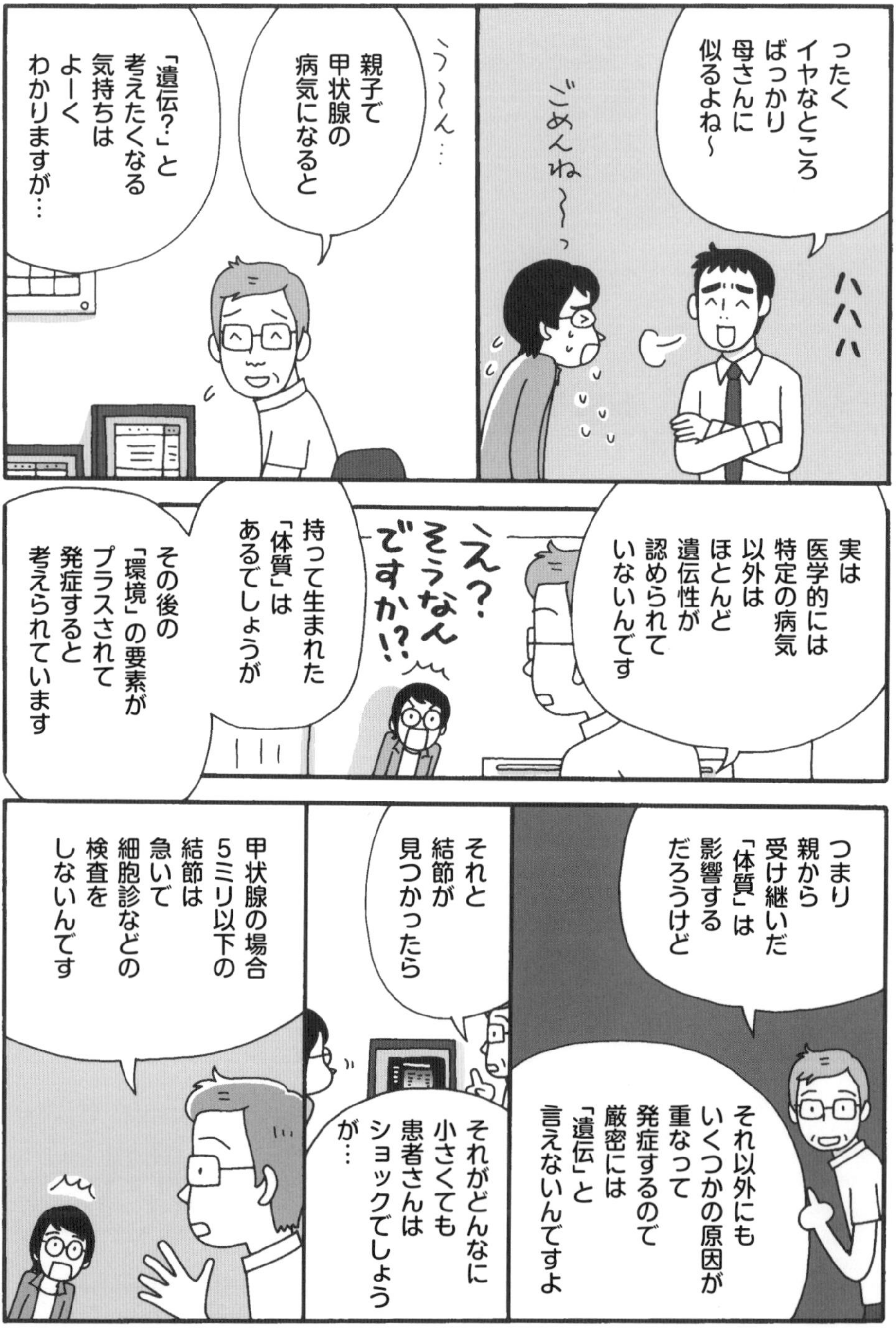
つたく
イヤなところ
ばっかり
母さんに
似るよね〜
ハハハ
ごめんね〜〜っ
う〜ん…
親子で甲状腺の病気になると
「遺伝？」と考えたくなる気持ちはよーくわかりますが…
実は医学的には特定の病気以外はほとんど遺伝性が認められていないんです
え？そうなんですか！？
持って生まれた「体質」はあるでしょうが
その後の「環境」の要素がプラスされて発症すると考えられています
つまり親から受け継いだ「体質」は影響するだろうけど
それ以外にもいくつかの原因が重なって発症するので厳密には「遺伝」と言えないんですよ
それと結節が見つかったら
それがどんなに小さくても患者さんはショックでしょうが…
甲状腺の場合5ミリ以下の結節は急いで細胞診などの検査をしないんです

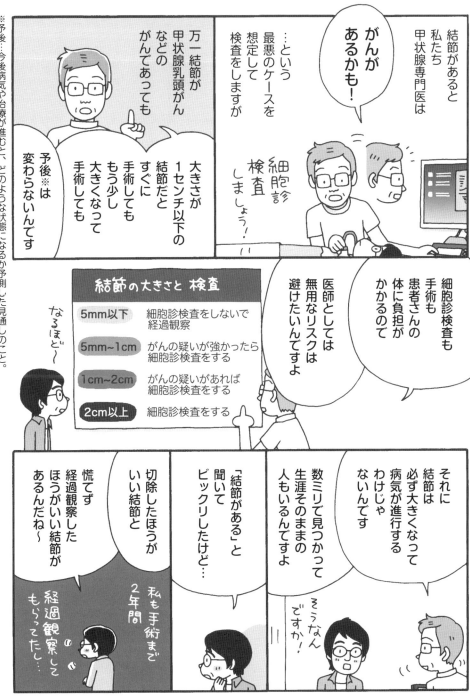

※予後…今後病気や治療が進むと、どのような状態になるか予測した見通しのこと。

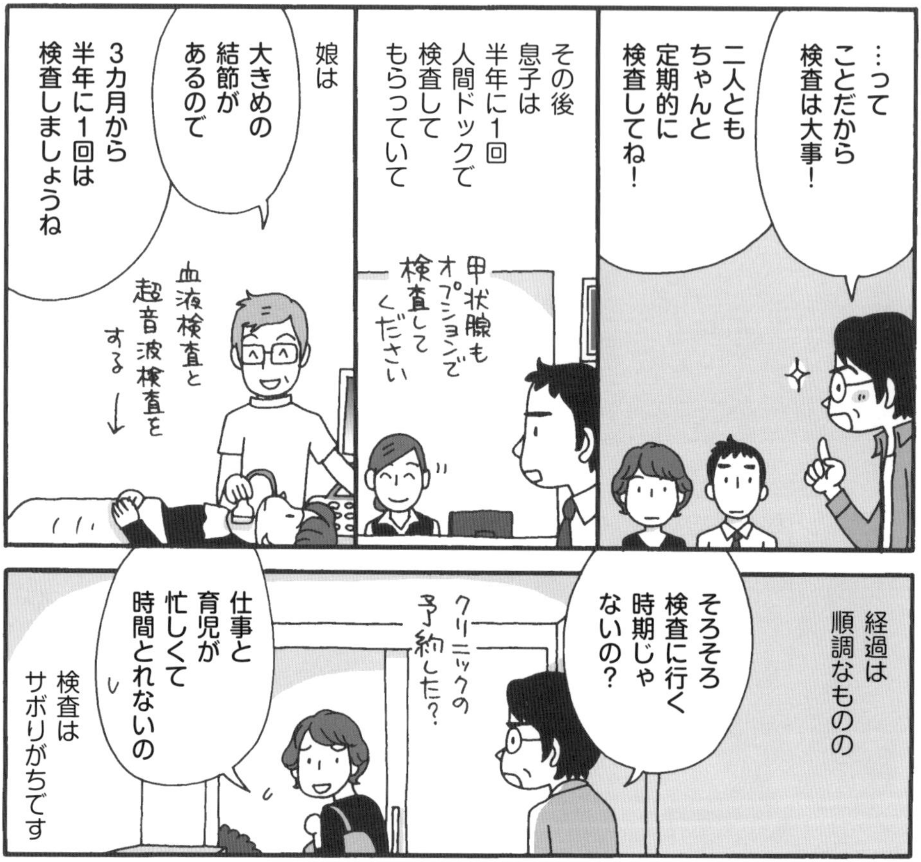
…って ことだから 検査は大事！
二人とも ちゃんと 定期的に 検査してね！
その後 息子は 半年に1回 人間ドックで 検査して もらっていて
甲状腺も オプションで 検査して ください
娘は
大きめの 結節が あるので
3カ月から 半年に1回は 検査しましょうね
血液検査と 超音波検査を する
経過は 順調なものの
そろそろ 検査に行く 時期じゃ ないの？
クリニックの 予約した？
仕事と 育児が 忙しくて 時間とれないの
検査は サボりがちです
そして私は 術後しばらくは 毎月 検査通院して いましたが
今は 3カ月ごとなので 楽になりました！
山内 クリニック
最初は めんどうだった 薬も
甲状腺を 摘出して ホルモンが つくれないから
毎日 甲状腺ホルモン薬を 飲まなきゃ いけない…
飲み忘れ防止の 薬ケースに 仕分けるのが めんどう…

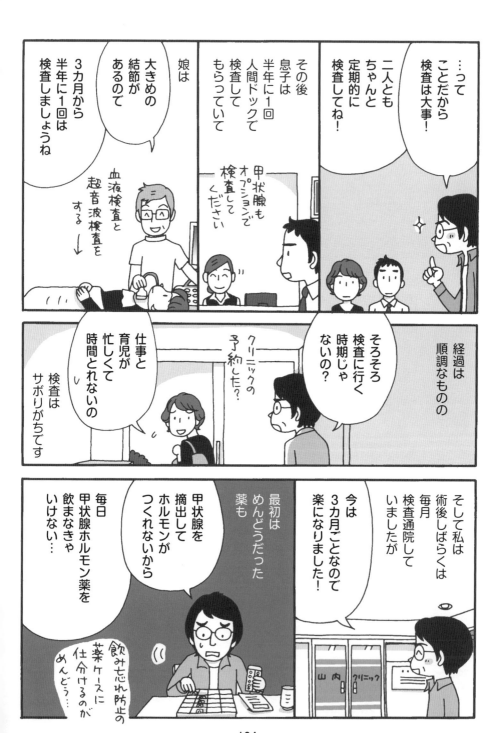

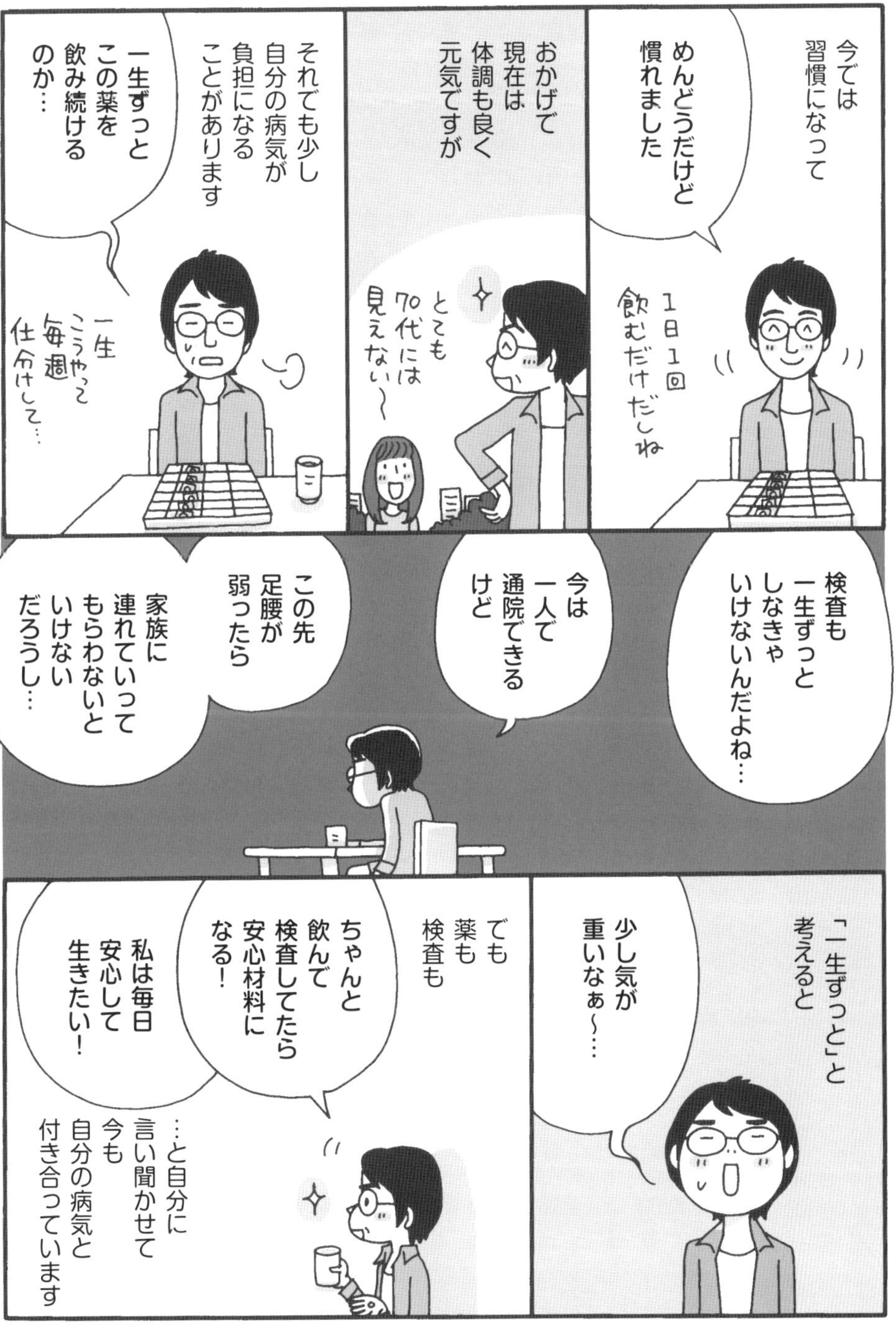

今では習慣になって
めんどうだけど慣れました
1日1回飲むだけだしね
おかげで現在は体調も良く元気ですが
とても70代には見えない〜
それでも少し自分の病気が負担になることがあります
一生ずっとこの薬を飲み続けるのか…
一生こうやって毎週仕分けして…
検査も一生ずっとしなきゃいけないんだよね…
今は一人で通院できるけど
この先足腰が弱ったら
家族に連れていってもらわないといけないだろうし…
「一生ずっと」と考えると
少し気が重いなぁ〜…
でも薬も検査も
ちゃんと飲んで検査してたら安心材料になる！
私は毎日安心して生きたい！
…と自分に言い聞かせて今も自分の病気と付き合っています

腺腫様甲状腺腫・おわり

Dr.甲之介が解説！

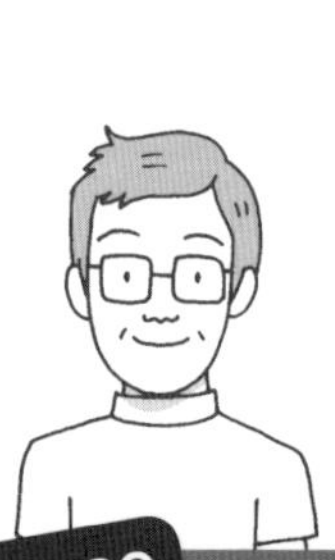

case 8

腺腫様甲状腺腫

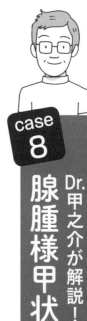

甲状腺に結節（しこり）ができた状態を結節性甲状腺腫と呼び、良性と悪性に分類（P125）されます。かつえさん、さおりさん母娘の病気は、**良性の腺腫様甲状腺腫**でした。しかし、二人の違う点は、かつえさんの結節は**甲状腺ホルモンを過剰につくっている自律性機能性甲状腺結節**だったことです。

同じく甲状腺ホルモンを過剰につくるバセドウ病との違いは、抗TSH受容体抗体（P24）が陰性であることです。両者をはっきり区別するために**シンチグラフィ検査**を行います。この検査は微量の放射線を発するヨードを服用して、**放射線が甲状腺のどこに集まるかを見る検査**で、バセドウ病は全体に集まりますが、かつえさんは甲状腺の中の結節に集まり、区別ができました。

超音波検査で甲状腺乳頭がんでよく見られる白い微細石灰化（カルシウムの沈着）を認めず、細胞診検査も良性でした。

軽症であれば治療せず経過をみたり、薬を服用して甲状腺機能亢進《こうしん》症を抑えることができます。根本的な治療は手術によって結節を切除することですが、結節は残ってもホルモンをつくるという働きをなくすための**放射性ヨード治療**（P24）、**経皮的エタノール注入療法**（特殊な注射針を皮膚の上から結節に刺し、エタノールを注入して患部を死滅させる方法）があります。

それぞれ一長一短があるので、個々の病態でどの治療方法を選択するか判断します。かつえさんには複数の結節があり、そのひとつひとつに針を刺す経皮的エタノール注入療法は選択肢からはずれます。結節が大きいので手術（甲状腺全摘）を選択しました。

手術の合併症は主に3つあります。

●**術後出血**　甲状腺には血管が多いため出血しやすく、術後出血した場合に備え、傷の中から外につながる管（ドレーン）を挿入して浸出液と一緒に血液も排出できるようにしておきます。

●**低カルシウム血症**　甲状腺の裏側に、血中のカルシウム量を調整する通常4個の副甲状腺があります。甲状腺の中に埋もれていることがあり、摘出した甲状腺の中に埋もれている副甲状腺は筋肉内に移植して戻します。

●**反回神経麻痺《まひ》**　反回神経が司る声帯は左右ふたつあり、嚥下《えんげ》時に閉じて飲食物が気管に入るのを防いだり、振動して声を出します。反回神経麻痺が起こると誤嚥をしたり、声がかすれます。かつえさんは積極的にリハビリテーションを行い、早期に改善しました。

全摘後の甲状腺機能低下症に対し甲状腺ホルモン薬の服用が必要ですが、**定期的な検査をして適量を服用していれば症状もなく**、今のかつえさんのように充実した生活を送ることができます。

☞かつえさん、ご家族の皆さん、これからも前向きに甲状腺診療を受けてください。

わたし、甲状腺がんだったの？

演奏家・ピアノ講師　まちこさん（56歳）の場合

case 9

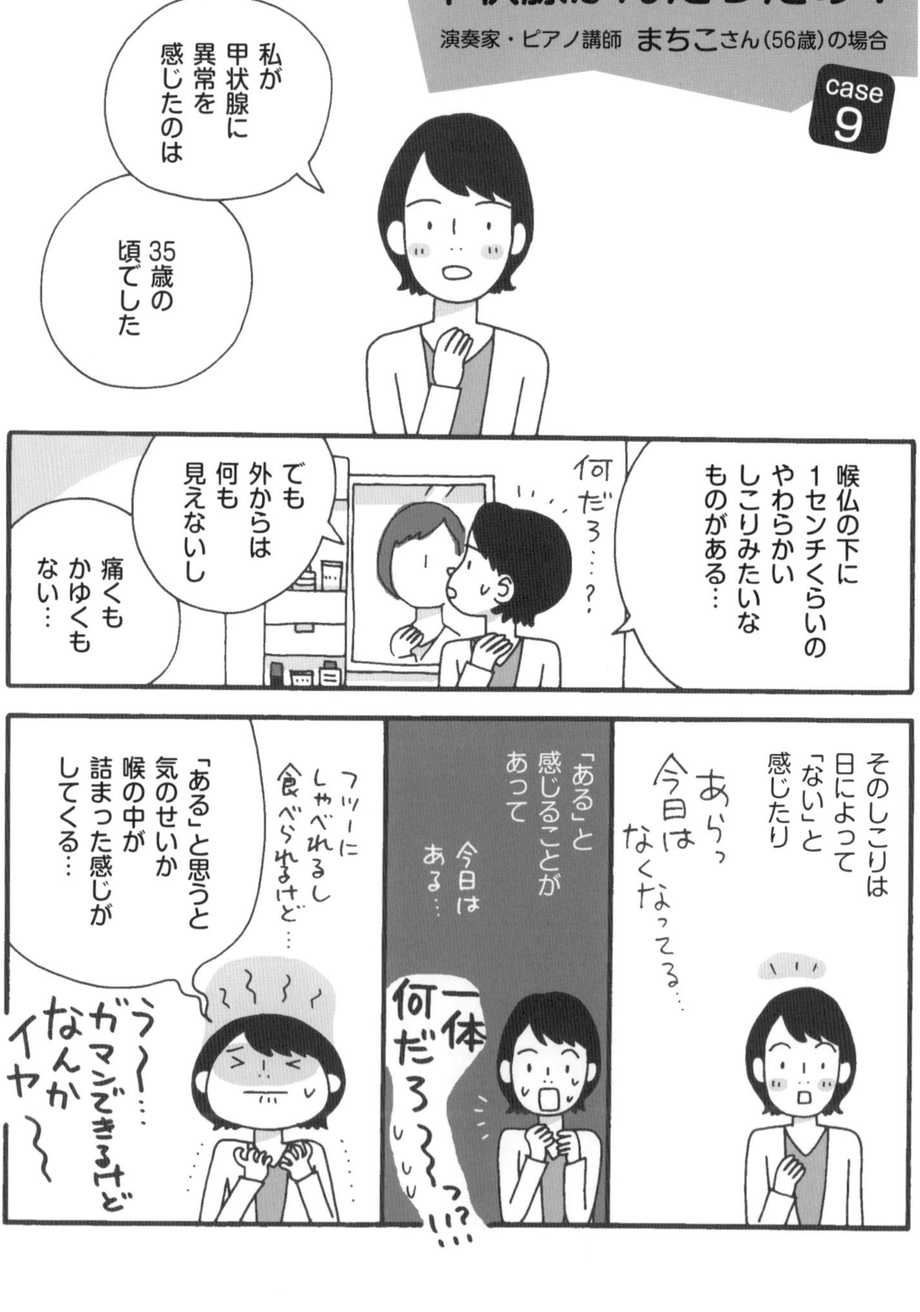
私が甲状腺に異常を感じたのは
35歳の頃でした
喉仏の下に1センチくらいのやわらかいしこりみたいなものがある…
何だろ…？
でも外からは何も見えないし
痛くもかゆくもない…
そのしこりは日によって「ない」と感じたり
あらっ今日はなくなってる…
「ある」と感じることがあって
今日はある…
一体何だろ〜っ!!?
フツーにしゃべれるし食べられるけど…
「ある」と思うと気のせいか喉の中が詰まった感じがしてくる…
う〜…ガマンできるけどなんかイヤ〜〜

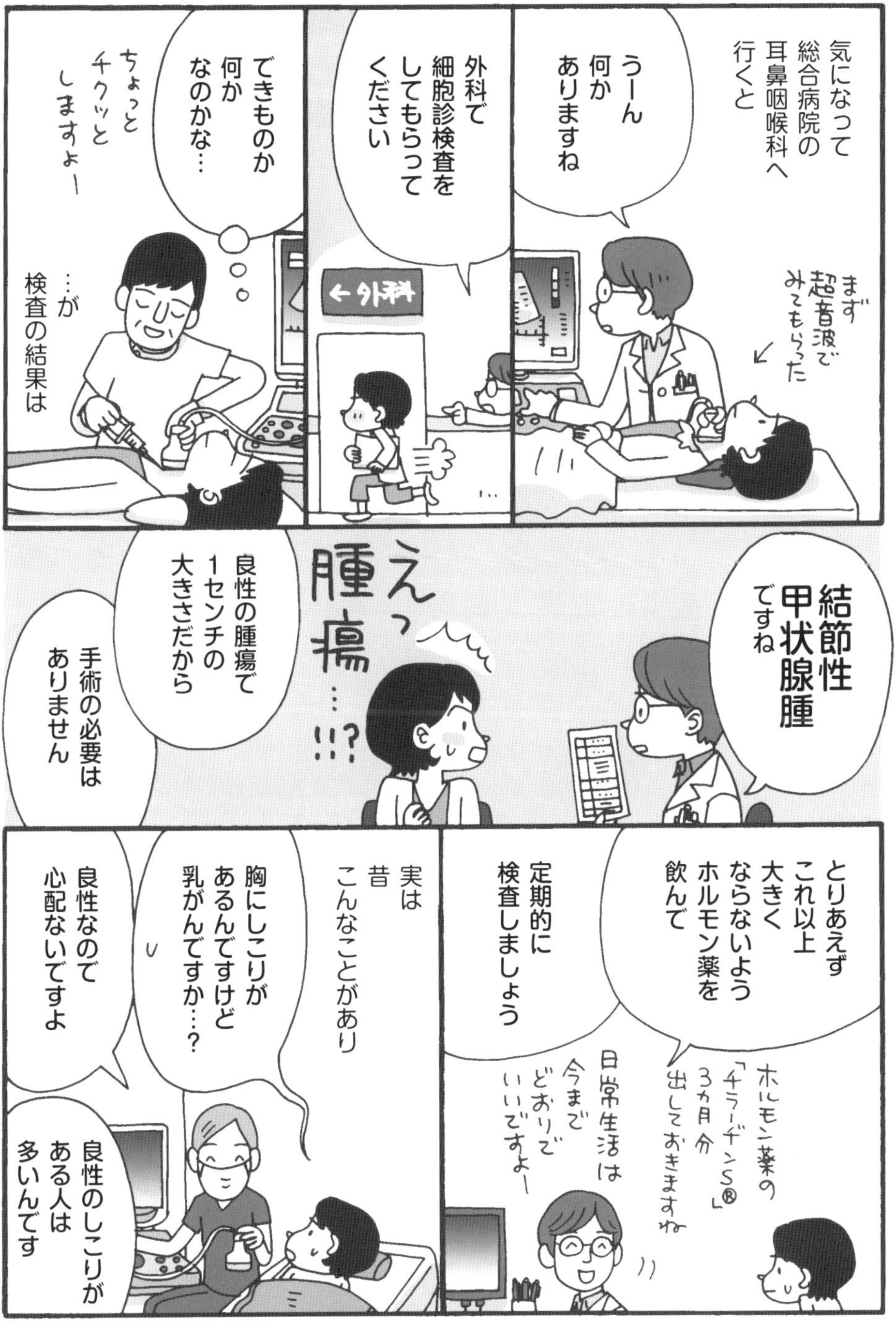
気になって総合病院の耳鼻咽喉科へ行くと
まず超音波でみてもらった
うーん何かありますね
外科で細胞診検査をしてもらってください
← 外科
…
ちょっとチクッとしますよー
できものか何かなのかな…
…が検査の結果は
結節性甲状腺腫ですね
えっ腫瘍…!!?
良性の腫瘍で1センチの大きさだから
手術の必要はありません
とりあえずこれ以上大きくならないようホルモン薬を飲んで
定期的に検査しましょう
ホルモン薬の「チラーヂンS®」3カ月分出しておきますね
日常生活は今までどおりでいいですよー
実は昔こんなことがあり
胸にしこりがあるんですけど乳がんですか…?
良性なので心配ないですよ
良性のしこりがある人は多いんです

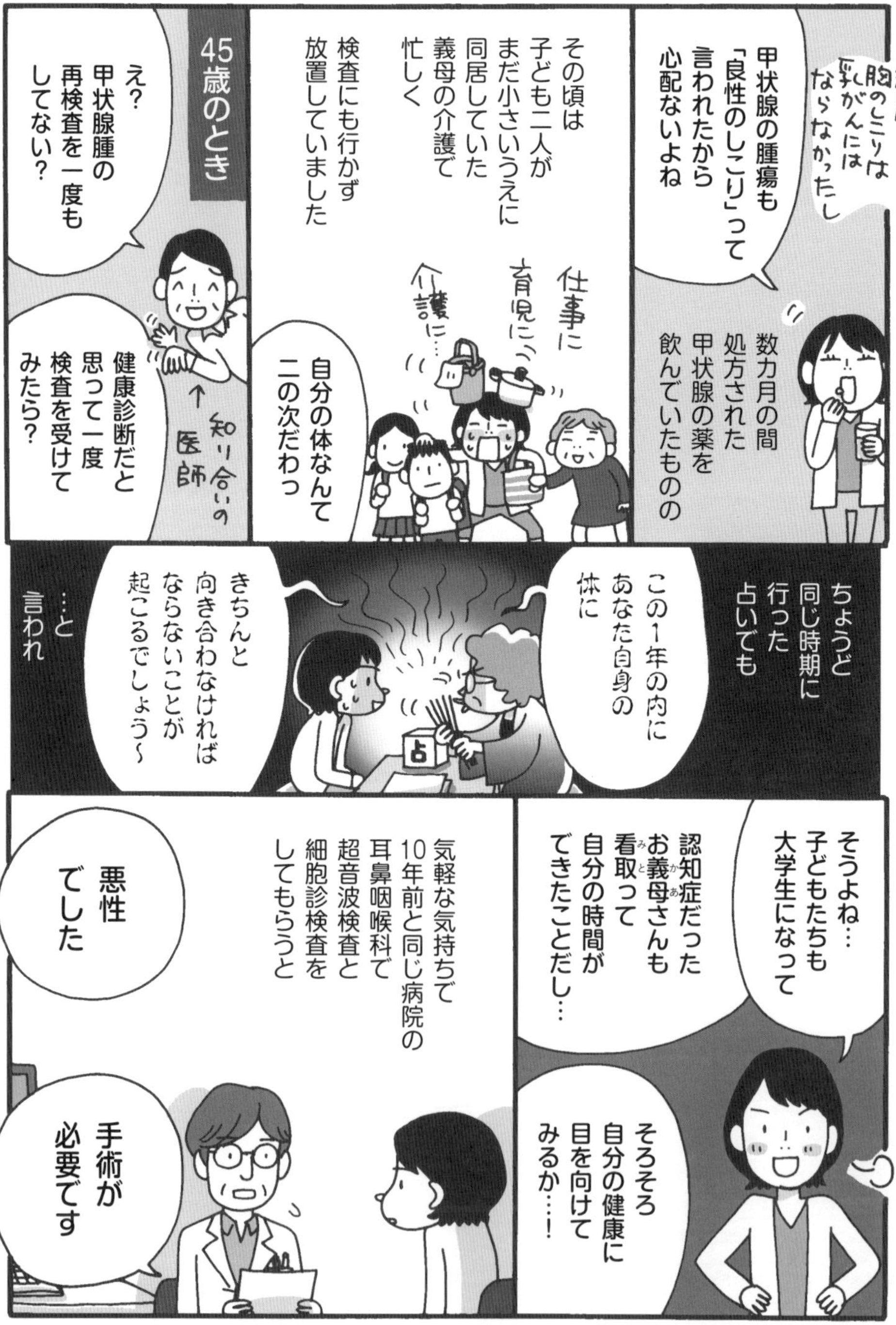
結局 胸のしこりは 乳がんには ならなかったし
甲状腺の腫瘍も「良性のしこり」って言われたから心配ないよね
数カ月の間 処方された 甲状腺の薬を 飲んでいたものの
その頃は 子どもも二人が まだ小さいうえに 同居していた 義母の介護で 忙しく
検査にも行かず 放置していました
仕事に
育児に
介護に…
自分の体なんて 二の次だわっ
45歳のとき
え? 甲状腺腫の 再検査を一度も してない?
知り合いの 医師
健康診断だと 思って一度 検査を受けて みたら?
ちょうど 同じ時期に 行った 占いでも
この1年の内に あなた自身の 体に
占
きちんと 向き合わなければ ならないことが 起こるでしょう〜
…と 言われ
そうよね… 子どもたちも 大学生になって
認知症だった お義母《かあ》さんも 看取《みと》って 自分の時間が できたことだし…
そろそろ 自分の健康に 目を向けて みるか…!
気軽な気持ちで 10年前と同じ病院の 耳鼻咽喉科で 超音波検査と 細胞診検査を してもらうと
悪性 でした
手術が 必要です

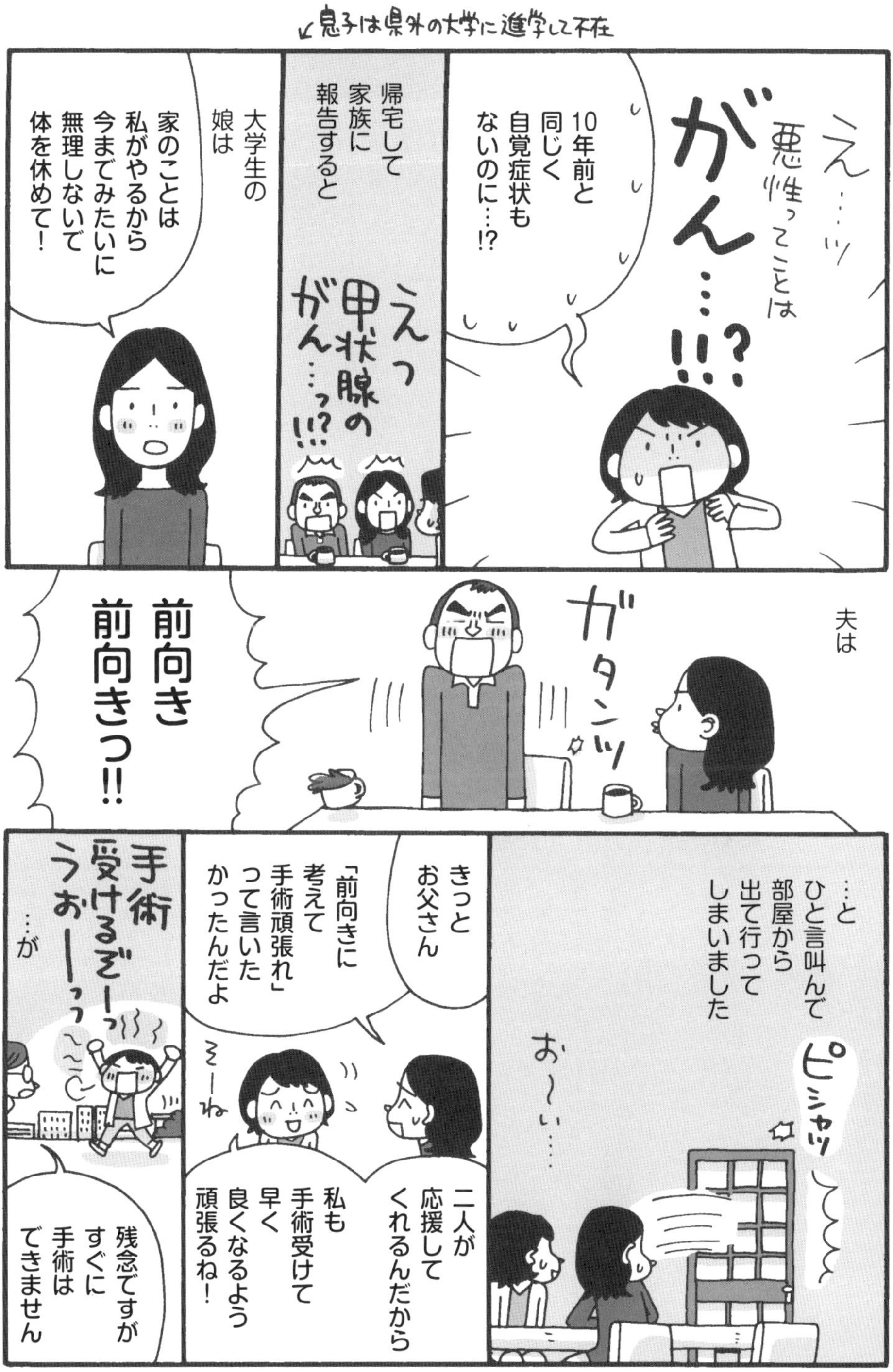
息子は県外の大学に進学して不在
え…ッ 悪性ってことは
がん…!!?
10年前と同じく自覚症状もないのに…!?
帰宅して家族に報告すると
えっ 甲状腺のがん…っ!!?
大学生の娘は
家のことは私がやるから今までみたいに無理しないで体を休めて!
夫は
ガタンッ
前向き前向きっ!!
…とひと言叫んで部屋から出て行ってしまいました
ピシャッ
お〜い…
きっとお父さん「前向きに考えて手術頑張れ」って言いたかったんだよ
そーね
二人が応援してくれるんだから私も手術受けて早く良くなるよう頑張るね!
手術受けるぞーっ うおーーっ
…が
残念ですがすぐに手術はできません

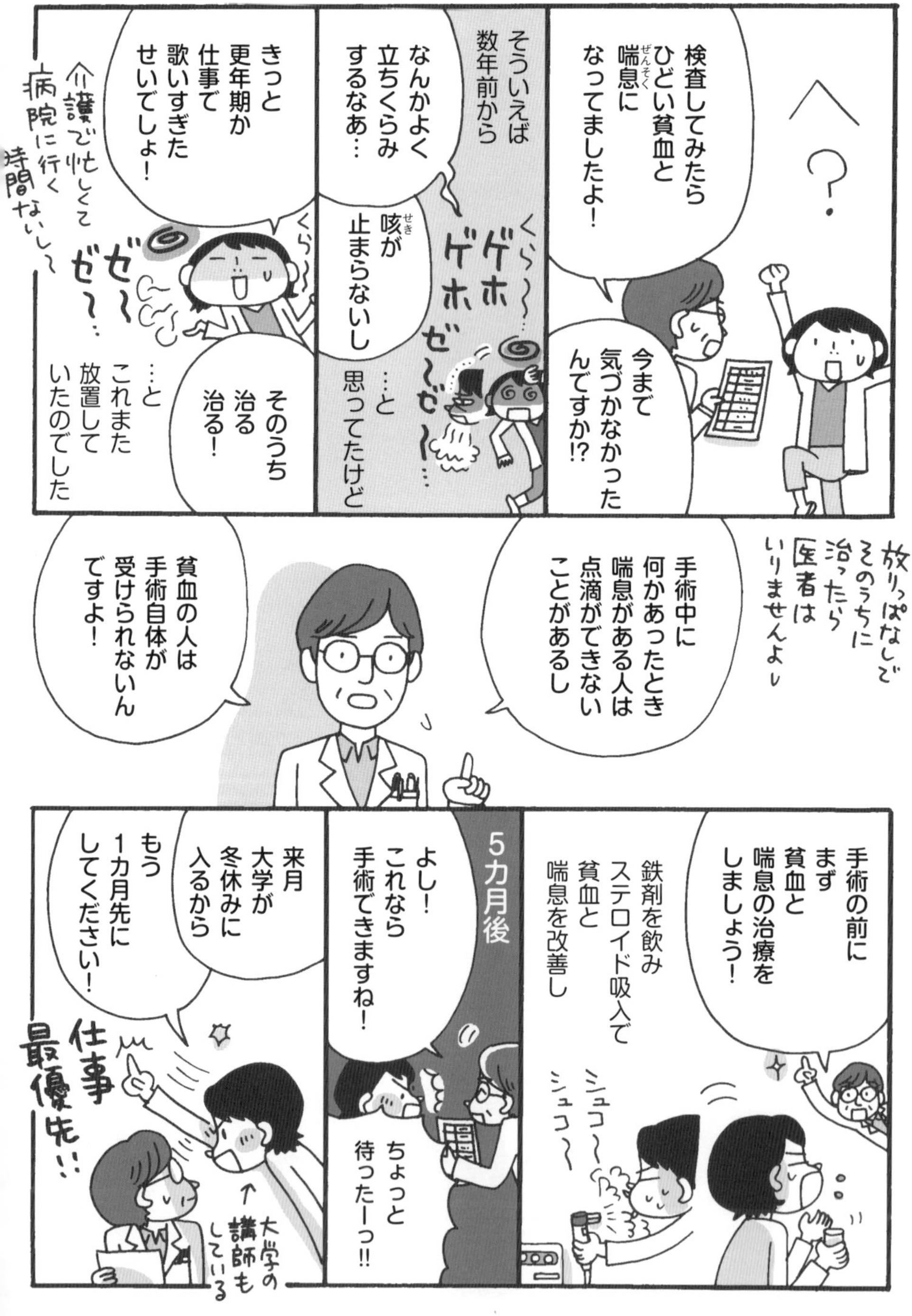
へ？
検査してみたら
ひどい貧血と
喘息《ぜんそく》に
なってましたよ！
今まで
気づかなかった
んですか!?
そういえば
数年前から
なんかよく
立ちくらみ
するなあ…
くら〜…
ゲホ
ゲホ
ぜ〜ぜ〜…
咳《せき》が
止まらないし
…と
思ってたけど
きっと
更年期か
仕事で
歌いすぎた
せいでしょ！
くら〜
ゼ〜ゼ〜…
介護で忙しくて
病院に行く
時間ないし〜
そのうち
治る
治る！
…と
これまた
放置して
いたのでした
放りっぱなしで
そのうちに
治ったら
医者は
いりませんよ
手術中に
何かあったとき
喘息がある人は
点滴ができない
ことがあるし
貧血の人は
手術自体が
受けられないいん
ですよ！
手術の前に
まず
貧血と
喘息の治療を
しましょう！
鉄剤を飲み
ステロイド吸入で
貧血と
喘息を改善し
シュコ〜
シュコ〜
5カ月後
よし！
これなら
手術できますね！
ちょっと
待ったーっ!!
来月
大学が
冬休みに
入るから
もう
1カ月先に
してください！
仕事
最優先!!
大学の
講師も
している

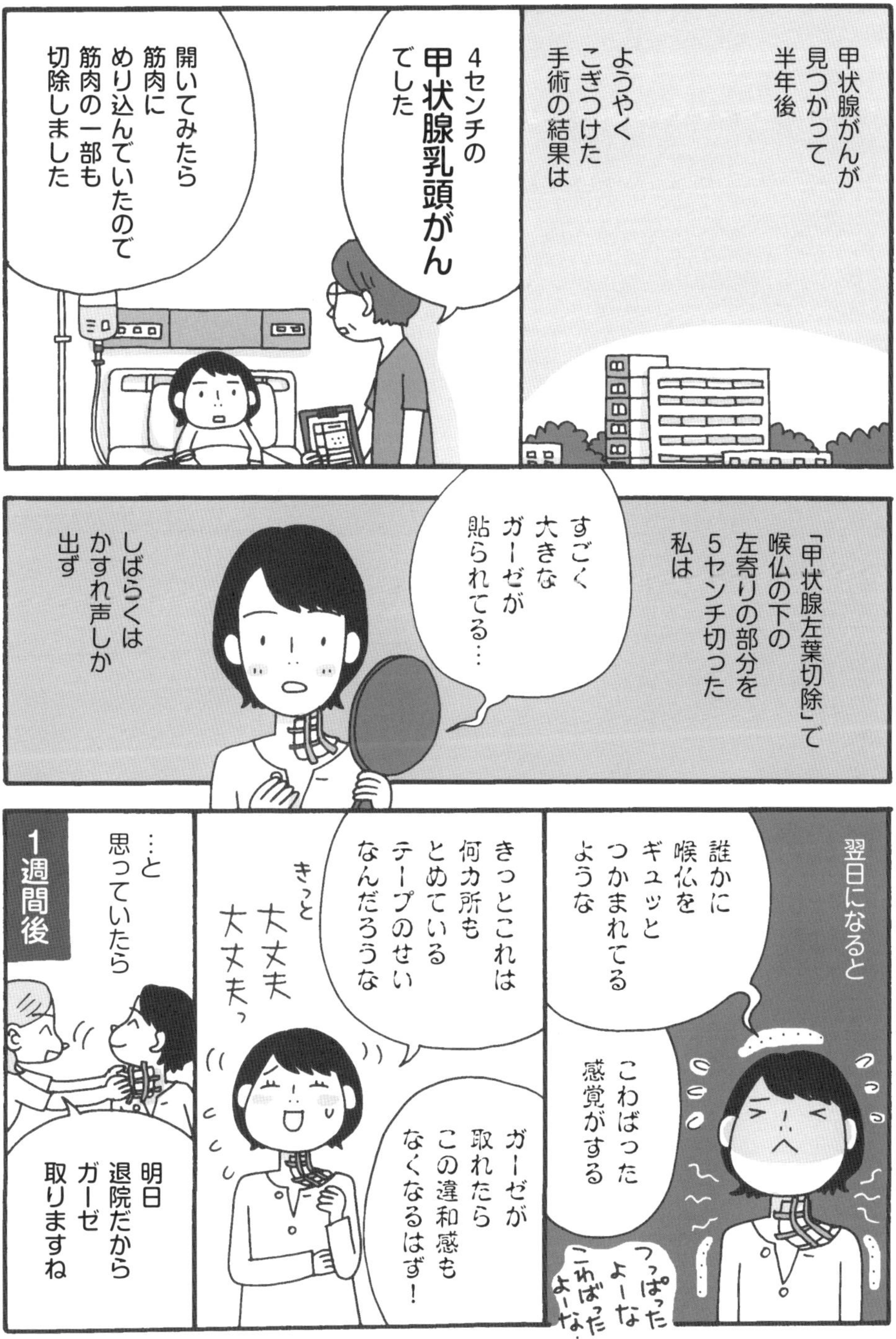

甲状腺がんが見つかって半年後
ようやくこぎつけた手術の結果は
4センチの甲状腺乳頭がんでした
開いてみたら筋肉にめり込んでいたので筋肉の一部も切除しました
「甲状腺左葉切除」で喉仏の下の左寄りの部分を5ヤンチ切った私は
すごく大きなガーゼが貼られてる…
しばらくはかすれ声しか出ず
翌日になると
誰かに喉仏をギュッとつかまれてるような
こわばった感覚がする
つっぱったよーなこわばったよーな…
きっとこれは何カ所もとめているテープのせいなんだろうな
きっと大丈夫大丈夫っ
ガーゼが取れたらこの違和感もなくなるはず！
1週間後
…と思っていたら
明日退院だからガーゼ取りますね

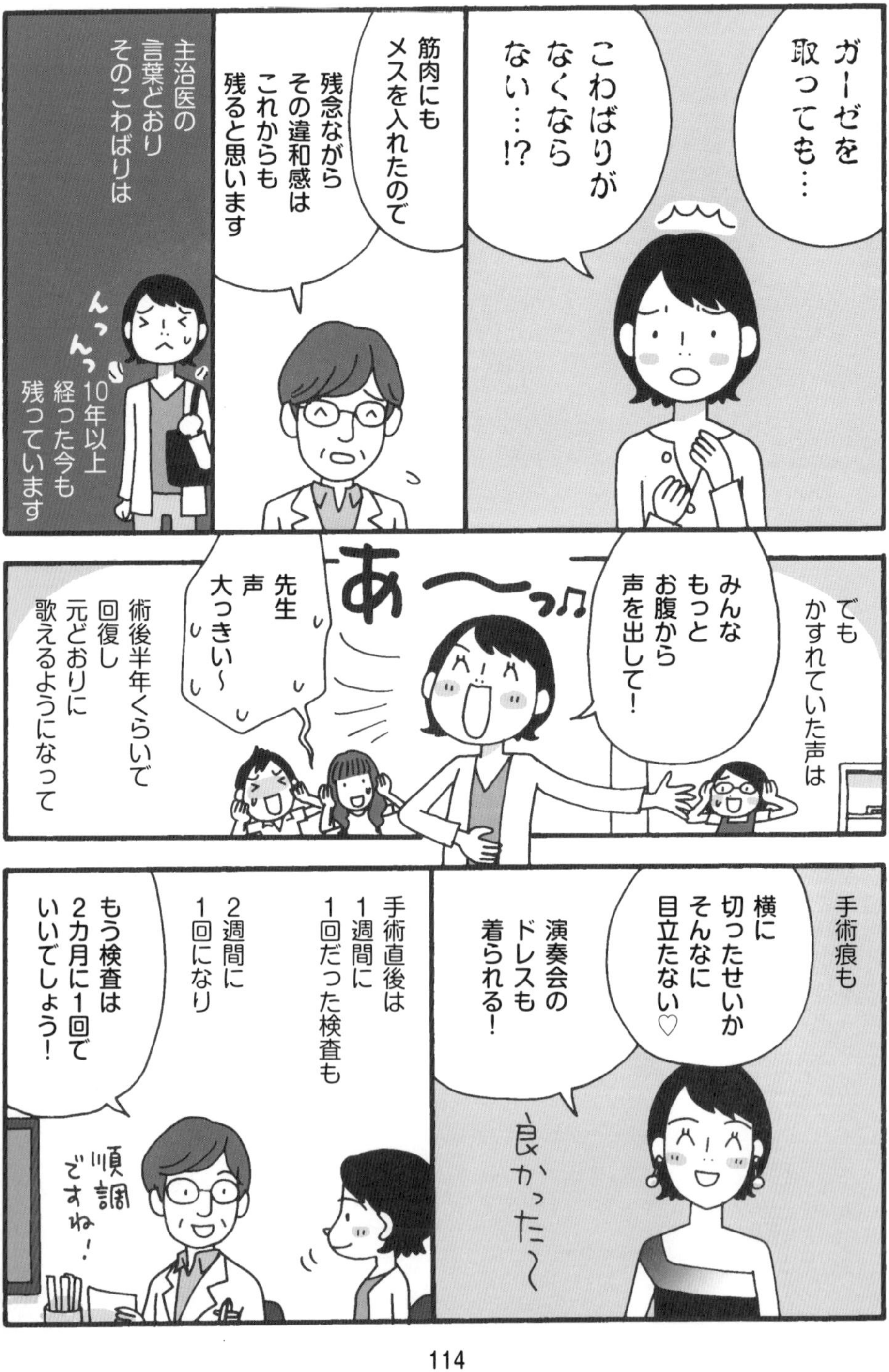
ガーゼを取っても…
こわばりがなくならない…!?
筋肉にもメスを入れたので残念ながらその違和感はこれからも残ると思います
主治医の言葉どおりそのこわばりは
んっんっ
10年以上経った今も残っています
でもかすれていた声は
みんなもっとお腹から声を出して！
あ〜っ♫
先生声大っきい〜
術後半年くらいで回復し元どおりに歌えるようになって
手術痕も
横に切ったせいかそんなに目立たない♡
演奏会のドレスも着られる！
良かった〜
手術直後は1週間に1回だった検査も
2週間に1回になり
もう検査は2カ月に1回でいいでしょう！
順調ですね！

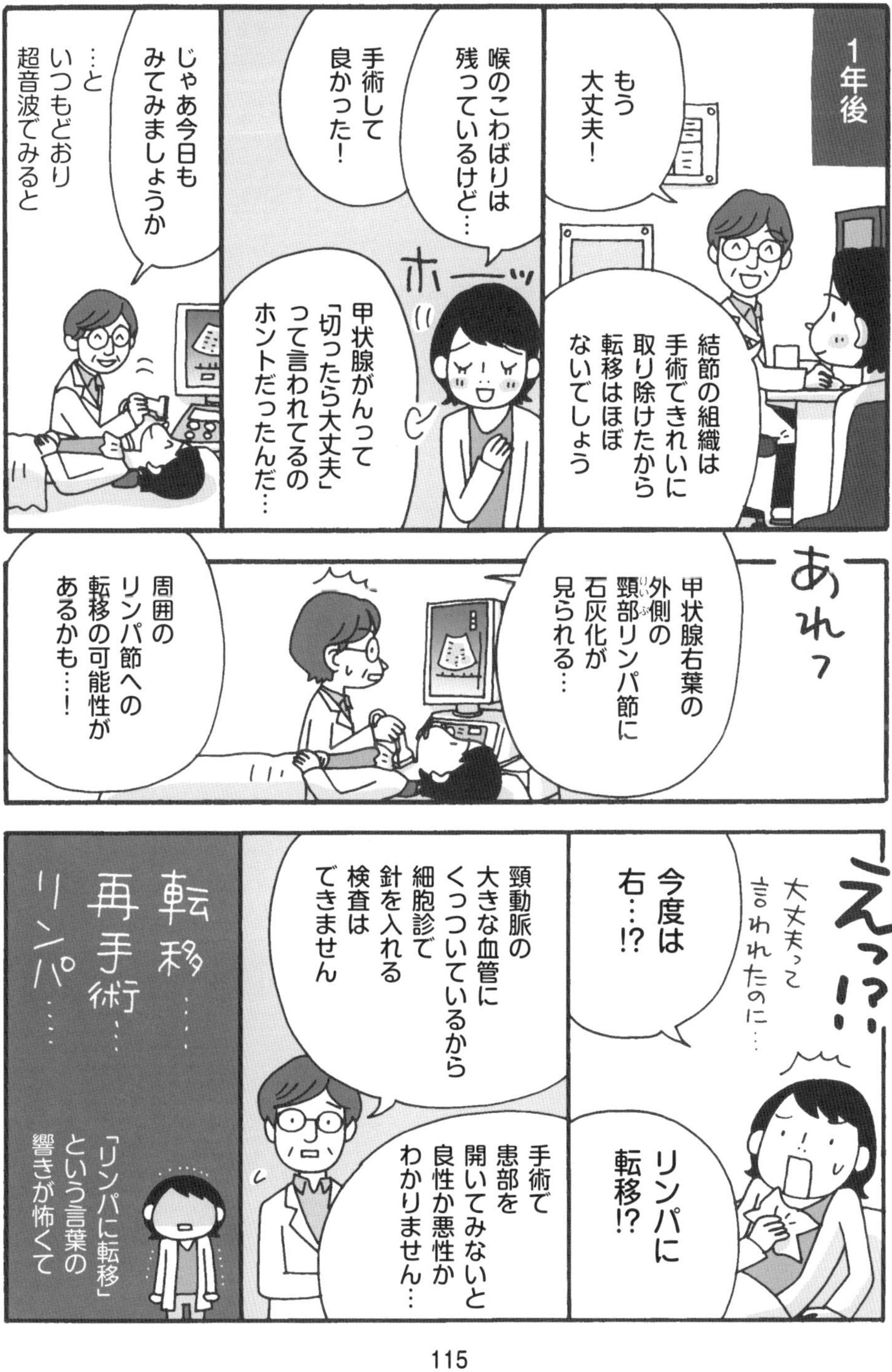

1年後
もう大丈夫!
結節の組織は手術できれいに取り除けたから転移はほぼないでしょう
喉のこわばりは残っているけど…
手術して良かった!
ホーッ
甲状腺がんって「切ったら大丈夫」って言われてるのホントだったんだ…
じゃあ今日もみてみましょうか
…といつもどおり超音波でみると
あれっ
甲状腺右葉の外側の頸《けい》部《ぶ》リンパ節に石灰化が見られる…
周囲のリンパ節への転移の可能性があるかも…!
えっ!?
大丈夫って言われたのに…
今度は右…!?
リンパに転移!?
頸動脈の大きな血管にくっついているから細胞診で針を入れる検査はできません
手術で患部を開いてみないと良性か悪性かわかりません…
転移…
再手術…
リンパ…
「リンパに転移」という言葉の響きが怖くて

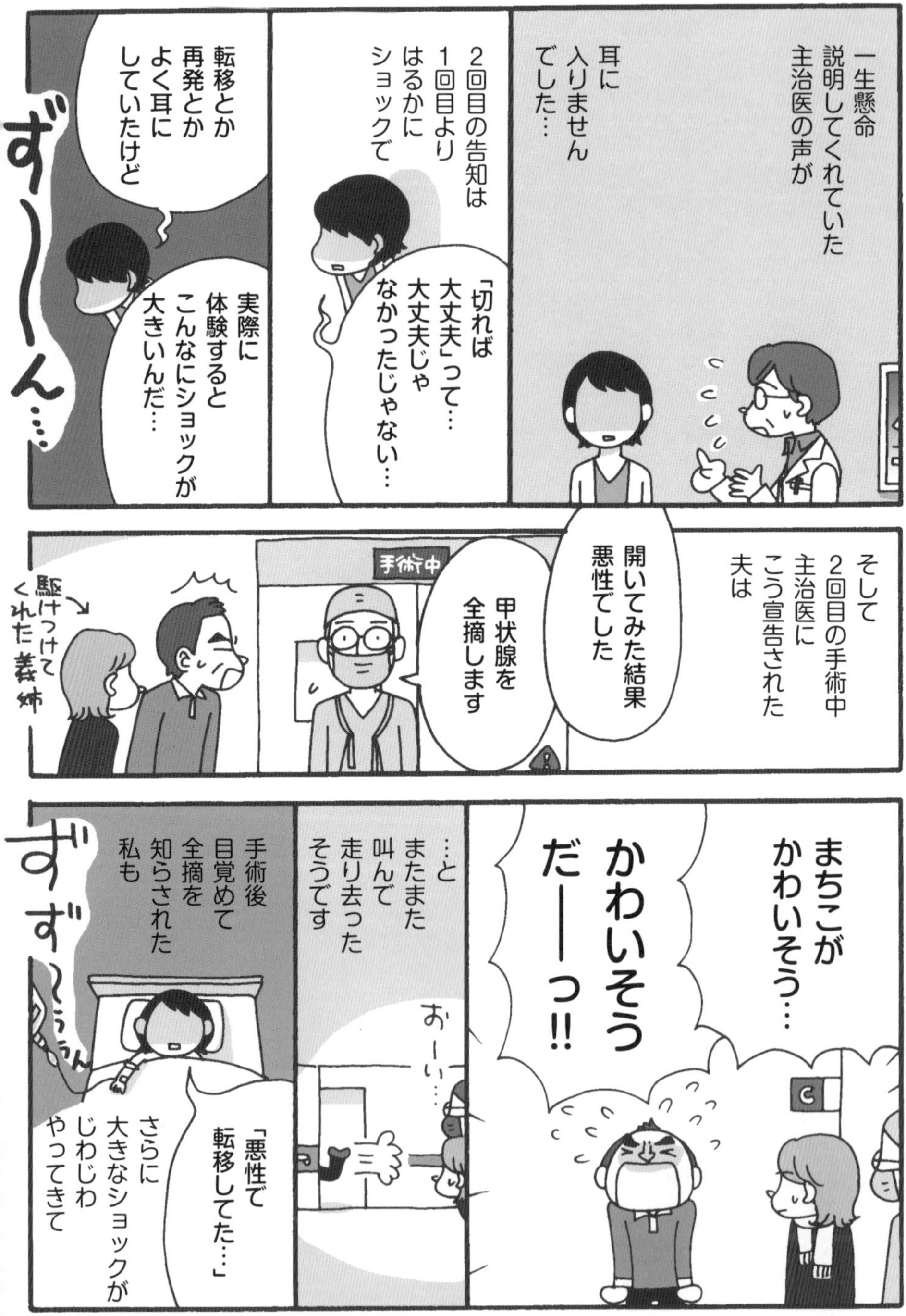
一生懸命
説明してくれていた
主治医の声が
耳に
入りません
でした…
2回目の告知は
1回目より
はるかに
ショックで
「切れば
大丈夫」って…
大丈夫じゃ
なかったじゃない…
転移とか
再発とか
よく耳に
していたけど
実際に
体験すると
こんなにショックが
大きいんだ…
ず～ん…
そして
2回目の手術中
主治医に
こう宣告された
夫は
開いてみた結果
悪性でした
甲状腺を
全摘します
手術中
駆けつけてくれた義姉
まちこが
かわいそう…
かわいそう
だーーっ!!
…と
またまた
叫んで
走り去った
そうです
おーい…
手術後
目覚めて
全摘を
知らされた
私も
「悪性で
転移してた…」
さらに
大きなショックが
じわじわ
やってきて
ずず～ん

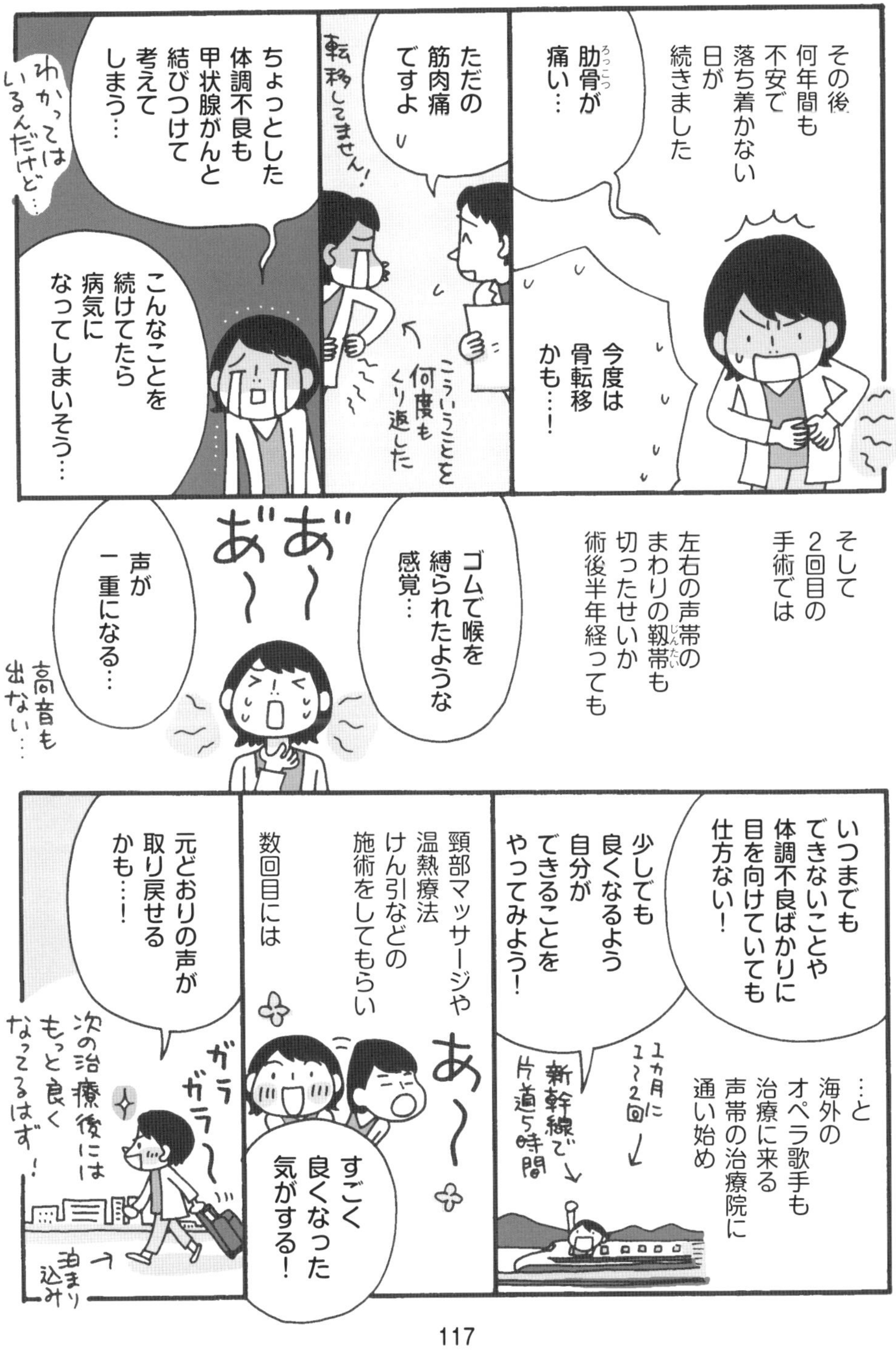

その後何年間も不安で落ち着かない日が続きました
肋骨《ろっこつ》が痛い…
今度は骨転移かも…!
ただの筋肉痛ですよ
転移してません!
こういうことを何度もくり返した
ちょっとした体調不良も甲状腺がんと結びつけて考えてしまう…
わかってはいるんだけど…
こんなことを続けてたら病気になってしまいそう…
そして2回目の手術では左右の声帯のまわりの靱帯《じんたい》も切ったせいか術後半年経っても
ゴムで喉を縛られたような感覚…
あ゛あ゛〜〜
声が二重になる…
高音も出ない…
いつまでもできないことや体調不良ばかりに目を向けていても仕方ない!
少しでも良くなるよう自分ができることをやってみよう!
…と海外のオペラ歌手も治療に来る声帯の治療院に通い始め
1カ月に1〜2回
新幹線で片道5時間
頸部マッサージや温熱療法けん引などの施術をしてもらい
数回目には
あ〜
すごく良くなった気がする!
元どおりの声が取り戻せるかも…!
ガラガラ〜
次の治療後にはもっと良くなってるはず!
泊まり込み

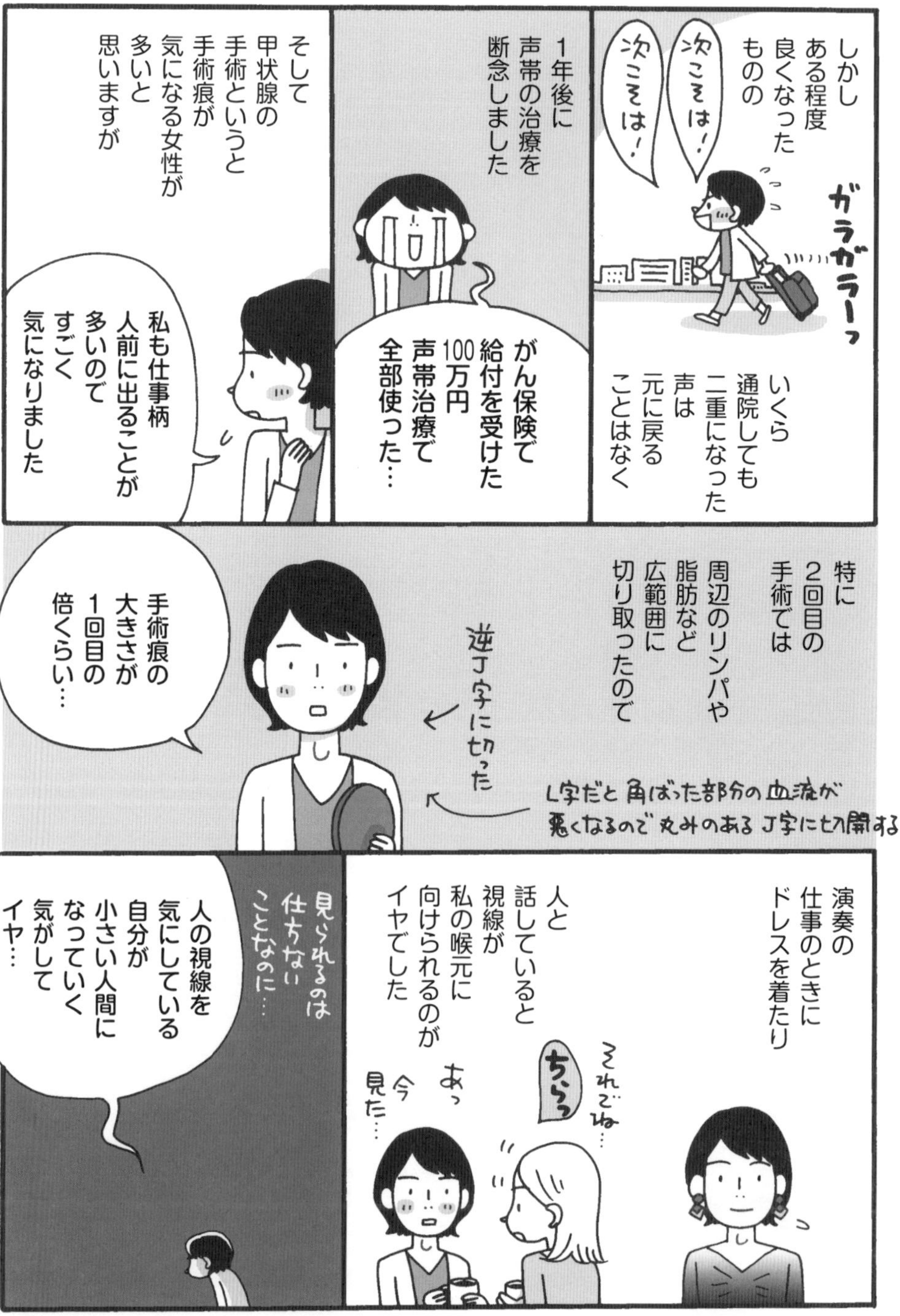

しかしある程度良くなったものの
次こそは！
次こそは！
ガラガラーっ
いくら通院しても二重になった声は元に戻ることはなく
1年後に声帯の治療を断念しました
がん保険で給付を受けた100万円声帯治療で全部使った…
そして甲状腺の手術というと手術痕が気になる女性が多いと思いますが
私も仕事柄人前に出ることが多いのですごく気になりました
特に2回目の手術では周辺のリンパや脂肪など広範囲に切り取ったので
逆J字に切った
L字だと角ばった部分の血流が悪くなるので丸みのあるJ字に切開する
手術痕の大きさが1回目の倍くらい…
演奏の仕事のときにドレスを着たり
人と話していると視線が私の喉元に向けられるのがイヤでした
それではね…
ちらっ
あっ今見た…
見られるのは仕方ないことなのに…
人の視線を気にしている自分が小さい人間になっていく気がしてイヤ…

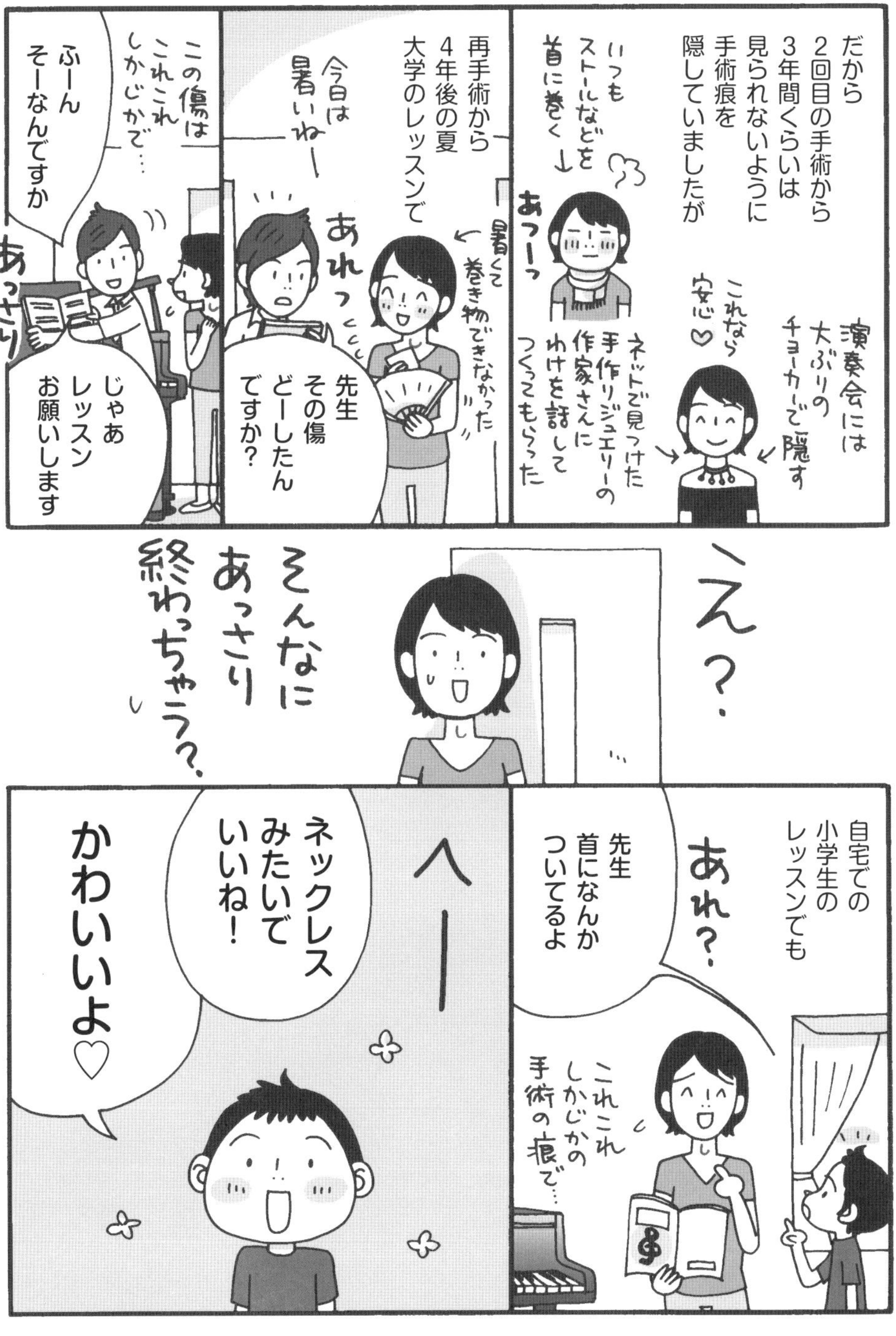
だから 2回目の手術から 3年間くらいは 見られないように 手術痕を 隠していましたが
いつも ストールなどを 首に巻く↓
あつーっ
演奏会には 大ぶりの チョーカーで隠す
これなら 安心♡
ネットで見つけた 手作りジュエリー作家さんに わけを話して つくってもらった
再手術から 4年後の夏 大学のレッスンで
今日は 暑いねー
あれっ
暑くて 巻き物できなかった
先生 その傷 どーしたんですか?
この傷は これこれ しかじかで…
ふーん そーなんですか
あっさり
じゃあ レッスン お願いします
え?
そんなに あっさり 終わっちゃう?
自宅での 小学生の レッスンでも
あれ?
先生 首になんか ついてるよ
これこれ しかじかの 手術の痕で…
へー
ネックレス みたいで いいね!
かわいいよ♡

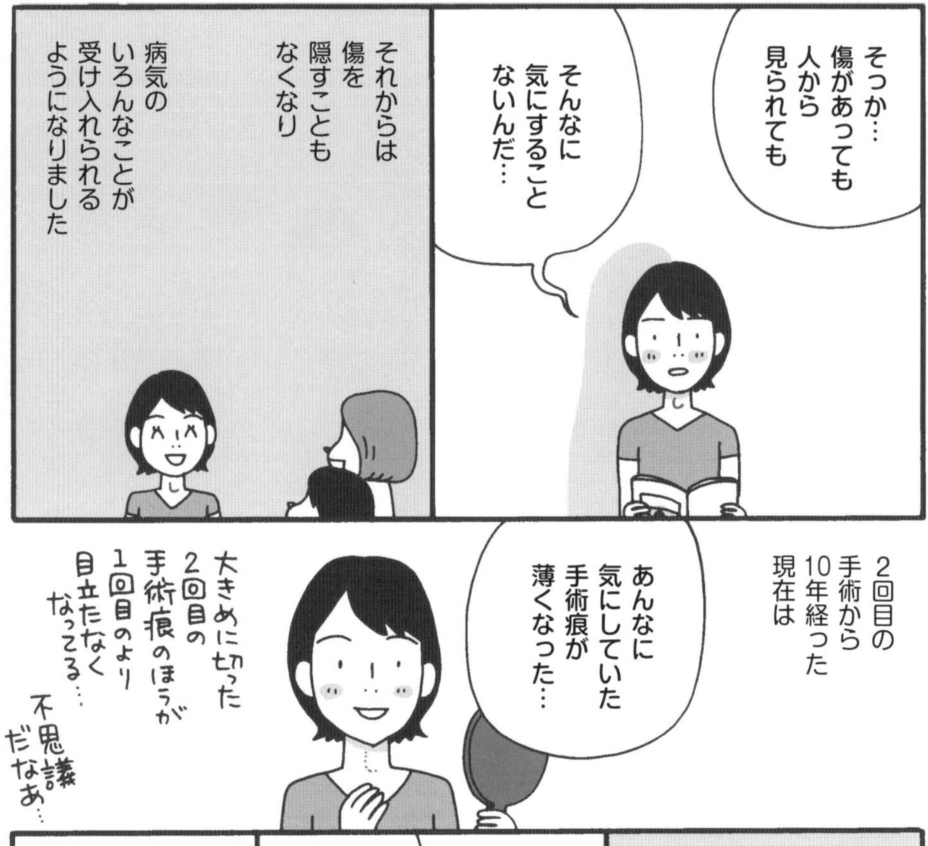
そっか… 傷があっても 人から 見られても
そんなに 気にすること ないんだ…
それからは 傷を 隠すことも なくなり
病気の いろんなことが 受け入れられる ようになりました
2回目の 手術から 10年経った 現在は
あんなに 気にしていた 手術痕が 薄くなった…
大きめに切った 2回目の 手術痕のほうが 1回目のより 目立たなく なってる…
不思議 だなあ…
定期検査は 半年に1回
10年間毎日 朝だけ 同じ薬を 飲んでいます
薬は 検査の日に 半年分まとめて 処方されるので
処方箋 受付
どさっ
頑張って 飲んで くださいね～
3割負担で 2万円です
以前は 調剤薬局がある ドラッグストアの ポイントが すごいスピードで 貯まっていました
ポンポンポンポン ポン
ポポン

↑現在は公的医療保険が適用される処方薬には原則としてポイントがつかなくなった

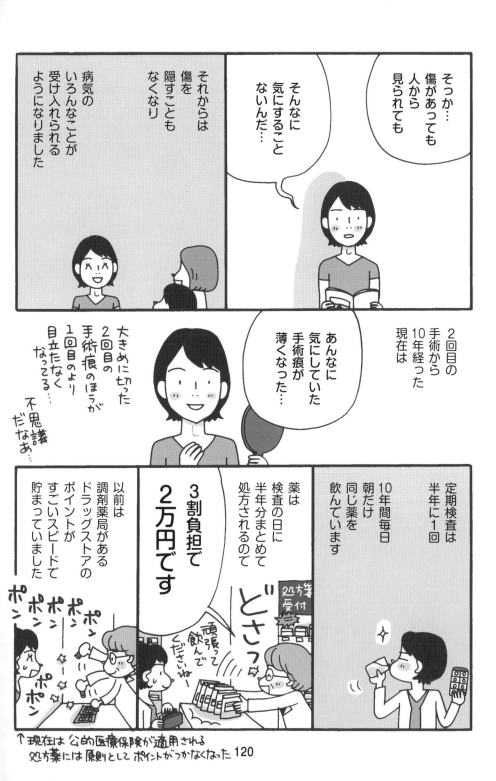

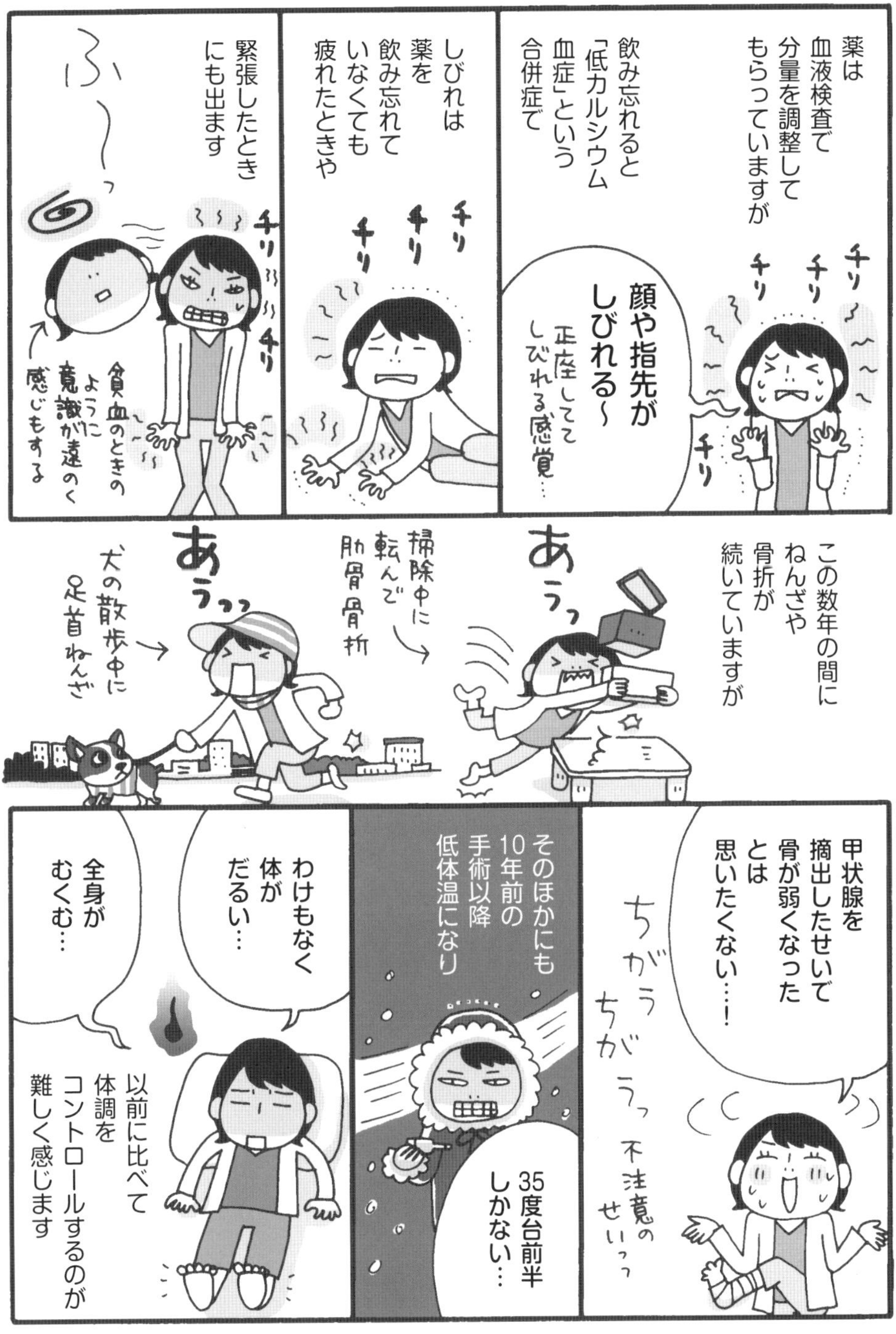
薬は血液検査で分量を調整してもらっていますが
チリ チリ チリ チリ
飲み忘れると「低カルシウム血症」という合併症で
顔や指先がしびれる～
正座しててしびれる感覚…
しびれは薬を飲み忘れていなくても疲れたときや
チリ チリ チリ
緊張したときにも出ます
チリ チリ
ふ～っ
貧血のときのように意識が遠のく感じもする
この数年の間にねんざや骨折が続いていますが
あうっ
掃除中に転んで肋骨骨折
あうっっ
犬の散歩中に足首ねんざ
甲状腺を摘出したせいで骨が弱くなったとは思いたくない…！
ちがう ちがうっ
不注意のせいっっ
そのほかにも10年前の手術以降低体温になり
35度台前半しかない…
わけもなく体がだるい…
全身がむくむ…
以前に比べて体調をコントロールするのが難しく感じます

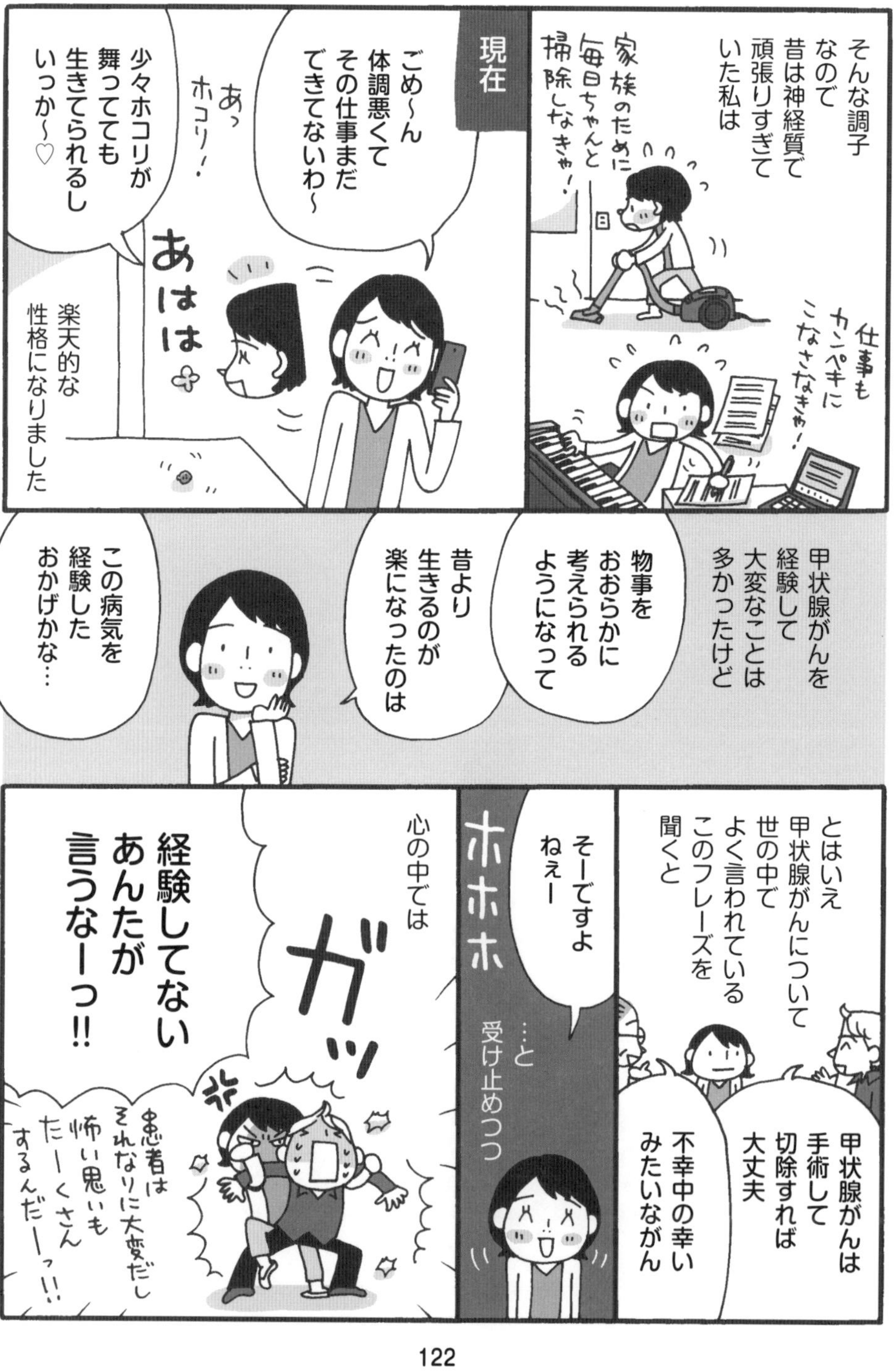
そんな調子 なので 昔は神経質で 頑張りすぎて いた私は
家族のために 毎日ちゃんと 掃除しなきゃ！
仕事も カンペキに こなさなきゃ！
現在
ごめ〜ん 体調悪くて その仕事まだ できてないわ〜
あっ ホコリ！
あはは
少々ホコリが 舞ってても 生きてられるし いっか〜♡
楽天的な 性格になりました
甲状腺がんを 経験して 大変なことは 多かったけど
物事を おおらかに 考えられる ようになって
昔より 生きるのが 楽になったのは
この病気を 経験した おかげかな…
とはいえ 甲状腺がんについて 世の中で よく言われている このフレーズを 聞くと
甲状腺がんは 手術して 切除すれば 大丈夫
不幸中の幸い みたいながん
そーですよ ねぇー
ホホホ
…と 受け止めつつ
心の中では
ガッ
経験してない あんたが 言うなーっ!!
患者は それなりに大変だし 怖い思いも たーくさん するんだーっ!!

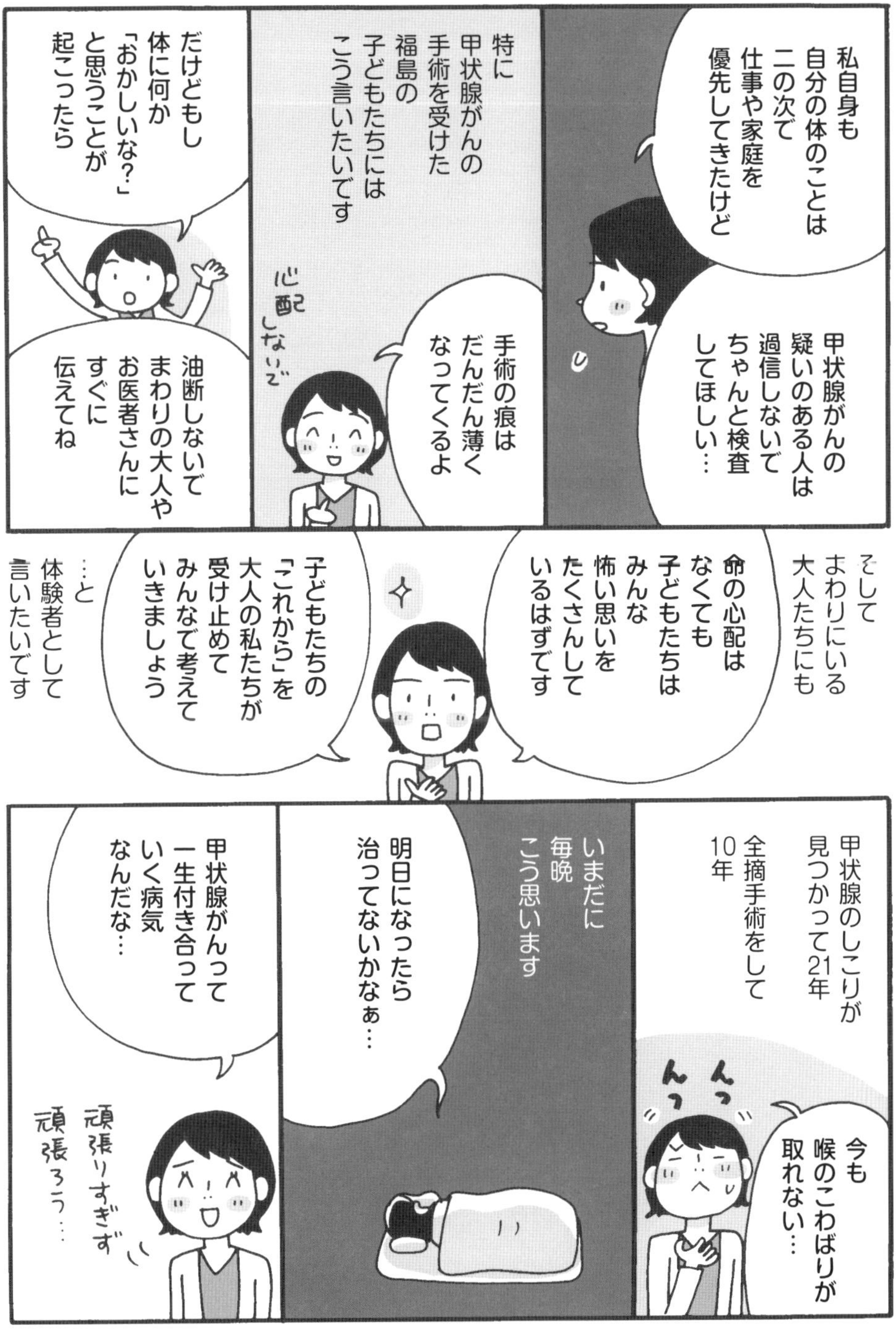
私自身も自分の体のことは二の次で仕事や家庭を優先してきたけど
甲状腺がんの疑いのある人は過信しないでちゃんと検査してほしい…
特に甲状腺がんの手術を受けた福島の子どもたちにはこう言いたいです
手術の痕はだんだん薄くなってくるよ
心配しないで
だけどもし体に何か「おかしいな?」と思うことが起こったら
油断しないでまわりの大人やお医者さんにすぐに伝えてね
そしてまわりにいる大人たちにも
命の心配はなくても子どもたちはみんな怖い思いをたくさんしているはずです
子どもたちの「これから」を大人の私たちが受け止めてみんなで考えていきましょう
…と体験者として言いたいです
甲状腺のしこりが見つかって21年全摘手術をして10年
今も喉のこわばりが取れない…
んっ んっ
いまだに毎晩こう思います
明日になったら治ってないかなぁ…
甲状腺がんって一生付き合っていく病気なんだな…
頑張りすぎず頑張ろう…

甲状腺乳頭がん・おわり

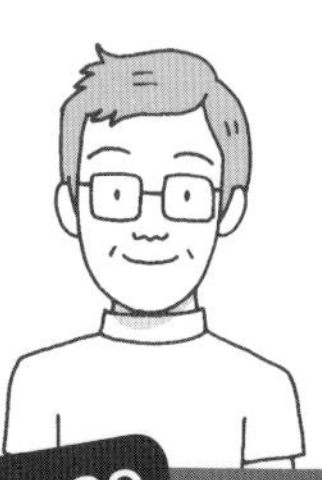

case 9

Dr.甲之介が解説！
甲状腺乳頭がん

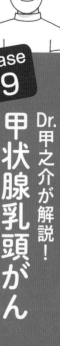

まちこさんは、**甲状腺がんの約90%を占める乳頭がん**でした。ほかのがんに比べ発見しやすく、治療も可能です。次に多い5%程度の濾胞《ろほう》がんは、良性の濾胞腺腫と区別しにくく、手術で摘出した腫瘍を顕微鏡で見て診断をつけます。予後（治療後の見通し）の良い分化がんと呼ばれるこの2種類のがんが、**命に関わることはほとんどありません**。しかし、悪性腫瘍なので、手術したあとも再発・転移をしていないかの定期的な検査が大切です。

残りの数%は、カルシトニンというホルモンを産生する傍濾胞細胞から発生した髄様がん、リンパ球のがんである悪性リンパ腫、非常に予後の悪い未分化がん、分化がんと未分化がんの中間に位置する低分化がんです。

進行が早く、発見されたときにはすでに手術ができない未分化がんとは違い、**乳頭がんの治療の第一選択は手術**です。**患部のある甲状腺片葉切除＋気管周囲リンパ節郭清術が標準的術式**です。

局所再発・リンパ節転移が起きたならば、**甲状腺全摘＋側頸部《けいぶ》リンパ節郭清術**を行います。甲状腺の外側のリンパ節を周囲の脂肪組織と一塊として摘出するので、J字形に皮膚を切開します。まちこさんは右側のリンパ節郭清であったため、逆J字でした。

甲状腺を全摘する理由は、再発する可能性のある甲状腺をすべてなくすことと、万が一、ほかの臓器に転移した場合、放射性ヨードを使用する検査・治療に備えておくことです。正常な甲状腺がなくなれば、放射性ヨードは甲状腺がんの転移先により多く取り込まれるためです。放射性ヨード治療が効かなくなったら、分子標的治療薬があり、さらに新薬の開発が進んでいます。

甲状腺ホルモンは活力の源、全身に働き、新陳代謝を促します。骨にも作用し、骨をつくる骨芽細胞と壊す破骨細胞がバランス良く働いて骨密度を保ちます。**甲状腺ホルモン値が高いと骨芽細胞に比べ破骨細胞のほうがより働き、低いと骨の新陳代謝が低下し、どちらも骨がもろくなります。**まちこさんは甲状腺全摘術を受けているので、甲状腺ホルモン値が低下して骨が弱くなると考えてしまったようですが、**薬をしっかり服用して甲状腺ホルモン値を正常範囲に維持していれば、骨粗《こつそ》鬆症《しょうしょう》になることはありません。**ただし、まちこさんの年齢を考えると、更年期症状としての骨粗鬆症になる可能性があります。

☞それにしても、まちこさんのご主人は、いいキャラしていますよね。

結節性甲状腺腫の種類

良性	囊胞《のうほう》	変性疾患
良性	腺腫様結節	変性疾患
良性	腺腫様甲状腺腫	変性疾患
良性	濾胞腺腫	腫瘍
悪性	乳頭がん	腫瘍
悪性	濾胞がん	腫瘍
悪性	低分化がん	腫瘍
悪性	髄様がん	腫瘍
悪性	未分化がん	腫瘍
悪性	悪性リンパ腫	腫瘍

甲状腺検査体験レポート

case 10

井上きみどりの場合

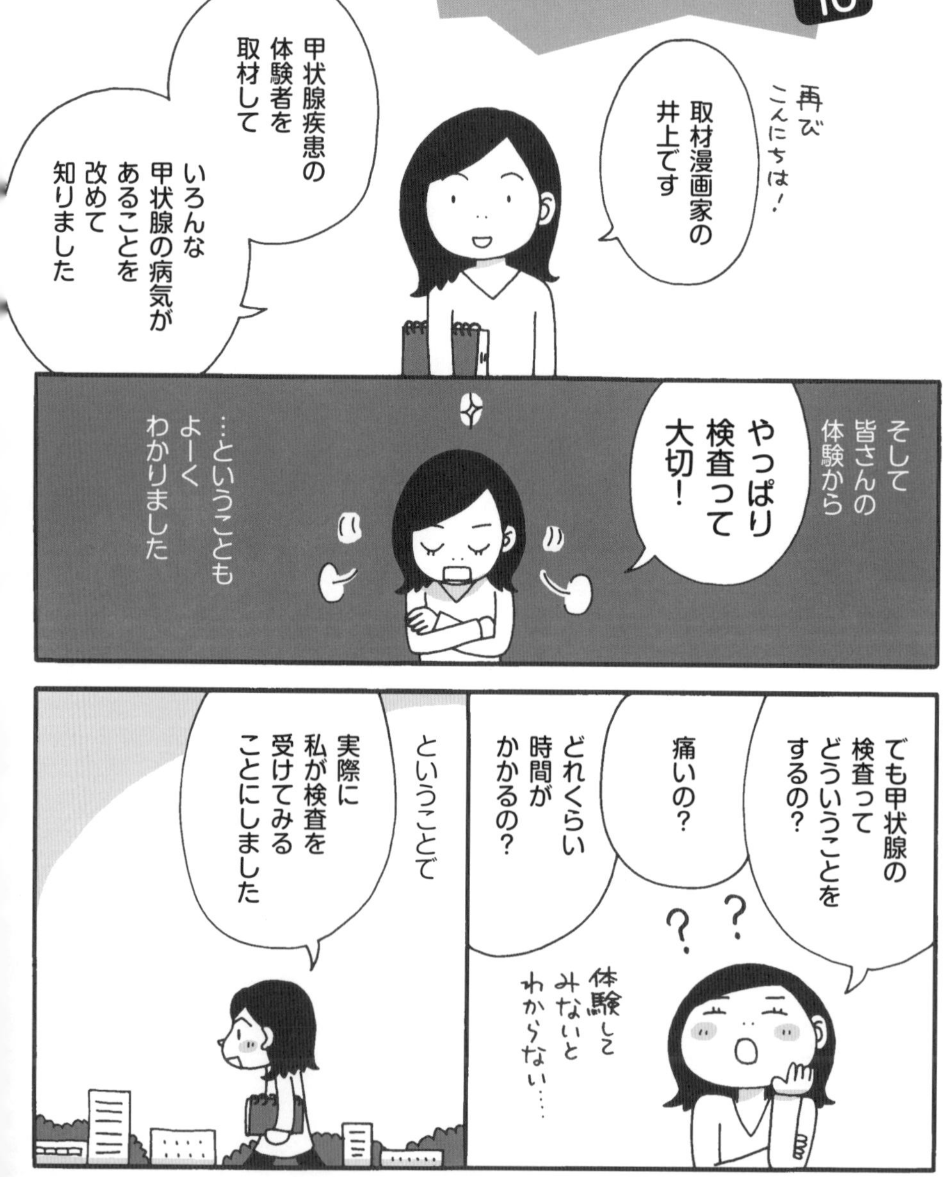

再びこんにちは！
取材漫画家の井上です
甲状腺疾患の体験者を取材して
いろんな甲状腺の病気があることを改めて知りました
そして皆さんの体験から
やっぱり検査って大切！
…ということもよーくわかりました
でも甲状腺の検査ってどういうことをするの？
痛いの？
どれくらい時間がかかるの？
体験してみないとわからない…
ということで
実際に私が検査を受けてみることにしました

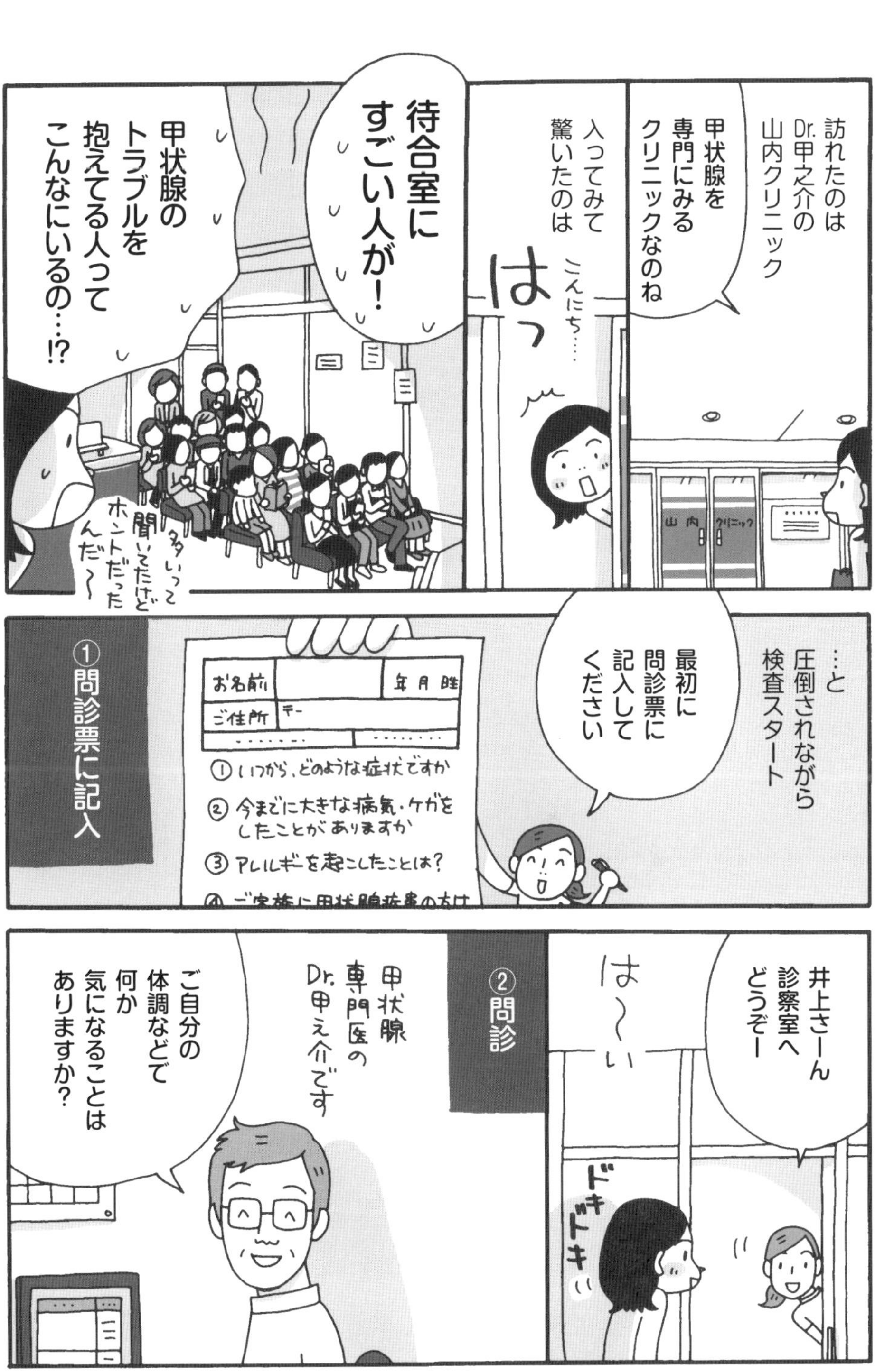
訪れたのは
Dr.甲之介の
山内クリニック
甲状腺を
専門にみる
クリニックなのね
山内クリニック
入ってみて
驚いたのは
こんにち……
はっ
待合室に
すごい人が！
甲状腺の
トラブルを
抱えてる人って
こんなにいるの…!?
多いって
聞いてたけど
ホントだったんだ〜
…と
圧倒されながら
検査スタート
最初に
問診票に
記入して
ください
①問診票に記入
お名前
年月日
ご住所
〒
① いつから、どのような症状ですか
② 今までに大きな病気・ケガをしたことがありますか
③ アレルギーを起こしたことは？
井上さーん
診察室へ
どうぞー
は〜い
ドキドキ
②問診
甲状腺
専門医の
Dr.甲之介です
ご自分の
体調などで
何か
気になることは
ありますか？

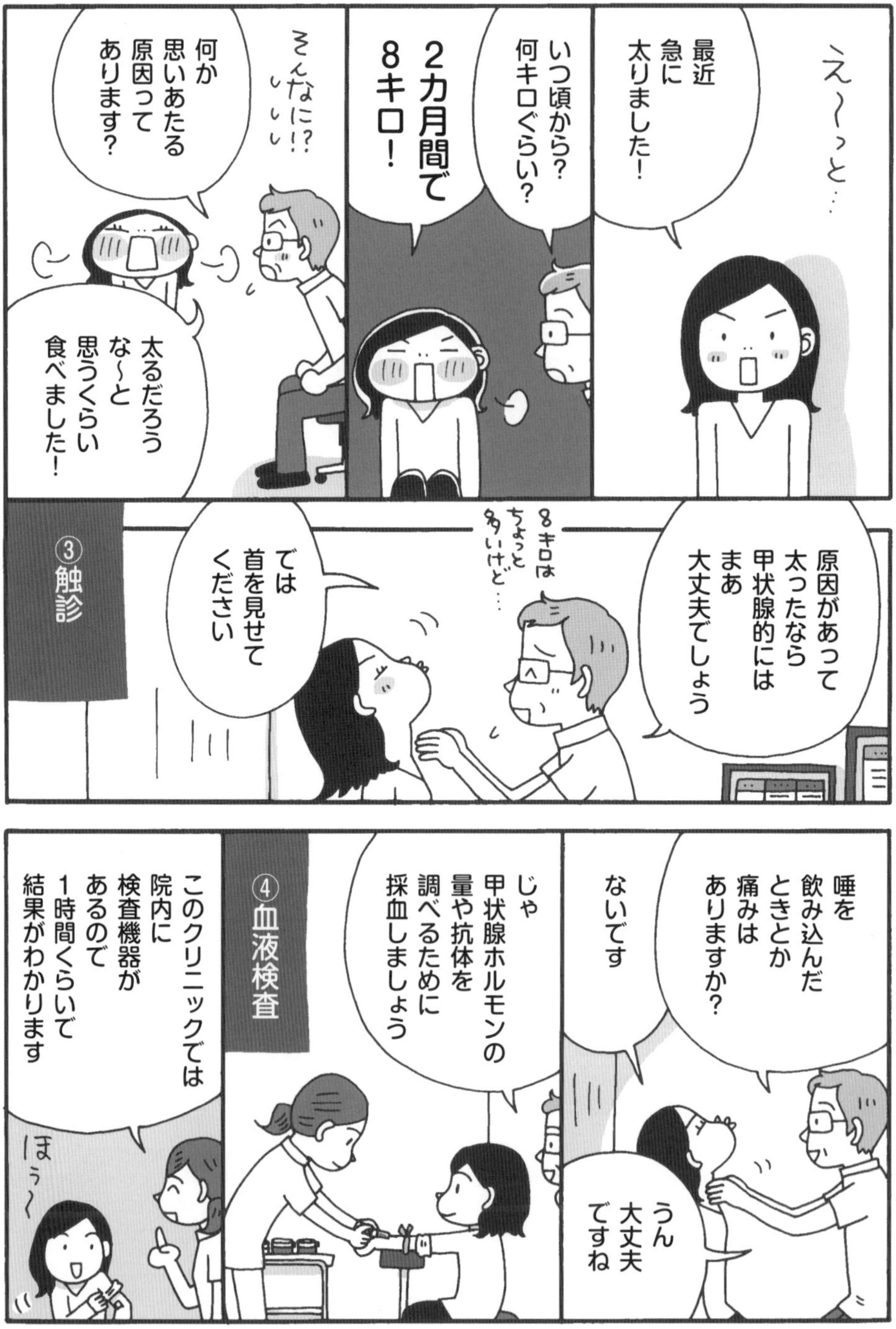
え～っと…
最近急に太りました！
いつ頃から？何キロぐらい？
2カ月間で8キロ！
そんなに!?
何か思いあたる原因ってあります？
太るだろうな～と思うくらい食べました！
原因があって太ったなら甲状腺的にはまあ大丈夫でしょう
8キロはちょっと多いけど…
では首を見せてください
③触診
唾を飲み込んだときとか痛みはありますか？
ないです
うん大丈夫ですね
④血液検査
じゃ甲状腺ホルモンの量や抗体を調べるために採血しましょう
このクリニックでは院内に検査機器があるので1時間くらいで結果がわかります
ほぅ～

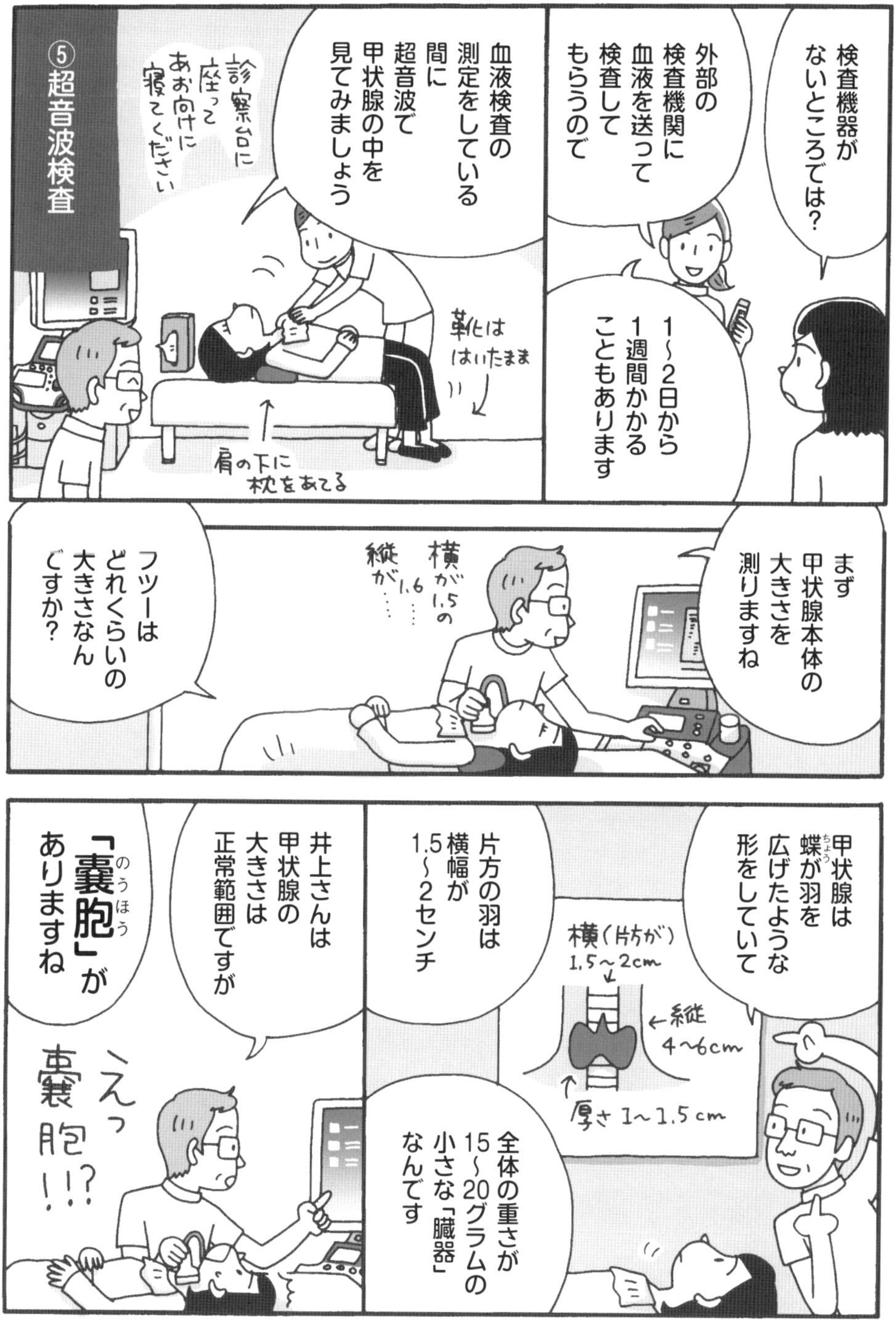
検査機器がないところでは?
外部の検査機関に血液を送って検査してもらうので
1~2日から1週間かかることもあります
⑤超音波検査
血液検査の測定をしている間に超音波で甲状腺の中を見てみましょう
診察台に座ってあお向けに寝てください
靴ははいたまま
肩の下に枕をあてる
まず甲状腺本体の大きさを測りますね
横が1.5の縦が1.6……
フツーはどれくらいの大きさなんですか?
甲状腺は蝶《ちょう》が羽を広げたような形をしていて
片方の羽は横幅が1.5~2センチ
横(片方が) 1.5~2cm
縦 4~6cm
厚さ 1~1.5cm
全体の重さが15~20グラムの小さな「臓器」なんです
井上さんは甲状腺の大きさは正常範囲ですが
「嚢胞《のうほう》」がありますね
えっ嚢胞!!?

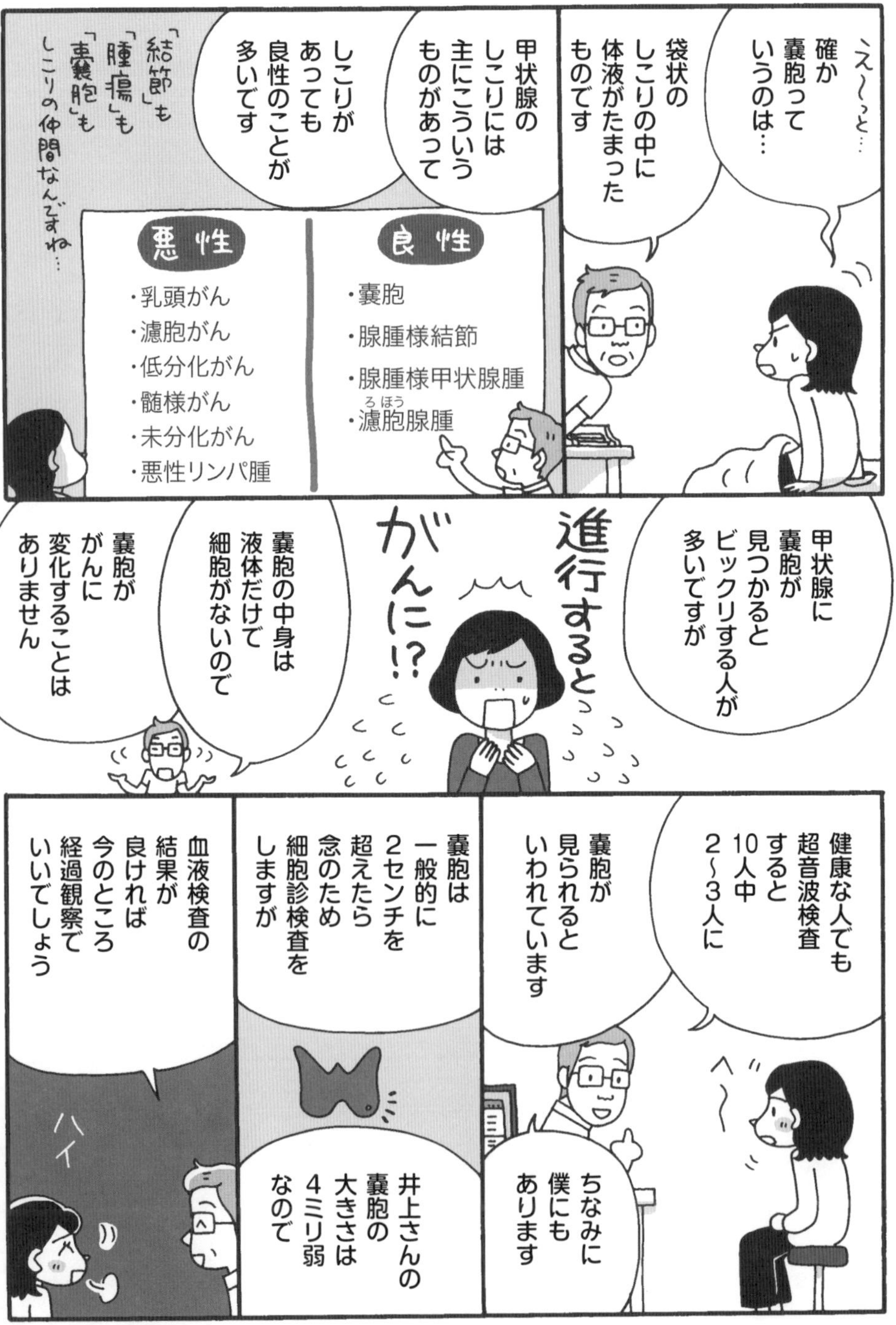
え～っと…
確か嚢胞っていうのは…
袋状のしこりの中に体液がたまったものです
甲状腺のしこりには主にこういうものがあって
しこりがあっても良性のことが多いです
良性
・嚢胞
・腺腫様結節
・腺腫様甲状腺腫
・濾胞《ろほう》腺腫
悪性
・乳頭がん
・濾胞がん
・低分化がん
・髄様がん
・未分化がん
・悪性リンパ腫
「結節」も「腫瘍」も「嚢胞」もしこりの仲間なんですね…
甲状腺に嚢胞が見つかるとビックリする人が多いですが
進行するとがんに!?
嚢胞の中身は液体だけで細胞がないので
嚢胞ががんに変化することはありません
健康な人でも超音波検査すると10人中2～3人に
嚢胞が見られるといわれています
へ～
ちなみに僕にもあります
嚢胞は一般的に2センチを超えたら念のため細胞診検査をしますが
井上さんの嚢胞の大きさは4ミリ弱なので
血液検査の結果が良ければ今のところ経過観察でいいでしょう
ハイ

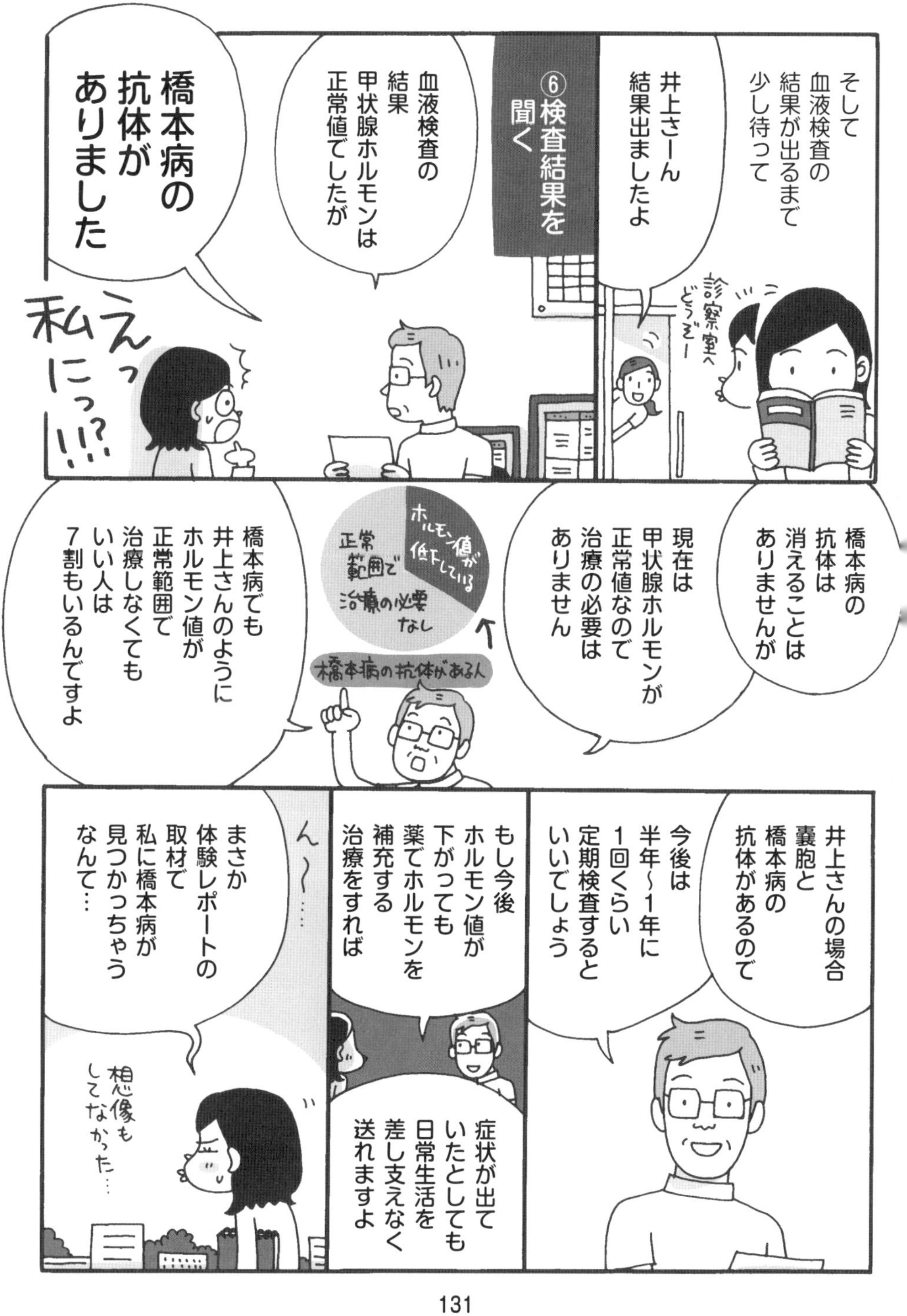

そして血液検査の結果が出るまで少し待って
井上さーん 結果出ましたよ
診察室へどうぞー
⑥検査結果を聞く
血液検査の結果 甲状腺ホルモンは正常値でしたが
橋本病の抗体がありました
えっ 私にっ!!?
橋本病の抗体は消えることはありませんが
現在は甲状腺ホルモンが正常値なので治療の必要はありません
ホルモン値が低下している
正常範囲で治療の必要なし
橋本病の抗体がある人
橋本病でも井上さんのようにホルモン値が正常範囲で治療しなくてもいい人は7割もいるんですよ
井上さんの場合嚢胞と橋本病の抗体があるので
今後は半年〜1年に1回くらい定期検査するといいでしょう
もし今後ホルモン値が下がっても薬でホルモンを補充する治療をすれば
症状が出ていたとしても日常生活を差し支えなく送れますよ
ん〜…
まさか体験レポートの取材で私に橋本病が見つかっちゃうなんて…
想像もしてなかった…

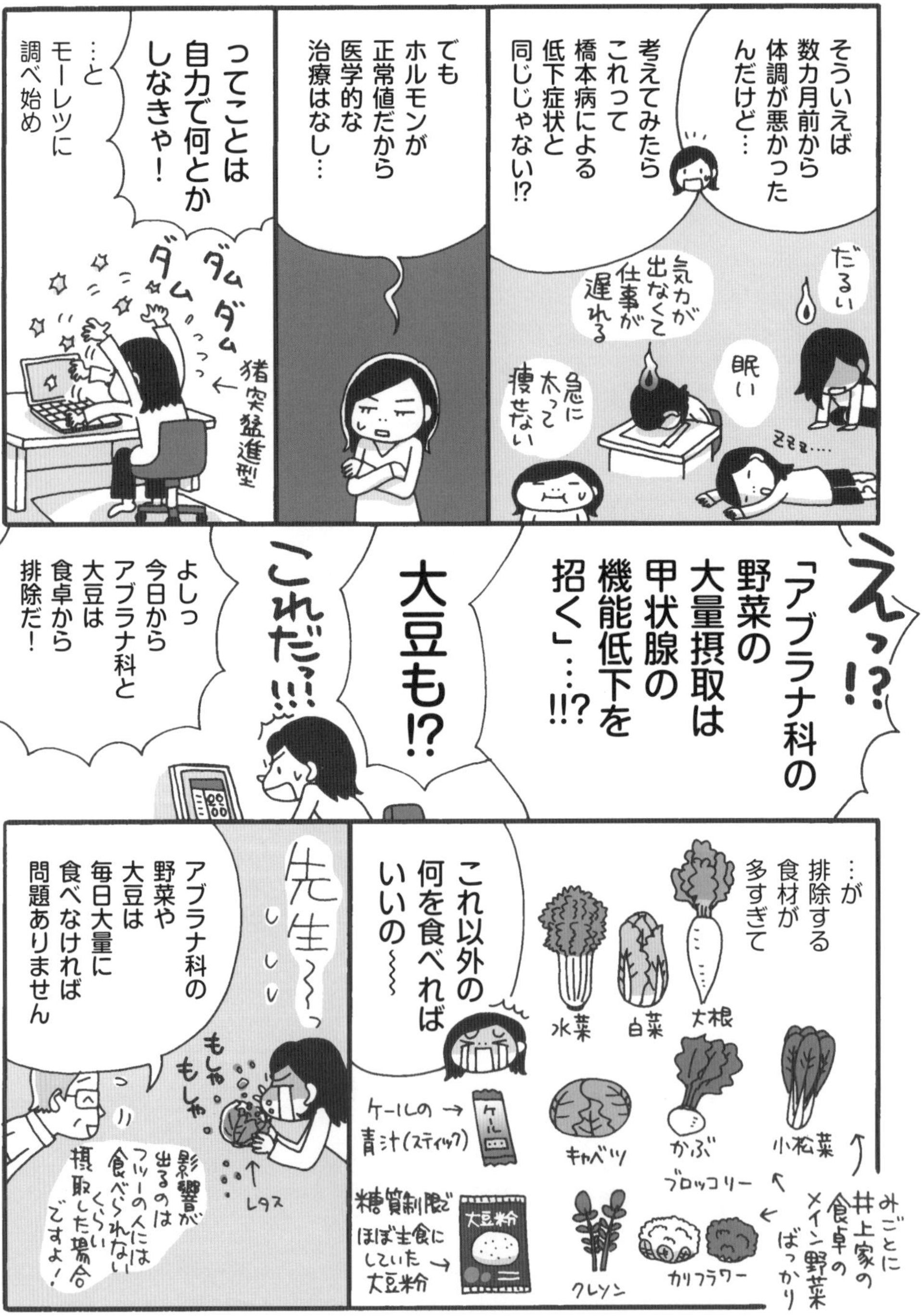
そういえば数カ月前から体調が悪かったんだけど…
考えてみたらこれって橋本病による低下症状と同じじゃない!?
だるい
気力が出なくて仕事が遅れる
眠い
急に太って痩せない
でもホルモンが正常値だから医学的な治療はなし…
ってことは自力で何とかしなきゃ!
…とモーレツに調べ始め
ダムダムダム
猪突猛進型
え!?
「アブラナ科の野菜の大量摂取は甲状腺の機能低下を招く」…!!?
大豆も!?
これだっ!!!
よしっ今日からアブラナ科と大豆は食卓から排除だ!
…が排除する食材が多すぎて
これ以外の何を食べればいいの〜〜
大根
白菜
水菜
ケールの青汁(スティック)
ケール
キャベツ
かぶ
小松菜
ブロッコリー
糖質制限でほぼ主食にしていた大豆粉
大豆粉
クレソン
カリフラワー
みごとに井上家の食卓のメイン野菜ばっかり
先生〜っ
もしゃもしゃ
レタス
アブラナ科の野菜や大豆は毎日大量に食べなければ問題ありません
影響が出るのはフツーの人には食べられないくらい摂取した場合ですよ!

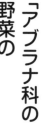

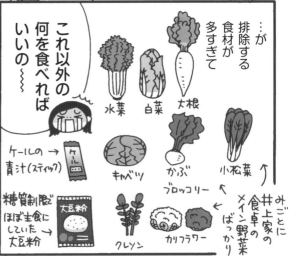

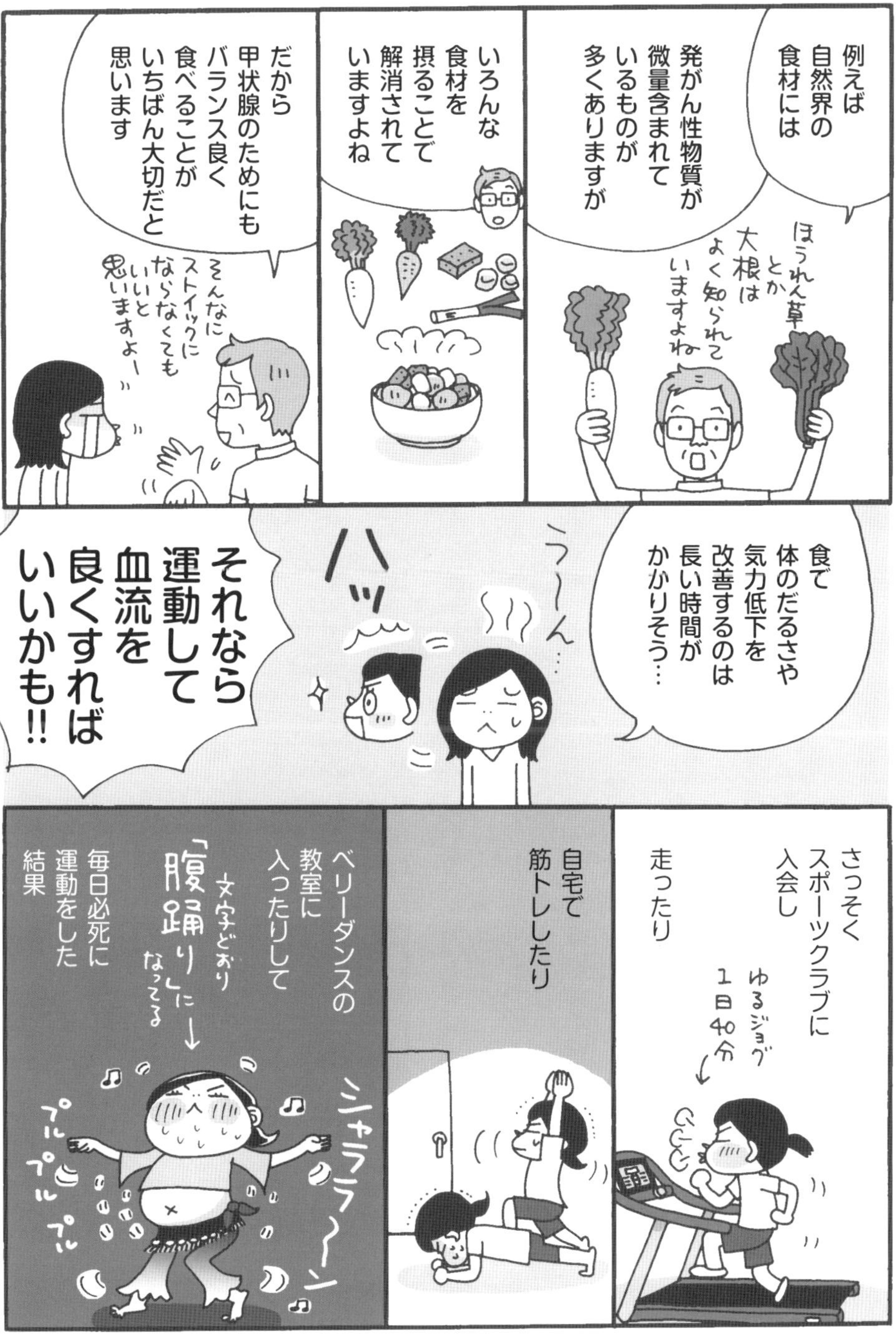
例えば自然界の食材には発がん性物質が微量含まれているものが多くありますが
ほうれん草とか大根はよく知られていますよね
いろんな食材を摂ることで解消されていますよね
だから甲状腺のためにもバランス良く食べることがいちばん大切だと思います
そんなにストイックにならなくてもいいと思いますよ〜
食で体のだるさや気力低下を改善するのは長い時間がかかりそう…
う〜ん…
ハッ
それなら運動して血流を良くすればいいかも!!
さっそくスポーツクラブに入会し
走ったり
ゆるジョグ1日40分
自宅で筋トレしたり
ベリーダンスの教室に入ったりして
文字どおり「腹踊り」になってる
毎日必死に運動をした結果
シャララ〜ン
プルプルプルプル

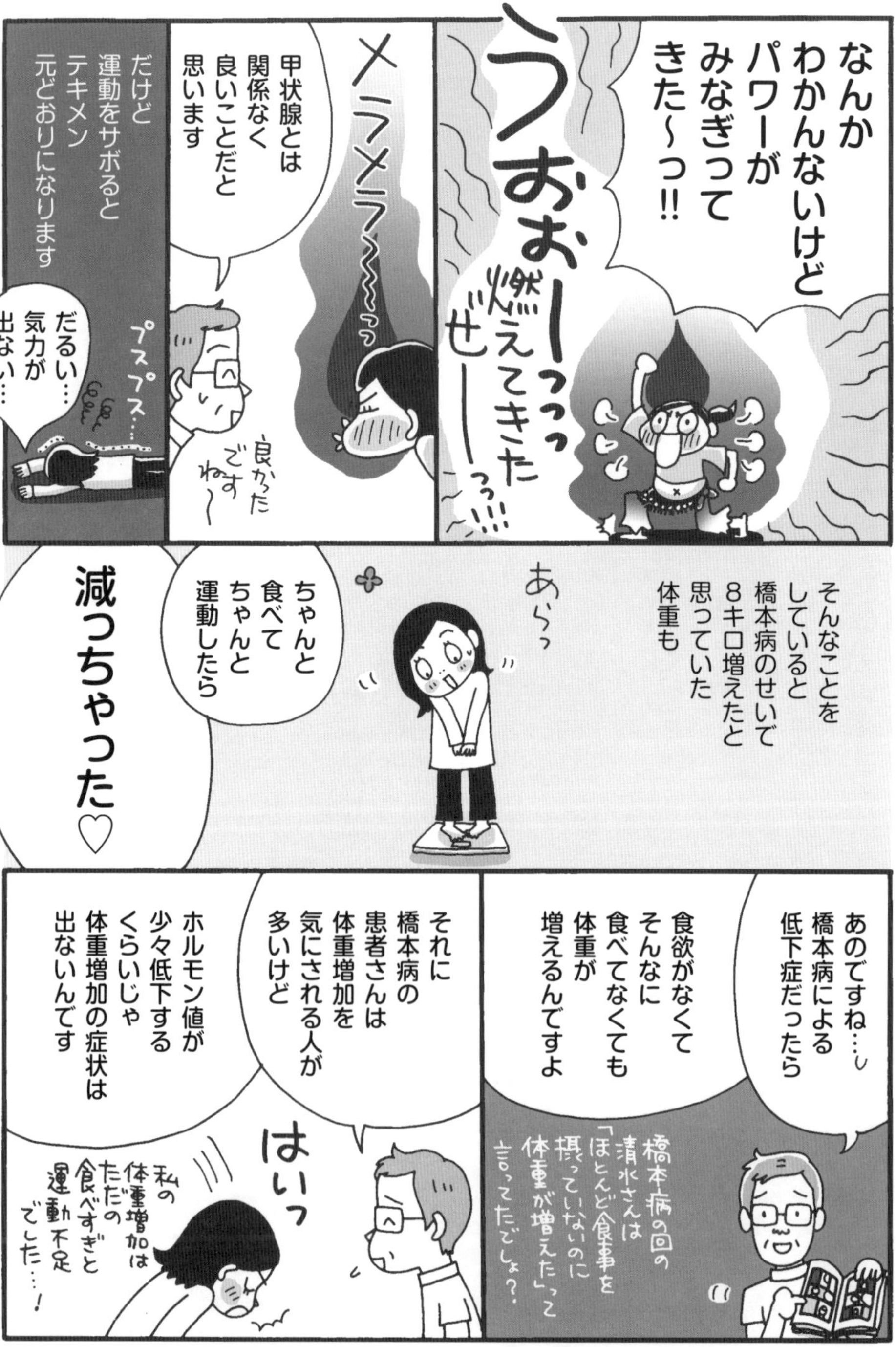
なんかわかんないけどパワーがみなぎってきた〜っ!!
うおーっっっ
燃えてきたぜーっっ!!!
メラメラ〜〜〜っ
甲状腺とは関係なく良いことだと思います
良かったですね〜
だけど運動をサボるとテキメン元どおりになります
プスプス…
だるい…気力が出ない…
そんなことをしていると橋本病のせいで8キロ増えたと思っていた体重も
あらっ
ちゃんと食べてちゃんと運動したら
減っちゃった♡
あのですね…橋本病による低下症だったら
食欲がなくてそんなに食べてなくても体重が増えるんですよ
橋本病の回の清水さんは「ほとんど食事を摂っていないのに体重が増えた」って言ってたでしょ?
それに橋本病の患者さんは体重増加を気にされる人が多いけど
ホルモン値が少々低下するくらいじゃ体重増加の症状は出ないんです
はいっ
私の体重増加はただの食べすぎと運動不足でした…!

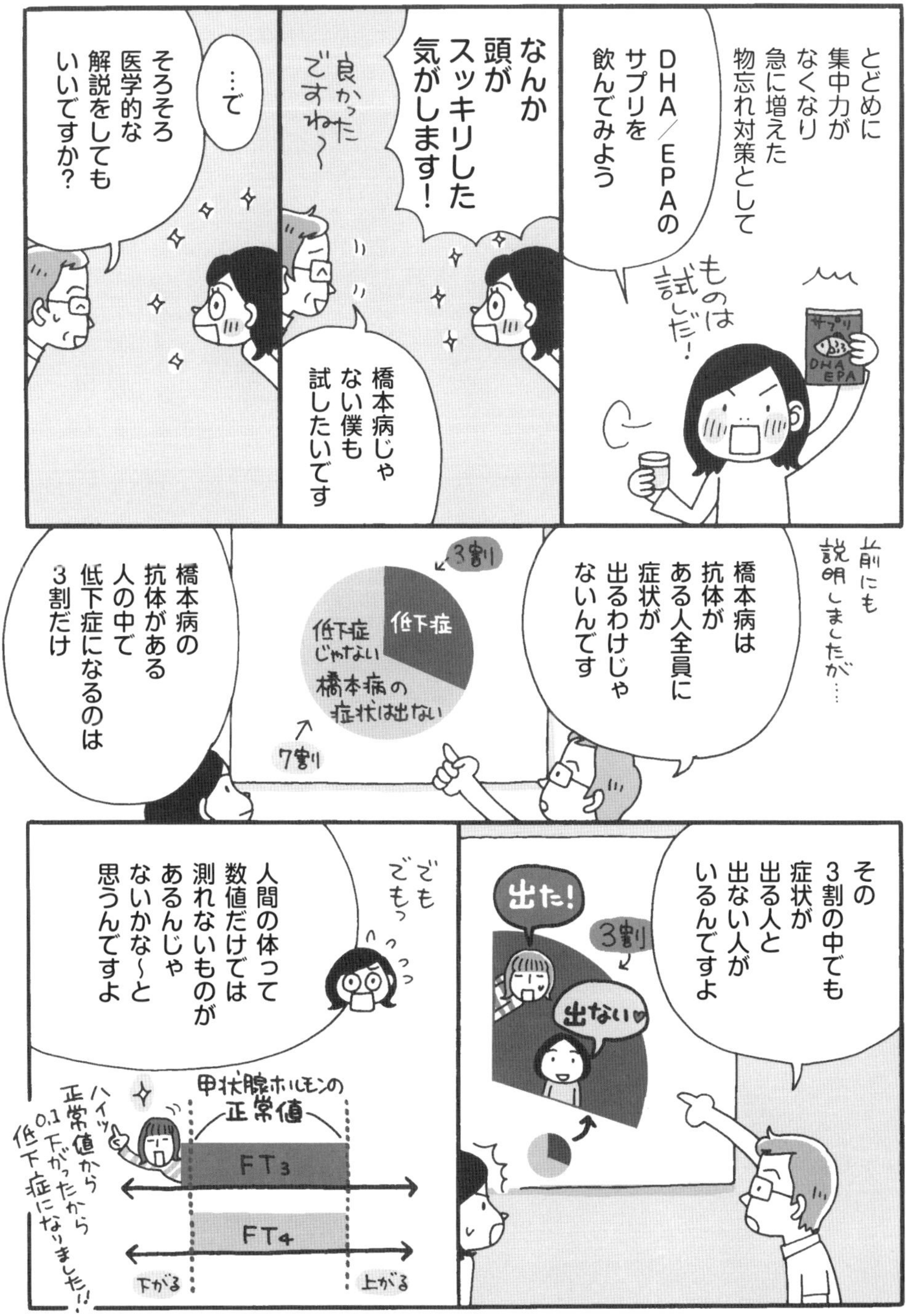
とどめに集中力がなくなり急に増えた物忘れ対策としてDHA／EPAのサプリを飲んでみよう
ものは試しだ！
サプリ
DHA EPA
なんか頭がスッキリした気がします！
良かったですね〜
橋本病じゃない僕も試したいです
…で
そろそろ医学的な解説をしてもいいですか？
前にも説明しましたが……
橋本病は抗体がある人全員に症状が出るわけじゃないんです
3割
低下症
低下症じゃない
橋本病の症状は出ない
7割
橋本病の抗体がある人の中で低下症になるのは3割だけ
その3割の中でも症状が出る人と出ない人がいるんですよ
出た！
3割
出ない♡
でもでもっ
人間の体って数値だけでは測れないものがあるんじゃないかな〜と思うんですよ
甲状腺ホルモンの正常値
FT3
FT4
下がる
上がる
ハイッ
正常値から0.1下がったから低下症になりました!!

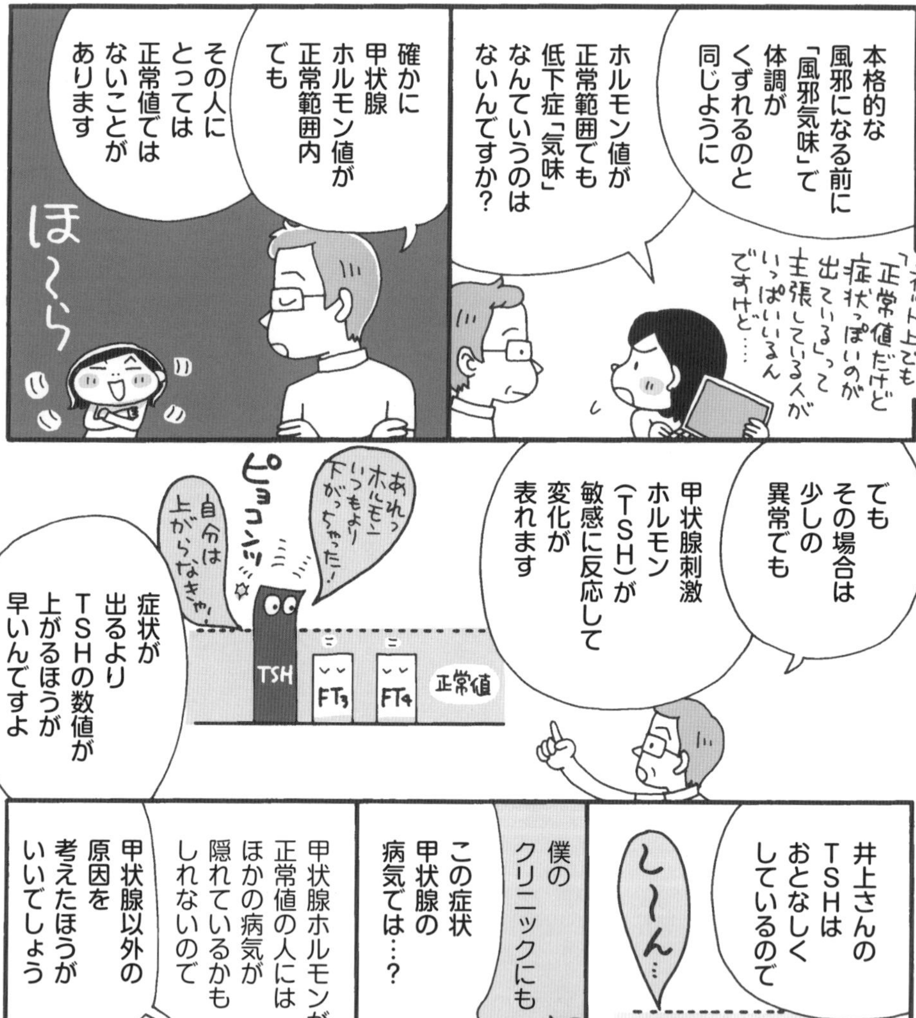
本格的な風邪になる前に「風邪気味」で体調がくずれるのと同じように
ホルモン値が正常範囲でも低下症「気味」なんていうのはないんですか？
「ネット上でも正常値だけど症状っぽいのが出ている」って主張している人がいっぱいいるんですけど…
確かに甲状腺ホルモン値が正常範囲内でも
その人にとっては正常値ではないことがあります
ほ〜ら
でもその場合は少しの異常でも
甲状腺刺激ホルモン（TSH）が敏感に反応して変化が表れます
ピョコンッ
あれっホルモンいつもより下がっちゃった！
自分は上がらなきゃ！
TSH
FT3
FT4
正常値
症状が出るよりTSHの数値が上がるほうが早いんですよ
井上さんのTSHはおとなしくしているので
し〜ん…
TSH
FT3
FT4
どこからどう見ても体調不良は橋本病による低下症状ではありません！
僕のクリニックにも
この症状甲状腺の病気では…？
喉が痛い…
いろんな不調を訴える患者さんが来られますが
甲状腺ホルモンが正常値の人にはほかの病気が隠れているかもしれないので
甲状腺以外の原因を考えたほうがいいでしょう
はい耳鼻科に行ってみます…
…とはっきり伝えています

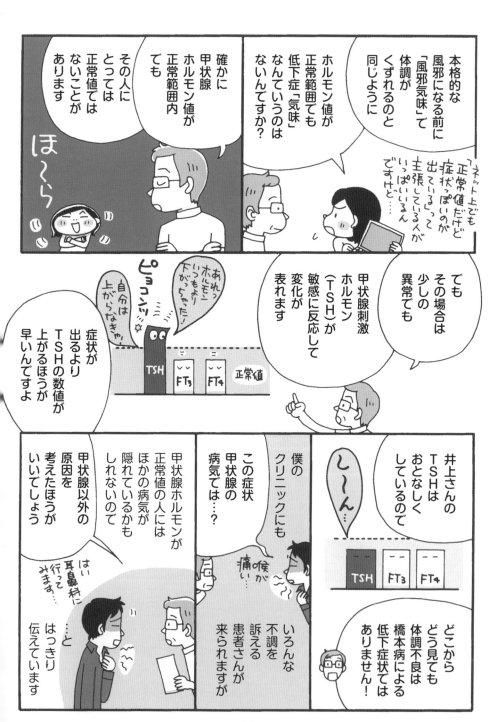

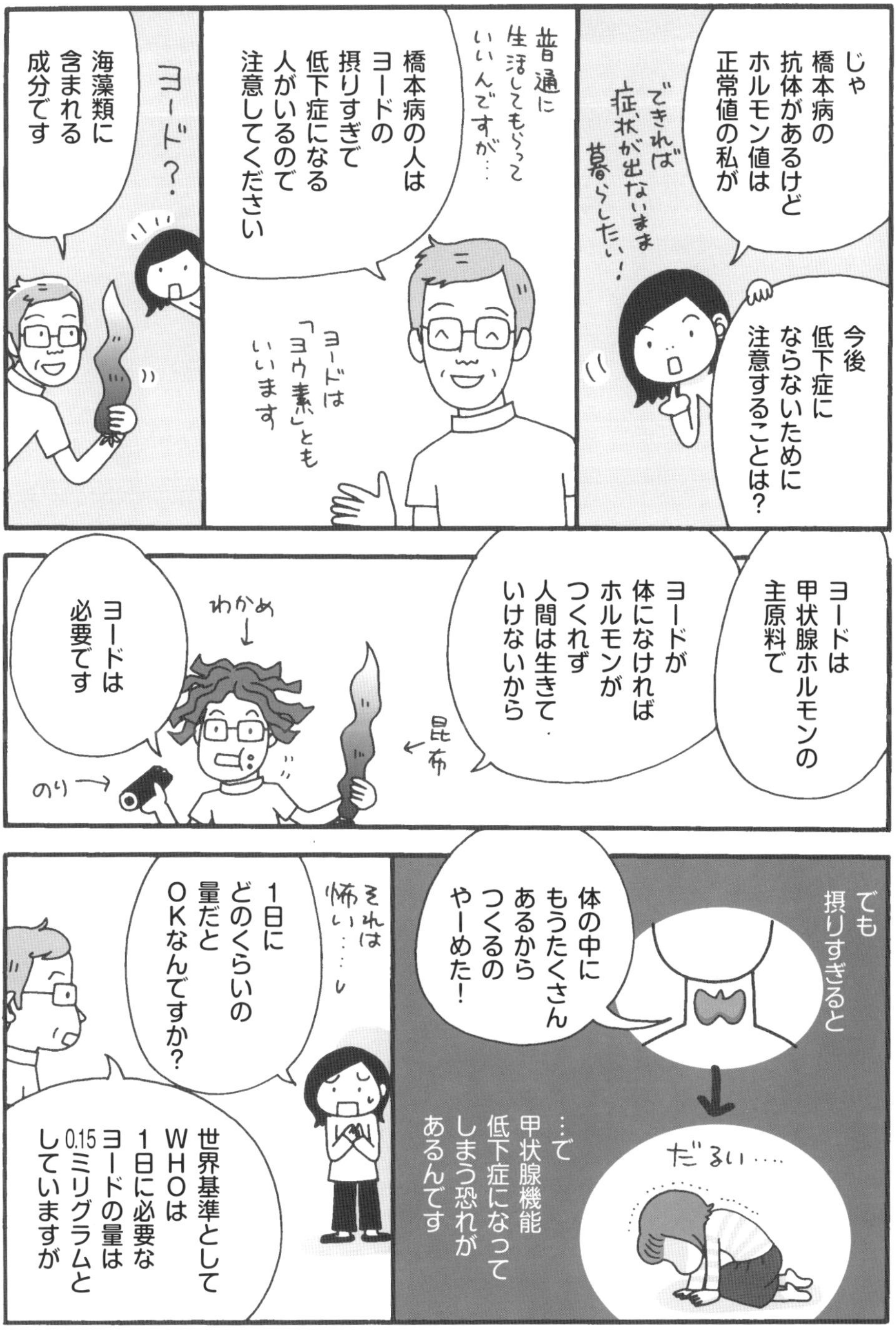
じゃ 橋本病の 抗体があるけど ホルモン値は 正常値の私が
できれば症状が出ないまま暮らしたい！
今後 低下症に ならないために 注意することは？
普通に生活してもらっていいんですが…
橋本病の人は ヨードの 摂りすぎで 低下症になる 人がいるので 注意してください
ヨードは「ヨウ素」ともいいます
ヨード？
海藻類に 含まれる 成分です
ヨードは 甲状腺ホルモンの 主原料で
ヨードが 体になければ ホルモンが つくれず 人間は生きて いけないから
昆布
わかめ
ヨードは 必要です
のり
でも 摂りすぎると
体の中に もうたくさん あるから つくるの やーめた！
だるい….
…で 甲状腺機能 低下症になって しまう恐れが あるんです
それは怖い…
1日に どのくらいの 量だと OKなんですか？
世界基準として WHOは 1日に必要な ヨードの量は 0.15ミリグラムと していますが

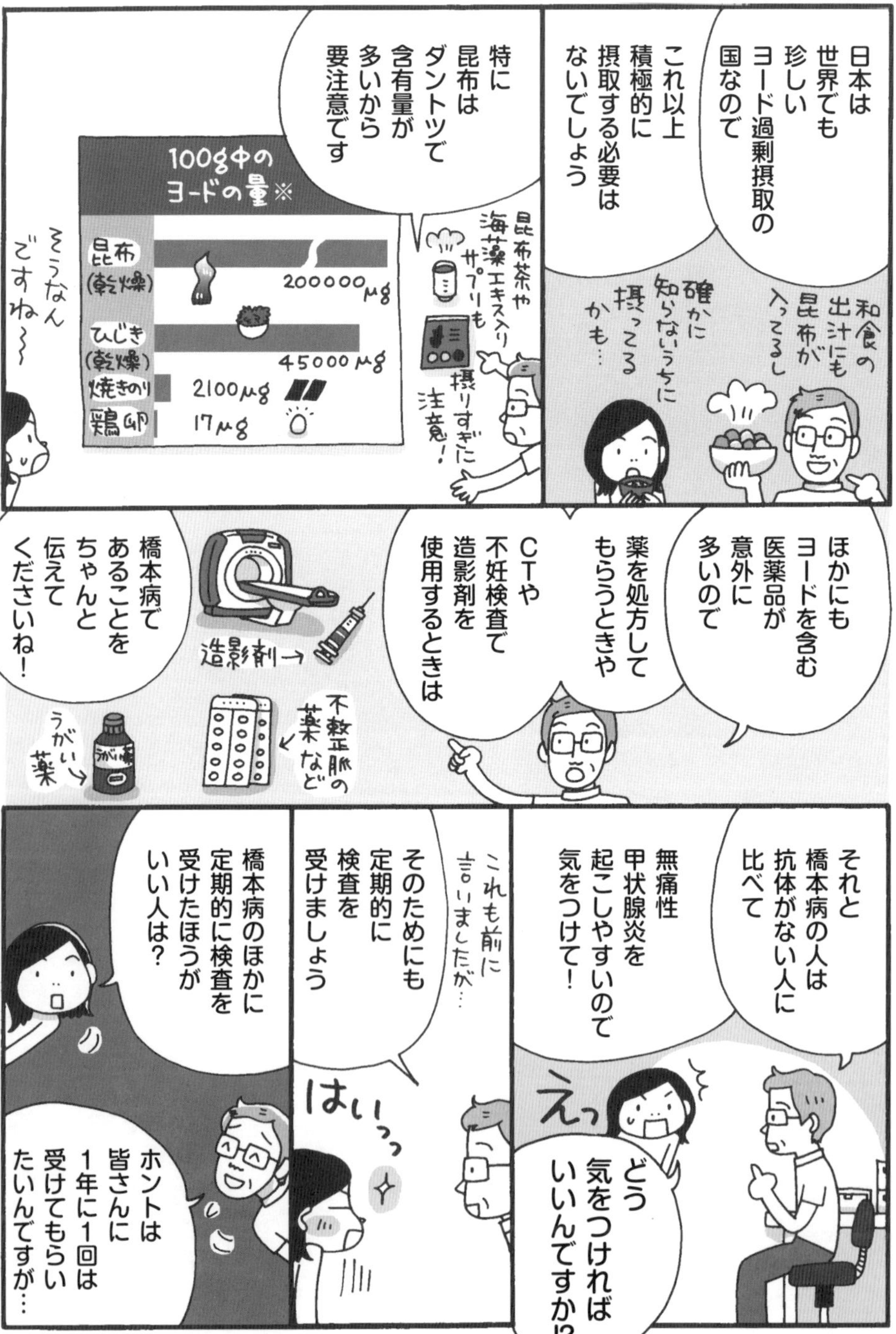
日本は世界でも珍しいヨード過剰摂取の国なので
これ以上積極的に摂取する必要はないでしょう
和食の出汁にも昆布が入ってるし
確かに知らないうちに摂ってるかも…
特に昆布はダントツで含有量が多いから要注意です
昆布茶や海藻エキス入りサプリも摂りすぎに注意!
100g中のヨードの量※
昆布(乾燥) 200000μg
ひじき(乾燥) 45000μg
焼きのり 2100μg
鶏卵 17μg
そうなんですね～
ほかにもヨードを含む医薬品が意外に多いので
薬を処方してもらうときや
CTや不妊検査で造影剤を使用するときは
橋本病であることをちゃんと伝えてくださいね!
造影剤→
不整脈の薬など
うがい薬
それと橋本病の人は抗体がない人に比べて
無痛性甲状腺炎を起こしやすいので気をつけて!
えっ
どう気をつければいいんですか!?
これも前に言いましたが…
そのためにも定期的に検査を受けましょう
はいっっ
橋本病のほかに定期的に検査を受けたほうがいい人は?
ホントは皆さんに1年に1回は受けてもらいたいんですが…

※100g中のヨードの量は、「七訂 食品成分表2018」(女子栄養大学出版部)による。

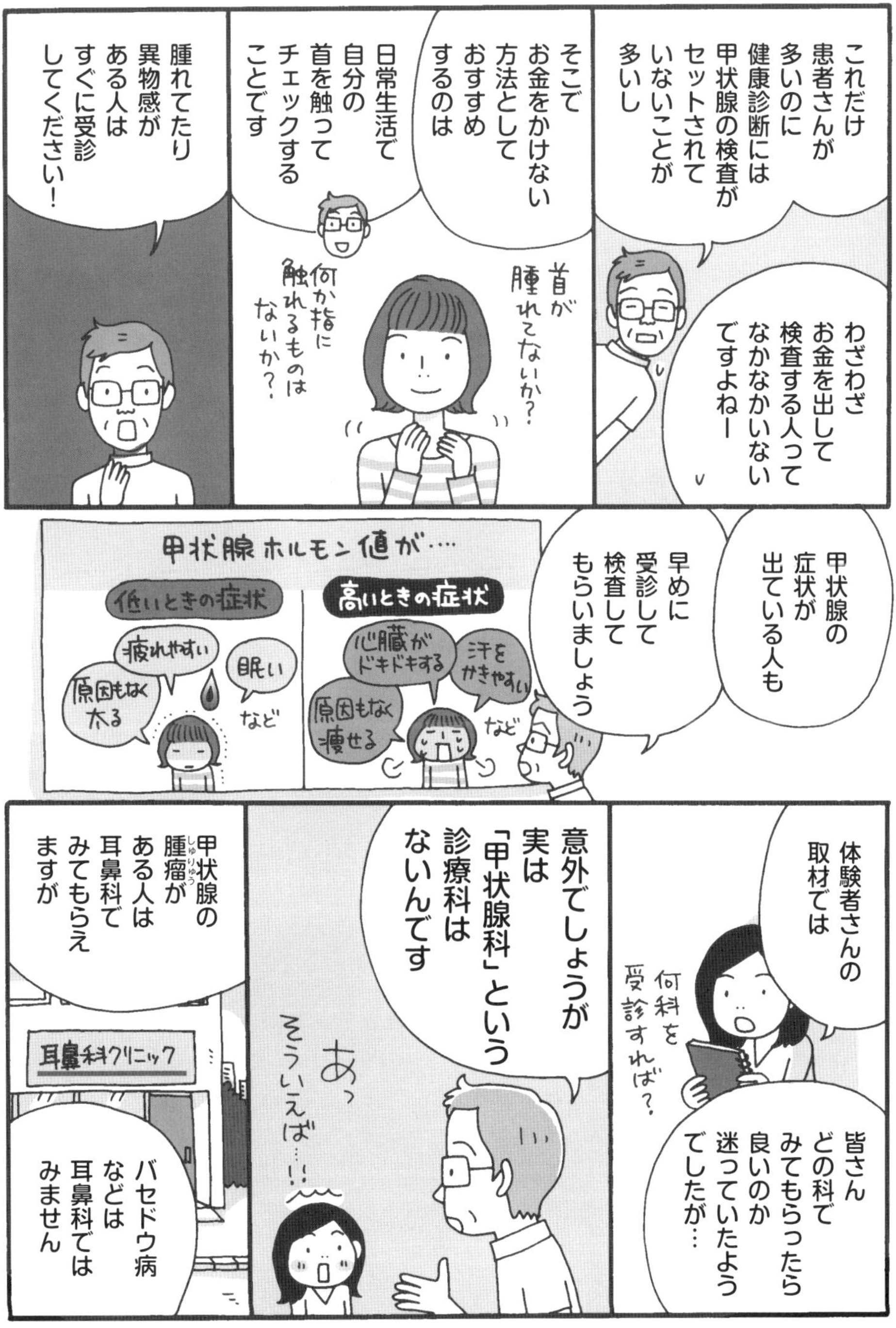
これだけ患者さんが多いのに健康診断には甲状腺の検査がセットされていないことが多いし
わざわざお金を出して検査する人ってなかなかいないですよねー
そこでお金をかけない方法としておすすめするのは
日常生活で自分の首を触ってチェックすることです
首が腫れてないか？
何か指に触れるものはないか？
腫れてたり異物感がある人はすぐに受診してください！
甲状腺の症状が出ている人も
早めに受診して検査してもらいましょう
甲状腺ホルモン値が….
高いときの症状
心臓がドキドキする
汗をかきやすい
原因もなく痩せる
など
低いときの症状
疲れやすい
眠い
原因もなく太る
など
体験者さんの取材では
何科を受診すれば？
皆さんどの科でみてもらったら良いのか迷っていたようでしたが…
意外でしょうが実は「甲状腺科」という診療科はないんです
あっ
そういえば…!!
甲状腺の腫瘤《しゅりゅう》がある人は耳鼻科でみてもらえますが
耳鼻科クリニック
バセドウ病などは耳鼻科ではみません

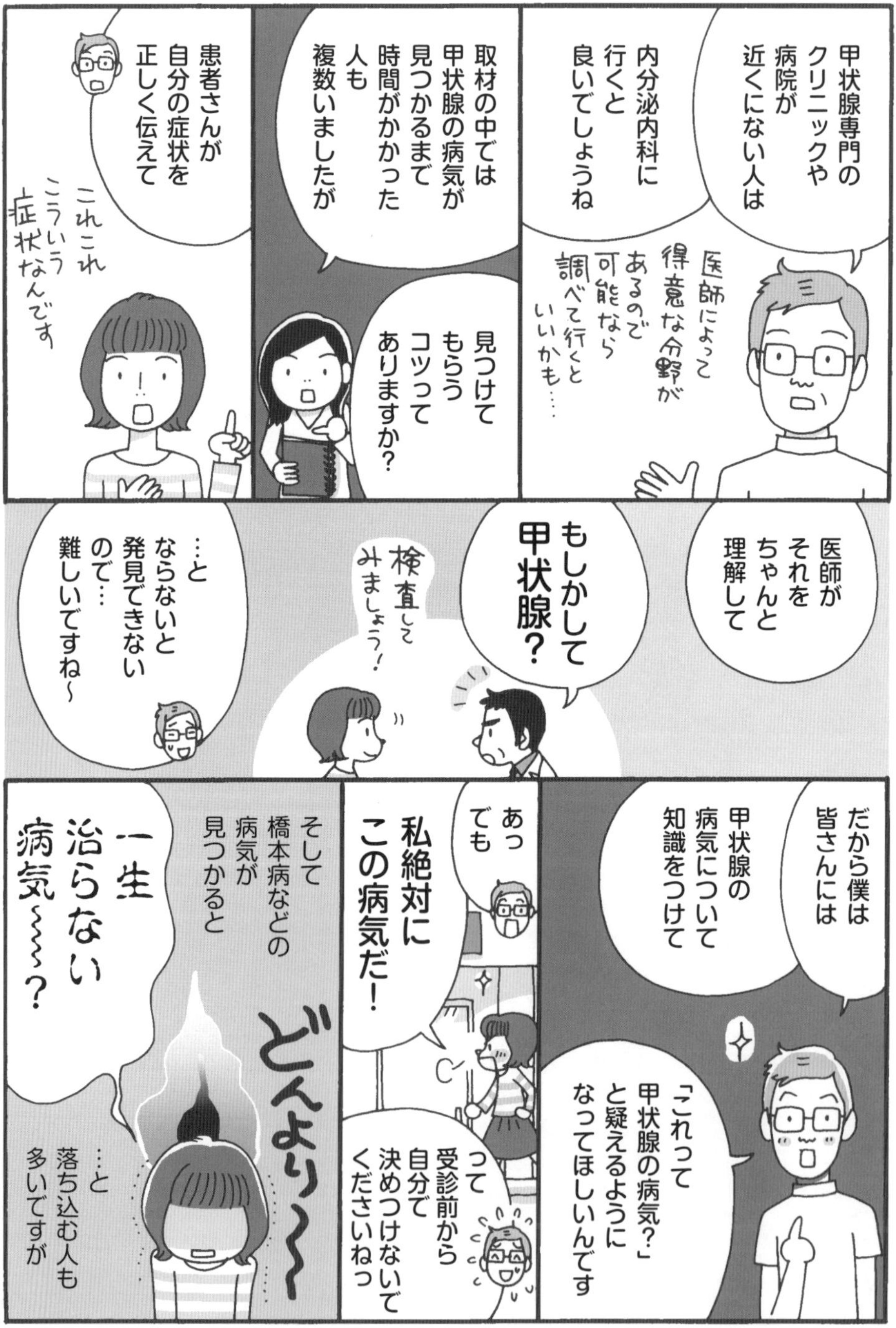
甲状腺専門のクリニックや病院が近くにない人は
内分泌内科に行くと良いでしょうね
医師によって得意な分野があるので可能なら調べて行くといいかも…
取材の中では甲状腺の病気が見つかるまで時間がかかった人も複数いましたが
見つけてもらうコツってありますか？
患者さんが自分の症状を正しく伝えて
これこれこういう症状なんです
医師がそれをちゃんと理解して
もしかして甲状腺？
検査してみましょう！
…とならないと発見できないので…難しいですね〜
だから僕は皆さんには
甲状腺の病気について知識をつけて
「これって甲状腺の病気？」と疑えるようになってほしいんです
あっでも
私絶対にこの病気だ！
って受診前から自分で決めつけないでくださいねっ
そして橋本病などの病気が見つかると
一生治らない病気〜〜〜？
どんより〜
…と落ち込む人も多いですが

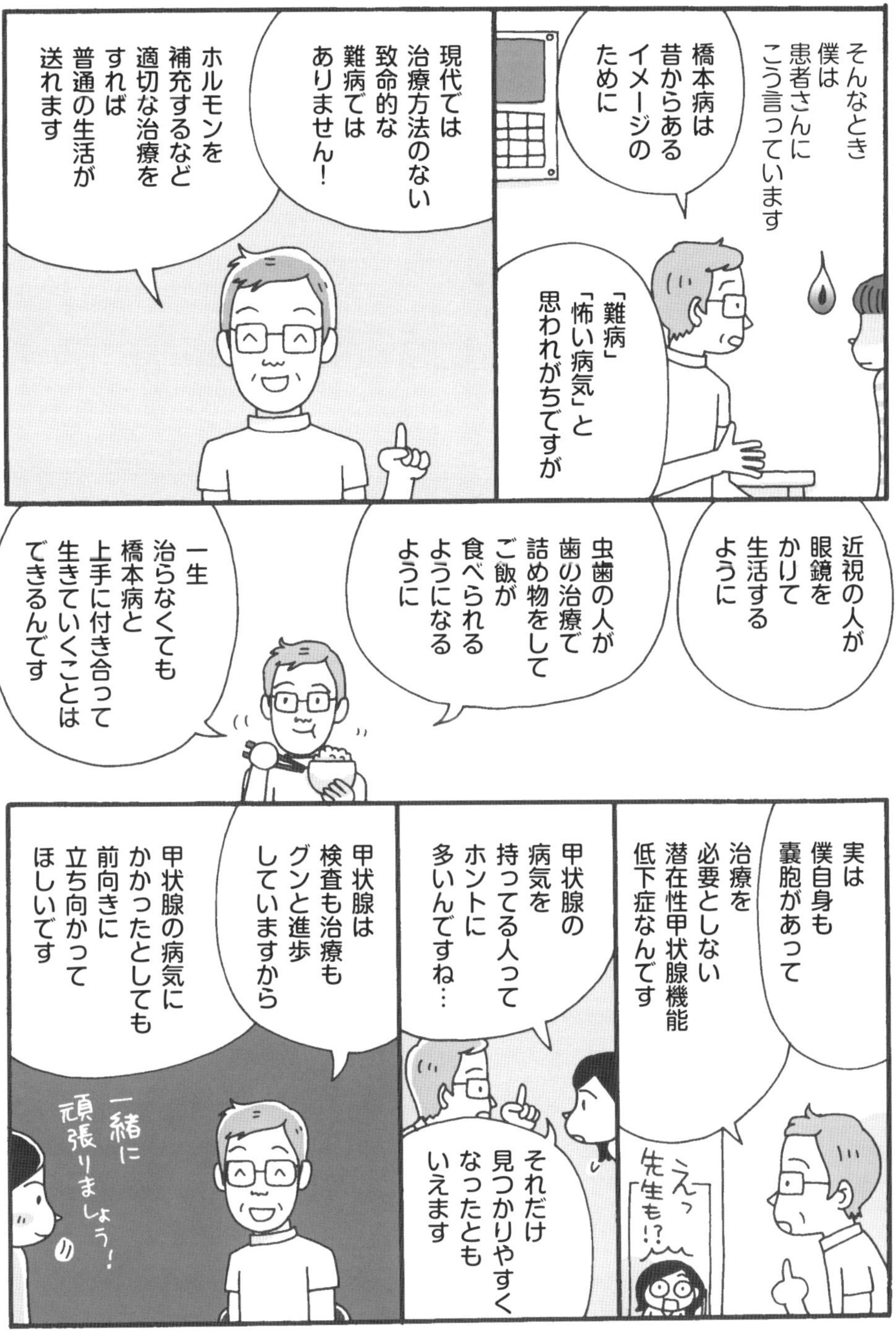
そんなとき僕は患者さんにこう言っています
橋本病は昔からあるイメージのために
「難病」「怖い病気」と思われがちですが
現代では治療方法のない致命的な難病ではありません！
ホルモンを補充するなど適切な治療をすれば普通の生活が送れます
近視の人が眼鏡をかけて生活するように
虫歯の人が歯の治療で詰め物をしてご飯が食べられるようになるように
一生治らなくても橋本病と上手に付き合って生きていくことはできるんです
実は僕自身も嚢胞があって
治療を必要としない潜在性甲状腺機能低下症なんです
えっ先生も!?
甲状腺の病気を持ってる人ってホントに多いんですね…
それだけ見つかりやすくなったともいえます
甲状腺は検査も治療もグンと進歩していますから
甲状腺の病気にかかったとしても前向きに立ち向かってほしいです
一緒に頑張りましょう！

甲状腺検査体験レポート・おわり

あとがき

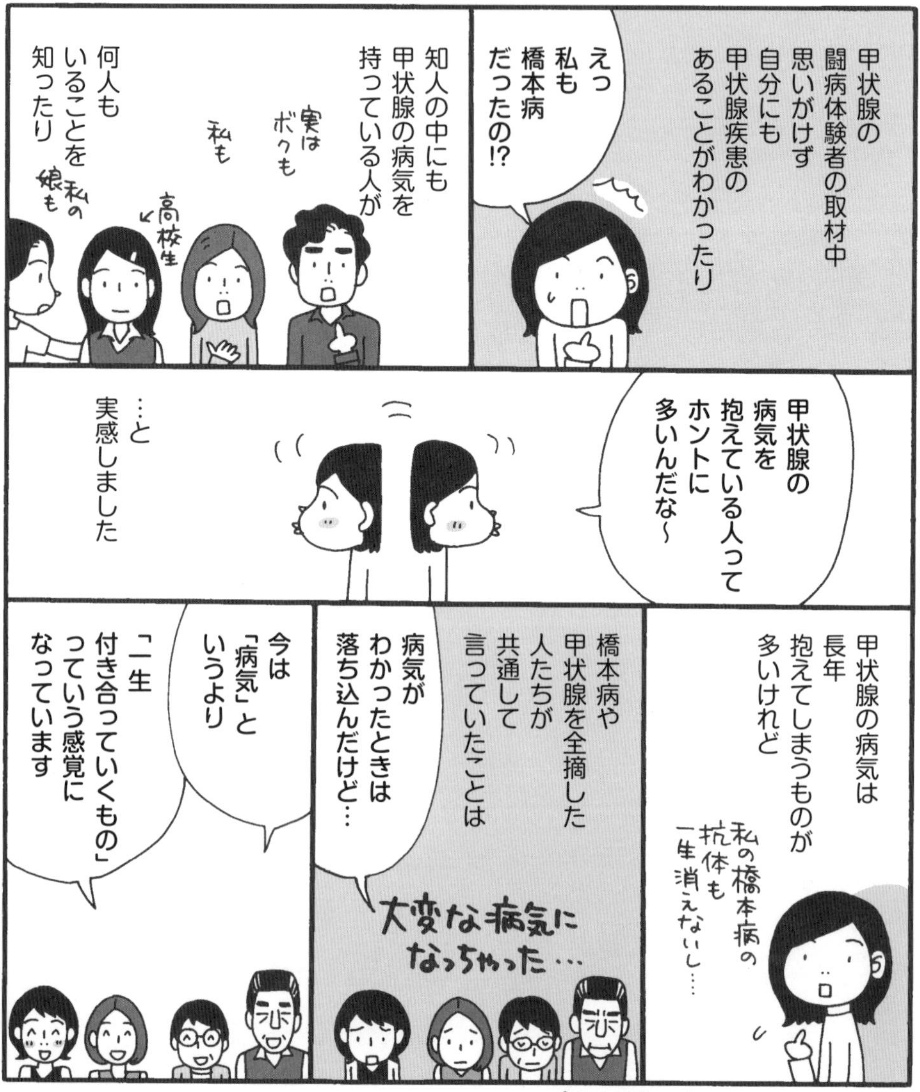
甲状腺の闘病体験者の取材中思いがけず自分にも甲状腺疾患のあることがわかったり
えっ私も橋本病だったの!?
知人の中にも甲状腺の病気を持っている人が
実はボクも
私も
高校生
私の娘も
何人もいることを知ったり
甲状腺の病気を抱えている人ってホントに多いんだな～
…と実感しました
甲状腺の病気は長年抱えてしまうものが多いけれど
私の橋本病の抗体も一生消えないし……
橋本病や甲状腺を全摘した人たちが共通して言っていたことは
病気がわかったときは落ち込んだけど…
大変な病気になっちゃった…
今は「病気」というより
「一生付き合っていくもの」っていう感覚になっています
↑取材したんたち

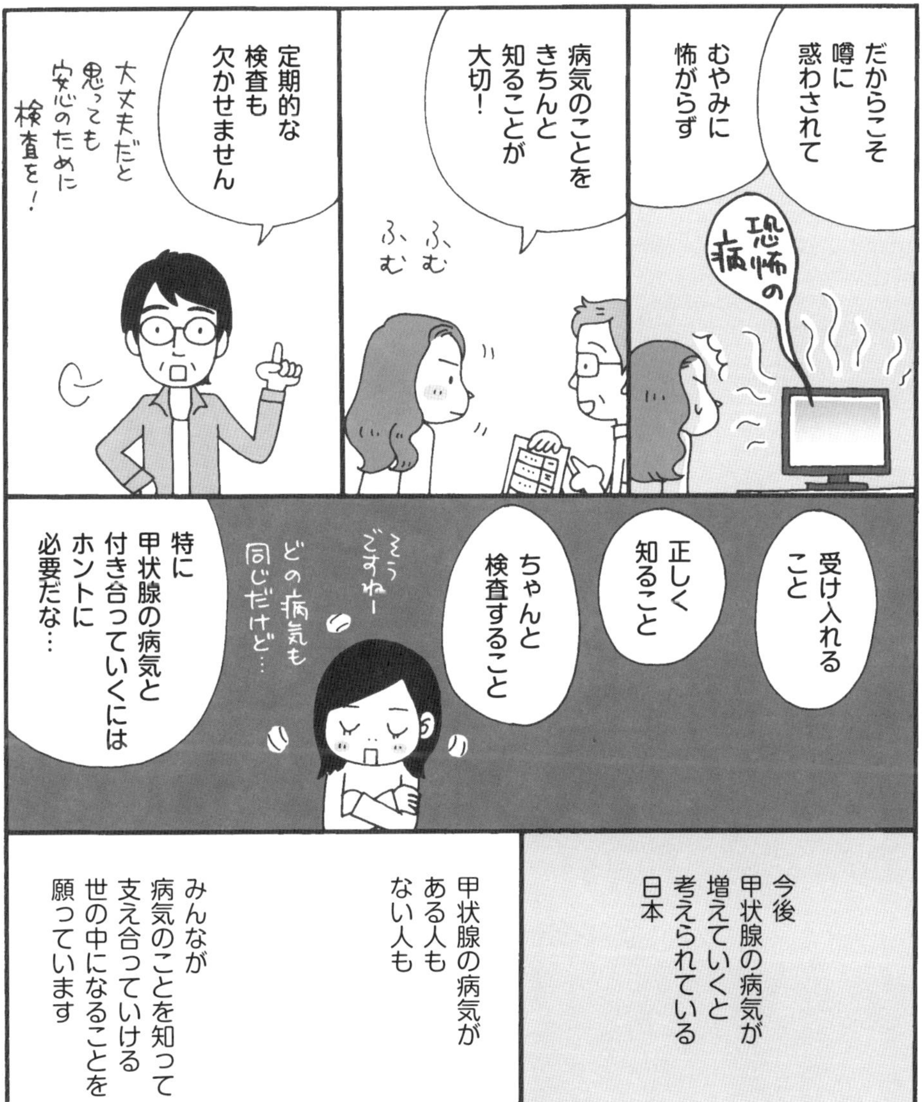
だからこそ噂に惑わされて
むやみに怖がらず
恐怖の病
病気のことをきちんと知ることが大切！
ふむふむ
定期的な検査も欠かせません
大丈夫だと思っても安心のために検査を！
受け入れること
正しく知ること
ちゃんと検査すること
そうですねー
どの病気も同じだけど…
特に甲状腺の病気と付き合っていくにはホントに必要だな…
今後甲状腺の病気が増えていくと考えられている日本
橋本病
バセドウ病
甲状腺炎
甲状腺がん
甲状腺の病気がある人もない人も
みんなが病気のことを知って支え合っていける世の中になることを願っています

そしてこの本が 現在甲状腺の病気を抱えている人に 少しでもお役に立てる一冊になりますように。

山内泰介（監修・解説コラム）
医療法人山内クリニック理事長。伊藤病院（東京都渋谷区）非常勤。日本甲状腺学会認定専門医、日本外科学会外科専門医、内分泌外科専門医。愛媛大学医学部卒業。野口病院（大分県別府市）、東京女子医科大学内分泌外科（当時）、伊藤病院で内科・外科を問わず甲状腺診療にあたる。平成6年山内クリニックを埼玉県川口市に開設、平成24年甲状腺専門クリニックとしてさいたま市（大宮）に移転し、埼玉医科大学総合医療センター（埼玉県川越市）内分泌・糖尿病内科客員准教授を兼任。「主治医が見つかる診療所」（テレビ東京系列）「ザ！ 世界仰天ニュース」（日本テレビ系列）などメディア出演多数。著書に『症例解説でよくわかる甲状腺の病気』『ボクは甲状腺』『若葉香る――寛解のとき』（以上、現代書林）

山内クリニック
http://www.yamauchi-clinic.or.jp

井上きみどり（漫画）
宮城県仙台市在住の漫画家・コラムニスト。震災復興、福島の問題、女性と子どもの病気、国際協力などをテーマに作品を発表。主な著書に『子供なんか大キライ！』『嫁タイム』『オンナの病気をお話ししましょ。』『マンガでわかるコドモの医学』『わたしたちの震災物語』（以上、集英社）『子育ては「絵メモ」で伝えればうまくいく！』（KADOKAWA）『孫育』『ふくしまノート』（以上、竹書房）ほか。ウェブサイトなどでも、アジアの子どもたちの人身取引問題、アジアの不発弾問題、シリア難民問題、アフガニスタンの女性と子どもの性暴力問題などを発表。国土交通省発行・公開の、漫画による防災時のトイレマニュアル「災害時のトイレ、どうする？」制作

監修・解説コラム／山内泰介
カバー・本文デザイン／原田暁子

これって、「甲状腺《こうじょうせん》の病気《びょうき》」のせいだったの？

2019年7月22日　初版第1刷

著　者　井上きみどり
発行者　関　薫
発行所　株式会社K&M企画室
〒102-0074　東京都千代田区九段南1-5-6 りそな九段ビル5F
https://www.k-and-m.com
（お問い合わせは上記ホームページよりお願いいたします）

印刷・製本　株式会社美松堂

定価はカバーに表示してあります。

ISBN978-4-909950-00-0